# Healthcare Human Resource Management

THOMSON

卫生管理经典译丛·医院管理系列

# 医疗机构人力资源管理

沃尔特·J·弗林（Walter J. Flynn）
罗伯特·L·马西斯（Robert L. Mathis）
约翰·H·杰克逊（John H. Jackson） 著
帕特里克·J·兰根（Patrick J. Langan）

李林贵　杨金侠　主译
李士雪　杨金侠　校译

北京大学医学出版社
北京大学出版社

Walter J. Flynn, Robert L. Mathis, John H. Jackson, and Patrick J. Langan
**Healthcare Human Resource Management**
ISBN：0-324-17576-0

981-254-577-8
北京市版权局著作权合同登记号　图字：01-2005-3195

**图书在版编目（CIP）数据**
医疗机构人力资源管理/（美）弗林（Flynn, W. J.）等著；
李林贵，杨金侠译. —北京：北京大学医学出版社，2005.10
（卫生管理经典译丛·医院管理系列）
书名原文：Healthcare Human Resource Management
ISBN 7-81071-717-0

Ⅰ.医…　Ⅱ.①弗…②李…③杨…　Ⅲ.医疗卫生组织机构—人事管理　Ⅳ.R197.322

中国版本图书馆 CIP 数据核字（2005）第 090464 号

**医疗机构人力资源管理**

---

**主　　译：** 李林贵　杨金侠
**出版发行：** 北京大学医学出版社（电话：010－82802230）
**地　　址：**（100083）北京市海淀区学院路 38 号 北京大学医学部院内
**网　　址：** http://www.pumpress.com.cn
**E — mail：** booksale@bjmu.edu.cn
**印　　刷：** 北京地泰德印刷有限公司
**经　　销：** 新华书店
**责任编辑：** 药　蓉　　**责任校对：** 朱　晨　　**责任印制：** 张京生
**开　　本：** 787mm×1092mm　1/16　**印张：** 26　**字数：** 436 千字
**版　　次：** 2006 年 1 月第 1 版　2006 年 1 月第 1 次印刷
**书　　号：** ISBN 7-81071-717-0/R·717
**定　　价：** 70.00 元

# 《卫生管理经典译丛·医院管理系列》

## 编译委员会

# 丛书序言

随着我国经济体制的改革和发展，人民的生活水平有了极大的提高，人们对医院和医务人员提供服务的要求也日益提高，多数患者已不满足于仅仅得到及时、正确的诊断和治疗，还希望医务人员有良好的服务态度，便利、整洁的就医环境，良好的医患沟通以及合理的医疗服务价格。因此，现代化的医院除了必须具备良好的医疗设备及医术高超的医务人员外，还必须具备良好的就医环境、高效便捷的医疗流程以及优秀的医院文化和医院经营理念，把服务的着眼点从以单纯重视医疗技术为主的模式转变为“以患者为中心”的服务模式。

现代化的医院是一个集医学技术、高科技装备、医疗、科技人才于一体的服务机构。医院内部临床科室之间，临床科室与医技科室、医辅科室之间有着特定的分工协作关系。如果这种关系不协调或不配套，就会造成患者在就医过程中的不便和医院医疗资源的浪费，严重的甚至会危及患者的身心健康与生命安全。因此，医院内部的系统管理与协调、流程设计与重组就显得尤为重要。此外，随着我国从计划经济模式向社会主义市场经济模式的转变，现行医疗体制中与新的经济环境不相适应的因素也在严重制约着医院的发展。随着市场经济机制的逐步建立和完善，医院也将更多地运用市场经济的手段和方法来经营医疗服务。诸如：需求分析、市场调研、市场营销、竞争分析、兼并重组等企业常用的方法，也会逐步应用于医院的日常经营管理。然而，大多数医院管理者“业务是专家，管理是外行”的现状，已远远不能适应新形势下医院管理的需求，他们迫切需要学习经济和管理学知识。

目前国内许多医学院校和一些商学院虽然开设了医院管理课程，但由于刚刚起步，尚缺少成熟的教材。北京大学医学出版社经过两年多的市场调研和选题论证，与国外著名的汤姆森学习集团、培生教育集团等出版公司进行版权合作，翻译出版了这套《卫生管理经典译丛·医院管理系列》，全面、系统地介绍了国际上医院管理方面先进的理念、有效的运作方法和成功的经验，希望本套丛书的引进出版能促进我国医院管理水平的提高，为深化医疗机构领域的改革，提高人民健康水平做出贡献。

韩启德

全国人大常委会副委员长

北京大学常务副校长

2004 年 4 月

# 译者前言

本书全面、系统地介绍了医疗机构人力资源管理理论和实践上的综合信息，是一本指导医疗机构领域如何实行人力资源管理的重要著作。她为人们探索医疗机构人力资源管理提供了基本的原则和指导。

本书图文并茂，以流畅、易懂的文字、数字、110多幅图表，描述和表达了卫生人力资源管理的相关研究，为学习和研究卫生人力资源管理提供了实用性指导。其次，她在每一章前应用医疗机构人力资源透视例证和每一章后的案例相呼应，来论证、补充文章的理论论述，为广大读者提供了卫生人力资源管理研究方面的综合信息。

本书的读者对象广泛。凡有志于医学研究和对医学领域感兴趣的读者，都可以学习借鉴；对医院等医疗机构的管理者进行人力管理也是一本非常重要的参考书。

我们相信，本书的引进，会给广大医学生、广大卫生工作者带来很大的收益。她在理论和实践上指导我们如何去思考和处理卫生人力资源管理中的问题，帮助我们改进工作，提高管理效率，更好地做好科研和卫生管理工作。

本书翻译工作得到了很多同仁的帮助和支持。在近一年的翻译工作中，山东大学卫生管理与政策研究中心的于倩倩、李文、李晓燕、庄霞、张西凡等老师，山东大学公共卫生学院的李秀君，中英城市社区卫生服务与贫困救助项目（UHPP）银川项目办的李梅，山东省疾病预防控制中心的胡军等，承担了大量的翻译工作，在此表示衷心的感谢。

需要解释的是，对于本书的翻译工作，我们感到非常不安。我们的能力对于承担该书的翻译工作还有一定距离，却尝试着做了这一项工作。我们担心她的质量问题会给忠实的读者带来误导。因此，我们恳切希望广大读者给我们提出批评和指正，使我们更好地得以改进。

李林贵　杨金侠

2005年3月

# 英文版序言

## 为什么要编一本关于医疗机构人力资源管理的书？

作为此书作者，长期以来我们就认识到医疗机构人力资源管理这一领域的特殊性，以及对这方面专业书籍的需要，总的来说，作为执业医师、咨询专家和大学教授，我们具备医疗机构人力资源管理（human resource management，HRM）这方面的经验而著成此书。本书为 HRM 学生和执业者提供了综合的信息，特别是提供了重要领域的知识和特定领域的实践方面的知识信息。

## 主要读者对象

本书主要面向以下几方面读者：高校中的学生和教学人员，医疗机构中各种人力资源（human resource，HR）的从业人员，以及在人力资源管理方面会影响组织和个人业绩的广大领域中的卫生保健专业工作者和管理者。

## 高校学生和教学人员

由于卫生保健产业的不断变化，对医疗机构人力资源管理方面的新信息需求不断增加。在过去的十年内，由于大量招募和保留卫生保健人员，实际工作中所需的人际关系技能和人力资源管理知识的重要性不断提升。与行政/管理学位课程有关的卫生保健专业的毕业生必须具备与 HRM 相关的坚实的知识体系基础，才能更好地胜任他们的工作。

适合此书的课程种类包括：

- 主修医疗机构行政管理的本科课程。
- 人力资源管理特别是卫生保健产业方向的本科课程。
- 医疗机构人力资源管理中的研究生课程。
- 与以下学位和管理有关的大学课程：
  - 护理学
  - 辅助治疗
  - 呼吸监护
  - 公共卫生
  - 放射技术
  - 健康促进
- 与以上科目相关的远程教学项目。

## 医疗机构人力资源专家和卫生保健管理机构的人员

人力资源管理仍然是卫生保健组织中每一个负有管理责任的人所关注的焦点。作者们力求在学术上和实践上达成一种平衡，这种平衡使得此书不仅对大学的学生和科研工作者，而且对那些对人力资源负有重要责任的卫生管理者、监督者和专家具有同等的指导作用，甚至富有经验的医疗机构人力资源管理专家也认为此书的推出在理论上和实践上具有其独特的洞察力和信息可及性。

# 本书结构

本书共 14 章，涵盖了医疗机构人力资源管理的主要领域。每一章都阐述了一个独特的人力资源管理主题，它既可以成为一个单独的说明，又可和其他章节紧密结合。不论使用何种方式，该书都提供了关于医疗机构人力资源管理理论上和实践上的综合信息。

第 1 章通过对这一学科目前状况的总结和对未来的展望，阐述了医疗机构人力资源管理的特点与面临的挑战。同时详尽地描述了构成医疗机构的各种组织，其中包括医师执业诊所、医院和牙科诊所。

第 2 章回顾了医疗机构的职能权限，这对医疗机构人力资源管理专家十分重要。讨论了医疗机构的结构、机构中的部门划分和医疗机构财政预算及人员配备，描述了美国卫生机构资格认证联合委员会（Joint Commission on Accreditation of Healthcare Organizations，JCAHO），还详述了影响医疗机构人力资源管理的主要质量标准。

第 3 章阐述了人力资源管理的战略重要性。本章还针对包括人员的配置和保持等在内的医疗机构所面对的一些人力资源中的问题，讨论了其过程和影响因素。

第 4 章介绍了影响医疗机构工作条件的法律问题，我们将重点放在了平等就业机会的调节和管理；第 5 章总结了工作设计和分析的重要性，这一过程影响着医疗机构人力资源管理的各个方面。

第 6 章以医疗机构中的招募和选拔作为重点进行了全面的论述。讨论了如何进行战略性招募，回顾总结了在医疗机构产业中其他成功的招募方法。

第 7 章探究了人员的保持。介绍了许多医疗机构中认可的成功的人员保持的典范。根据医疗机构工作现在和未来的人员短缺情况分析，关注人员的保持是卫生保健组织专业人员和管理者的一个非常重要的责任。

第 8 章对医疗机构的培训和发展工作进行了全面的阐述。此章一个突出的重点是 JCAHO 对发展方向和培训工作的标准描述，因为它与工作人员能力的验证与发展密切相关。

第 9 章集中论述绩效管理。该章包括绩效标准建立、开发和实施绩效评价理论和实践的全面回顾。

第 10 章和第 11 章揭示了雇员和劳动之间的内在关系。第 10 章重点阐述影响卫生管理工作者的各种因素；第 11 章特别强调了集体合同协议下的卫生管理工作的复杂性。

第 12 章和第 13 章介绍了有关医疗机构报酬、福利和可变工资情况。第

12 章详细阐述了各种报酬项目和过程，包括医疗机构中付款计划的执行；第 13 章讨论了员工的福利和可变工资情况。

第 14 章详细阐述了医疗机构中的健康、安全和保障问题以及对人力资源管理的影响。健康、安全和保障问题是医疗机构人力资源管理中需要重点强调的一部分。

## 本书特点

为提高可读性，帮助读者把握重点，我们在此提供该书特点如下：

### 医疗机构特别关注的案例

医疗机构环境问题是所有人力资源管理讨论的焦点。文章中的很多典型范例丰富了对当前理论的探讨。

### 医疗机构人力资源透视

医疗机构人力资源透视（Healthcare HR Insight，HHRI），每一章都以 HHRI 开始，它都是与每一章主题相关的各种组织在从业过程中进行的项目、解决方案和/或具创新性的一些实际案例。作者在这一部分特别强调了各种不同类型的卫生保健组织。

### 美国卫生机构资格认证联合委员会（JCAHO）

美国卫生机构资格认证联合委员会（JCAHO）是以综合质量认证为主要任务，并制定与医疗机构相关标准的一个质量认证机构。这些标准包括病人照顾、管理方法、生命安全代码等方面。最近 JCAHO 增加了一系列人力资源相关的标准，这些标准要求工作人员有足够的准备和执业知识来证明他们的能力。由于 JCAHO 在人力资源管理上产生的影响，第 2 章对与人力资源相关的JCAHO标准进行了详尽的描述。另外大部分章节也都包含了与人力资源管理相关的一个JCAHO特点。

## 学习助手

广泛使用图例描述、过程图、插图、表格等图表，可帮助读者更好地理解每一章主题。

## 专业术语：关键词汇和概念

文中关键的词汇和概念在术语中都有专门的解释，并在文中用黑体标出。

## 结束语

每章结束都提供一个与该章内容相关的案例，以供读者作案例脚本分析。这些案例都是从业人员在实践中亲历的，但文中多用化名。分析使用案例的问题或争议均以提问的方式给出。

# *补充材料*

为便于读者阅读，提高本书的使用价值，我们提供了指导手册、题库、幻灯片和网站等工具：

**指导手册**，内容包括：

- 章节纲要
- 投影仪透明胶片材料
- 教学建议
- 结束语中包含一个讨论指导、答疑要点和参考答案

**题库**，内容包括：

- 选择

- ▶ 判断正误
- ▶ 短文提问

所有问题在书后均有参考答案。

**幻灯片（PowerPoint）**，内容包括：

- ▶ 每章都有幻灯片，以供学术和练习使用
- ▶ 图表和插图以增加阅读兴趣
- ▶ 演讲或陈述
- ▶ 关键术语和内容

以上的附属产品——指导手册、题库和幻灯片均随书包装在一张教学光盘上，序列号为：ISBN 0-324-20122-2。

## 网址

本书网址：http://flynn.swlearning.com，该网站还包含大量的其他参考资料，如图表、人力资源管理政策和表格等。

## 致谢

本书在编写过程中得到了来自各方面的支持和帮助，我们在此致以最诚挚的谢意。凯西·弗林（Kathy Flynn）在本书编写过程中进行了多次修改，为本书质量的提高作出了很大贡献。

许多卫生保健机构的专家为本书的编撰提供了宝贵的意见和帮助，他们是洛里·索思伍德（Lori Southwood，SPHR）、克里斯·卡尔顿（Kris Carlton）、帕姆·林德姆恩（Pam Lindemoen）、德伯·瓦戈纳（Ded Waggoner）、唐娜·克兰克纳（Donna Klinkner）、坎迪斯·芬斯克（Candace Fenske）、卡罗尔·克洛茨（Carol Klotz）、米利·普拉查（Milly Prachar）、南希·古德（Nancy Good）、兰德·莱昂斯（Randee Lyons）、布罗克·纳尔逊（Brock Nelson）、朱莉·施米特（Julie Schmidt）、劳拉·T·杨（Laura T. Young）、帕特里克·德雷斯施（Patrick Drescich）、罗杰·梅佐（Roger Mazour）和罗

恩·莱尔克（Ron Lilek），在此一并表示感谢。

此外，以下审阅者也保证了该书的质量：

吉姆斯·W·贝古（**James W. Begun**）
明尼苏达大学

拉斯·克罗克特（**Russ Crockett**）
人力资源主任
施里纳儿童医院
犹他州盐湖城大学

凯瑟林·丹斯凯（**Kathryn Dansky**）
宾夕法尼亚州大学

安德拉·冈布斯（**Andra Gumbus**）
圣心大学

克里斯特纳·L·格（**Kristina L. Guo**）
佛罗里达国际大学

辛迪·哈里森（**Cindy Harrison**）
美国卫生保健人力资源管理学会副会长
切尔西社区医院人力资源部

布兰登·梅尔顿（**Brandon Melton**）
美国卫生保健人力资源管理学会会长
美国人力资源生命公司高级副总裁

德博拉·拉瑟恩拜克（**Deborah Ruthenbeck**）
美国佛罗里达卫生保健学会内部交流与认证机构经理
奥兰多地区卫生保健人力资源管理学会会长

**托尼·塞内（Tony Sinay）**
Des Monines 大学

**韦恩·索伦森（Wayne Sorensen）**
得克萨斯西南大学

最后，作者还对高级组稿编辑查尔斯·麦考密克（Charles McCormick，Jr.）、发展编辑马德·图米（Mardell Toomey）的大力指导与帮助表示感谢，同时对高级制作编辑迪安·奎因（Deanna Quinn）的大力支持表示忠心的谢意。

# 作者简介

**沃尔特·J·弗林（Walter J. Flynn，SPHR）**

沃尔特·J·弗林出生于肯德基州（Kentucky），现为兰根和弗林人力资源咨询公司（LLC）的合作者之一，该公司位于明尼苏达州（Minnesota）的圣保罗（St. Paul），主要合作伙伴是医院、大型保健设施和执业医生。

弗林先生在俄亥俄州辛辛那提市夏威夷大学（Xavier University，Cincinnati，Ohio）取得工商管理硕士（MBA），在北肯塔基州州立大学取得 B. S. 之后，从事质量管理、多元化意识和行政工作。此外，他还获得了美国人力资源管理协会（SHRM）任命的高级人力资源专家（SPHR）称号。

他的工作经历包括：辛辛那提儿童医院人力资源管理副总，中信公司人事主管以及 R·J·凯门联合会的咨询专家。另外，还负责以下机构和大学的人员任命工作：卡尔森管理学校（Carlson School of Management）、明尼苏达州大学（University of Minnesota）、肯尼迪-韦斯特大学（Kennedy-Wester University）、辛辛那提大学（University of Cincinnati）、北肯德基大学（Northern Kentucky University）、圣托马斯大学（Thomas More College）等。

**罗伯特·L·马西斯（Robert L. Mathis）博士**

罗伯特·L·马西斯博士是奥马哈内布拉斯加大学（University of Nebraska at Omaha，UNO）管理学教授，曾获得大学“优秀教学奖”。

出生和长大于得克萨斯州，在得克萨斯大学获得商学学士（BBA）和工商管理硕士（MBA），科罗拉多大学博士毕业，博士论文是关于护士工作的满意度。马西斯博士曾与他人合写过几本书，过去25年内发表过多篇论文；作为专家，他在美国人力资源管理协会和管理领域占据重要位置，他还是美国人力资源认证机构（Human Resource Certification Institute，HRCI）的负责人和HRCI认可的高级人力资源专家（SPHR）。

马西斯博士在不同领域不同机构有着丰富的咨询经验，主要参与过卫生保健、电信业、电信市场、金融业、制造业、零售业和公用事业等咨询工作，同时他对中、小公司补偿计划的建立与修订有着独到的咨询见解。马西斯博士在国际方面还同澳大利亚、立陶宛、德国、罗马尼亚和摩尔多瓦等国家及中国的台湾地区的组织进行咨询、培训和交流。

**约翰·H·杰克逊（John H. Jackson）博士**

约翰·H·杰克逊博士出生于阿拉斯加州，现在是怀俄明大学（University of Wyoming）的管理学教授。他在得克萨斯大学获得商学学士（BBA）和工商管理硕士（MBA）后，在电信业的人力资源管理部门工作过几年，离开电信公司后，在科罗拉多大学攻读博士，获得管理和组织学博士学位。

在他的学术研究中，他主编过4本大学教材，发表文章50余篇，其中一些发表在《管理学会评论》（*Academy of Management Review*）、《管理月刊》（*Journal of Management*）、《人力资源管理》（*Human Resources Management*）、《人力资源计划》（*Human Resources Planning*）等重要杂志。同时，他还广泛服务于不同的组织。在过去的几年里，他是人力资源相关方面的咨询专家。

在怀俄明大学，他是管理学和市场学的负责人，曾获得过大学“优秀教学奖”，是该州“双交叉法”教学的创始人和指导人。他还设计了商业环境与自然资源的首次教学。除了教学工作，杰克逊博士还是怀俄明山区中一个小农场的场主。

**帕特里克·J·兰根（Patrick J. Langan）**

兰根先生出生于明尼苏达州，现为兰根和弗林人力资源咨询公司（LLC）的合作者之一，公司位于明尼苏达州（Minnesota）的圣保罗（St. Paul），他的主要工作方向是卫生保健产业人力资源咨询。

兰根先生在明尼苏达州（Minnesota）的圣保罗（St. Paul）圣托马斯（St. Thomas）大学获得工商管理硕士（MBA），明尼苏达州马歇尔（Marshall）西南大学获得卫生保健管理硕士。迄今为止，已完成质量管理、多元化意识和劳工关系等前沿性研究。同时，他是卡尔森商学院的卫生保健管理学教授，他还在明尼苏达州大学获得“优秀教学奖”。

兰根先生人力资源管理的主要职位包括：明尼苏达的明尼阿波利斯/圣保罗儿童医院和诊所人力资源副总、明尼苏达谢科琵市圣弗兰斯地区医疗中心人力资源和辅助服务副总。

# 目　录

第 1 章

# 医疗机构人力资源管理的特点与面临的挑战

## 学习目标

在学习了本章之后，你应该能够：

- 鉴别医疗机构的类型
- 描述卫生保健产业的现状和未来
- 列举并概述人力资源管理活动
- 解释医疗机构中人力资源管理的特别方面
- 论述医疗机构人力资源面临的一些挑战

## 医疗机构人力资源透视（Healthcare HR Insights）

所有行业的人力资源专业人员共同面临的挑战是如何通过真正地支持公司的战略活力，以及对成本控制和行政行为的关注，而把价值观加入到他们的工作中[1]。医疗机构曾经以传统的眼光看待人力资源部门的工作，无非是制定薪水表、福利和员工记录管理以及常规纪律的遵守等。但是，在新技术和顾客希望以更低的价格获得更优质的服务以及日趋激烈的竞争的推动下，医疗机构发生了转变，而它们对人力资源部门的要求也发生了改变。医疗机构需要其人力资源部门能够发挥战略性事业助手的作用。事实上，无论何种类型和规模的医疗机构，其人力资源部门都应该不仅精通管理工作，而且还要能够为机构提供战略性策略支持。

辛辛那提儿童医院（Cincinnati's Children's Hospital）是一所具有350张床位的儿科医疗中心。其人力资源部门通过以顾客服务模式为中心彻底重构了人力资源服务的提供结构，从而迎接面临的挑战。其关键变革是为一组执行部门或一个单元设置一名懂人力资源知识的专业人员。例如，这名专业人员必须负责协调业务部门对人力资源活动的提供。而为这名专业人员提供支持的是人力资源专家，该专家在薪酬、福利、信息系统、劳资关系、依存度以及其他方面是行家里手。

由于有了一名固定并且了解他们业务和需求的人力资源专家作顾问，部门管理人员们声称他们对人力资源的满意度提高了。总之，随着人力资源部门对管理人员的支持以及工作效率的提高，这种组织方式增强了这所医院吸引和保留员工的能力。

注：资料使用得到了美国俄亥俄州西南部城市辛辛那提儿童医疗中心的许可

本书所有章节都以“医疗机构人力资源透视”（Healthcare HR Insight）开头，阐述医疗机构所面临的人力资源计划、项目和某一管理情节等。这些“透视”描述了有效的人力资源管理是如何对医疗机构产生深远影响的。

医疗机构的人力资源管理（**human resource management**）工作是指那些用来促使员工们完成组织任务的战略、战术、计划以及项目等。人力资源部门的主要计划和任务是：

- 人力计划（**Workforce Planning**）——制定必要的计划和项目以满足组织对人力的需求。
- 选拔并提供人力（**Staffing and Selection**）——为组织聘用和选拔合格的工作人员。
- 补偿和福利政策（**Compensation and Benefits**）——为组织规划、设计和管理制定补偿和福利制度。
- 劳资关系（**Employee and Labor Relations**）——为组织提供一系列制度、政策以及支持，使劳资双方建立高效并富有建设性的关系。
- 政府协调（**Government Compliance**）——调整组织制度、政策以及人力资源活动文件，使之符合各类政府条例和相关部门的规定。
- 培训与发展（**Training and Development**）——评估组织内部的培训与发展需求，提供有针对性的高效培训、设计以满足这些需求。
- 健康、安全及保安（**Health Safety and Security**）——确保医疗机构场所无损健康、安全、可靠，使管理人员和普通员工都意识到自己在防范职业危害和风险方面所负有的责任。

## 医疗机构的特点

如图 1-1 所示，医疗机构是指那些提供医疗护理、家庭护理以及各种形式的医疗与健康服务的不同机构，而其中医师诊室和诊所所占比重最大。

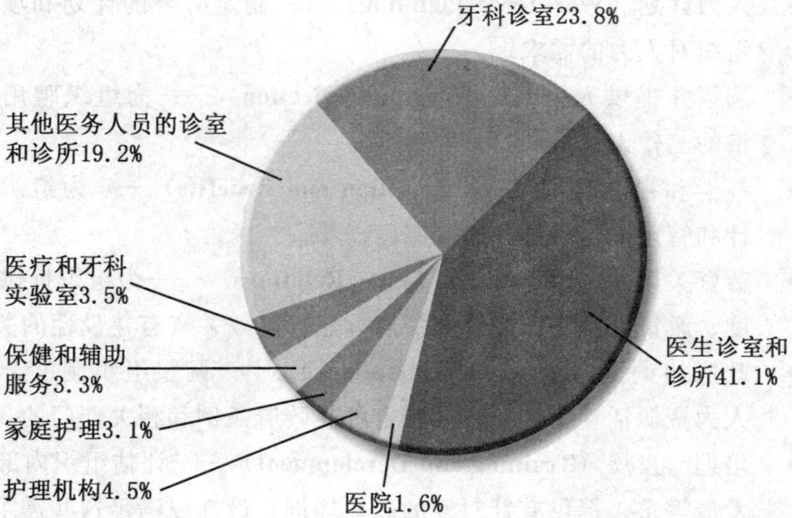


**图 1-1 医疗机构组成**

资料来源：U. S. Department of Labor，Bureau of Labor Statistics

## 医疗机构类型

医疗机构可以分为好几类。有的机构在庞大的建筑里面雇佣了数百人，比如医院；也有的机构仅有几名员工，比如家庭护理，而且其工作场所是患者住处；介于两者之间的便是数量庞大的其他医疗机构。

- 医师诊室和诊所（**Physician Office and Clinics**）——不同或相同专业的内外科医师单独行医或合作办医。现在最流行合作办医，即开办诊所、独立的急救护理中心以及流动外科中心等。在一些地区，越来越多的内外科医师变成从大型医疗机构、诊所以及整体医疗机构组织领取薪水的雇员。
- 医院（**Hospitals**）——医院提供从诊断到手术以及持续护理的全面医疗机构服务。它可以是小型、独立的农村卫生服务站，也可以是大型、综合但在地理上分散的整体卫生体系的分支。有的医院专门提供精神病人、肿瘤患者或儿童患者的治疗服务，其余的则提供全面服务。

- 护理及个人保健机构（**Nursing and Personal-Care Facilities**）——护理机构为那些需要持续医疗机构服务但不需住院的患者提供病房式的护理、康复及其他个人健康保健服务。其他类似机构，例如护理与家庭康复机构，为那些需要更少专业康复护理服务的患者提供帮助。
- 家庭护理（**Home Care**）——有时候，专业护理和医疗保健服务需要在患者家中为其提供。这类服务都是在医师的监督指导下进行的，通常针对老年病人。
- 保健及辅助服务（**Health and Allied Service**）——这类机构种类繁多，如肾透析中心、戒毒治疗诊所和康复中心、血站以及分娩准备学习班等。
- 医疗及牙科实验室（**Medical and Dental Laboratory**）——这类机构主要是为医务人员或根据医嘱直接向患者提供分析及诊断服务，如血液分析、拍 X 光片及其他临床化验等。在牙科实验室，工作人员还可以进行义齿制作、义齿安装及畸齿矫正等。
- 其他医务人员的诊室和诊所（**Offices and Clinics of Other Health Practitioners**）——这类机构包括脊椎按摩治疗医师、眼科医师、验光师、足病医生，以及职业病与物理治疗医师、心理医生、听力学家、言语-语言病理学家、营养师及其他医生开办的门诊。这一类机构还包括从事辅助疗法的人员如针灸医生、顺势疗法医师、催眠师、理疗师等开办的机构。
- 牙医诊室及诊所（**Dentist's Office and Clinics**）——其数量几乎占到了卫生服务机构总数的四分之一。通常只雇佣几名员工，从事普通或专业牙科保健，包括牙科手术及儿童畸齿矫正术等。

卫生服务机构，无论何种形式或类型，都需要雇佣一定数量的员工以提供服务。卫生保健业可以说是劳动密集型的产业。它类型多样，需要一系列典型技术设备、专业培训和知识储备。许多机构要求从业人员至少具备四年大学学历。

## 卫生保健行业中的雇佣关系

在全美国，卫生保健行业提供了大约 1100 万个就业岗位。美国国家劳动统计局统计显示，美国 20 个增长速度最快的职业都与医疗机构有关。图 1-2 显示了不同类型卫生机构雇佣人员组成。医院虽然占到了所有卫生机构数量的 2%还少，但是它雇佣员工的数量占了近 40%[2]。

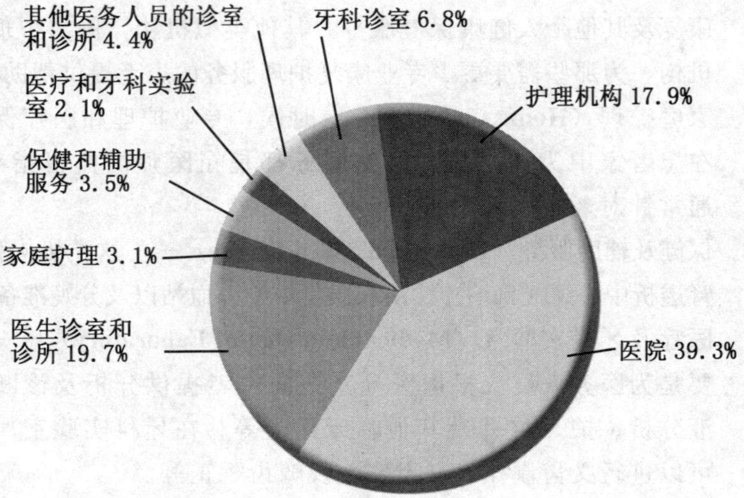


图 1-2 卫生保健行业就业情况

资料来源：U. S. Department of Labor，Bureau of Labor Statistics

## 医疗机构工作的范围

医疗机构种类的多样性决定了从业人员从事不同种类的工作，并且受教育水平也不同。除了大量的医疗和临床职位以外，这一行业也需要大量以下专业的人才：

- 管理与行政专业
- 信息技术专业
- 肢体再植手术专业
- 食品与营养服务专业
- 保安专业

图 1-3 是医疗机构职位等级图。它同时显示出另外两种联系：每种工作所要求的职位数量和水平。

**工作类型** 了解不同的职位等级对于我们理解医疗机构组织内部的权利和责任分配是非常有用的。大型医疗机构内部工作数量和等级繁多，因此等

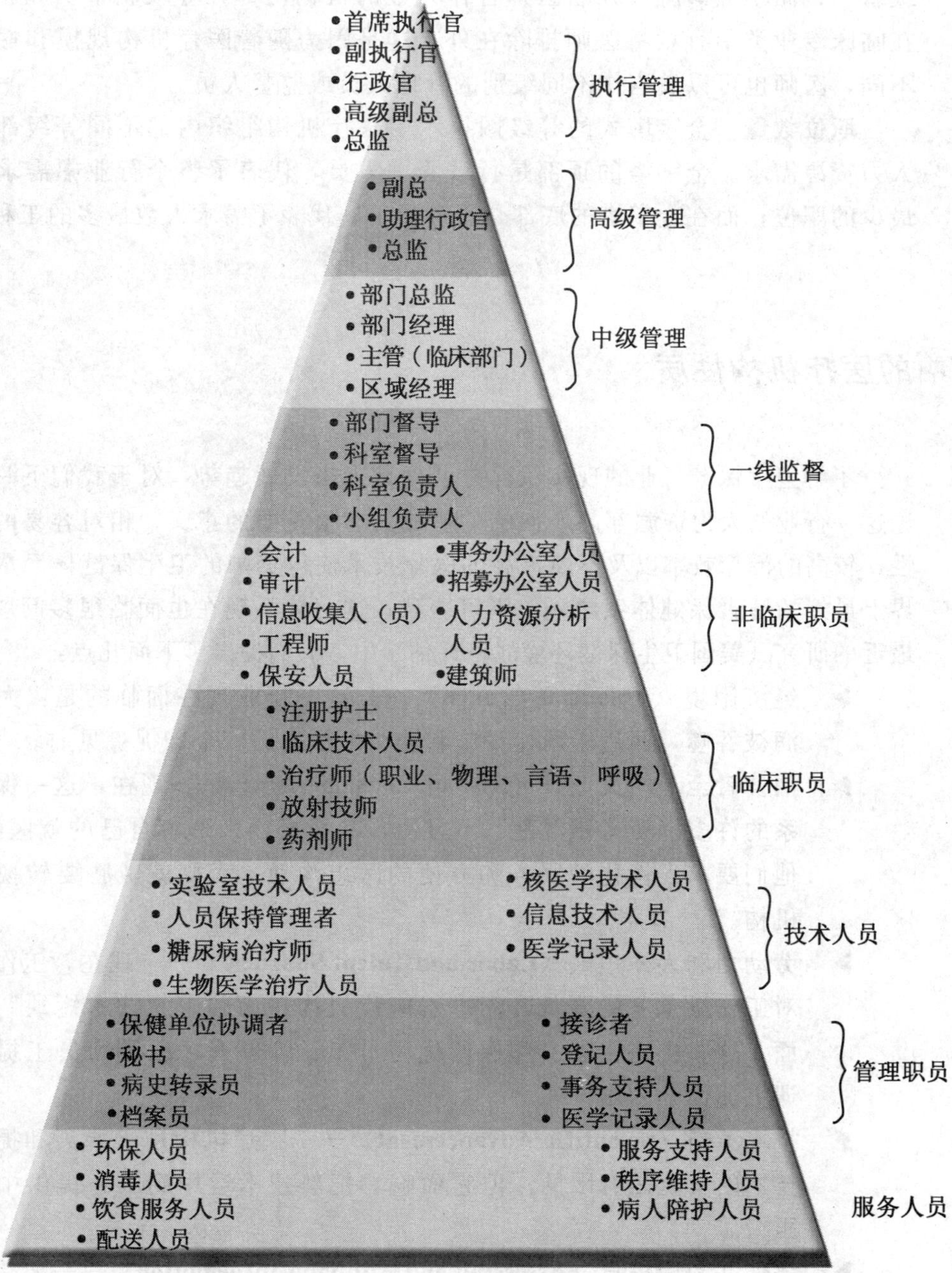


图 1-3　医疗机构职位等级图

级森严；而小型诊所或几名医师合作开办的机构内部，等级就不明显。该图在临床专业类中有意将医师排除在外，这是因为随着医疗机构规模和性质的不同，医师也可以被当作不同级别的管理人员或监督人员。

**职位数量** 金字塔式的等级图揭示了医疗机构组织内部不同等级部门的人力资源需求。金字塔的顶部是行政管理人员，代表了整个行业中需求人数最少的职位；而在金字塔的底部是服务员工，代表了需求人数最多的工种。

## 变革中的医疗机构性质

了解卫生保健行业的现实状况并明确其未来发展趋势，对于我们下一步讨论这一行业的人力资源部门所面临的挑战具有很重要的意义。相对容易的可及性、较高的治疗效率以及不断提高的医疗技术使得美国的卫生保健体系成为世界上最好的健康保健体系之一。不可否认，这一体系现在也面临很多问题。在最近的研究（美国卫生保健环境战略评估）中，人们提出了下面几点：

- 经济困境（**Financial Crunch**）——这一行业现在面临的是：大量利润被吞噬，而用于新建设施和购买新设备的资金却捉襟见肘。
- 消费者至上主义上升（**Rise of Consumerism**）——现在，这一保健体系的许多消费者用混乱、不方便，甚至糟糕来形容自己的就医经历。他们要求人性化的服务和方便的医患沟通，否则就威胁要转换服务机构。
- 劳动力和人才短缺（**Labor and Talent Shortage**）——现在，工作人员对工作满意度的降低，标志着医疗机构正面临着“技术短缺”的局面。这些机构在吸引和保留优秀员工、管理人才以及为员工提高待遇方面面临困难。
- 技术革新（**Scientific Advancement**）——医疗机构用于购买和提升新技术的资金是有限的。但它面临着把新技术运用到服务提供中去的压力。
- 评估并利用信息（**Assessing and Applying Information**）——要获取所需的有用资料，医疗机构和顾客们还要解决很多问题[3]。

## 医疗机构面临的改革

自 20 世纪 60 年代通过了医疗保健制度法案以来，随着医疗机构成本的持续攀升，医疗机构与改革就成了同义词。随着医疗成本的持续增长，联邦及州政府部门对卫生保健领域的介入成为推动这几年行业改革的主要动力。管理型医疗和政府法律条例的增多，包括 1997 年颁布的平衡预算法案（将在下面讨论）都推进了这项改革。当然，卫生保健机构还面临降低各种形式医疗成本的持续压力，这也促进了改革。

在上述因素的影响下，改革触及了卫生服务体系的所有方面。由于利润率降低，急症护理医院和体系正进行合并。医疗保险制度对技术型护理机构、家庭保健机构以及康复医院等的补偿出现下降后，导致这些机构进入经济困难时期。自 1997 年平衡预算法案通过以来，在医疗保险制度认证的所有机构中大约有四分之一已经停业[4]。

综合大量信息，下面是对医疗机构未来的几点预测：

- 掌握信息的患者（**The "Wired" Health Consumers**）——通过互联网，患者们了解最新的医疗进展和药学信息，这样他们就会要求最先进的药品和服务。
- 技术的发展（**Technology Advances**）——基因疗法、电子医疗档案、远程医学、电子商务以及卓越技术中心和人才的再现等都会受到互联网信息的激发和促进。这些技术的发展又会对信息及医疗机构服务的获得产生显著影响。而这又拓宽了服务提供的基础，使人们对保健服务的获得不受距离的约束，而是取决于提供新的优质服务的意识。
- 成本及临床绩效（**Cost and Clinical Performance**）——在将来，医院还会受到经济方面的压力。到 2005 年，全美国将会有约 500 家医院倒闭。下一步，提高临床绩效的重点将放在减少医疗差错和提供特色服务方面。
- 管理型医疗（**Managed Care**）——现存管理型医疗计划会使卫生保健机构更富有进取性，卫生体系将会寻求更具吸引力的服务合同和更多的补偿。

- 将来医疗机构如何提供服务和筹集资金（**How Healthcare Is Delivered and Funded**）——人们对未来改革的许多方面进行了预测，具体如下：
  - 卫生体系改革将首先集中在未保险的儿童医疗上，然后是未保险的成人医疗。
  - 受 1997 年颁布的平衡预算法案的影响，对卫生体系的补偿将会增加。
  - 将会制定药品价格条例。
  - 政府在卫生改革方面的责任将加重，它将会对医疗机构成本实施更多的控制。
- 人力资源的需求（**Workforce Availability**）——人力资源短缺现象将会持续。全国性的人口老龄化将需要更多的卫生保健服务，而同时，医疗机构将会有更多的人退休，联合的组织会更加成功，医院将会继续购买外界服务，甚至一些传统行业如餐饮业和机构管理业的服务。医院会采取更多的激励措施使员工提供更优质的服务[5]。

## 1997 年颁布的平衡预算法案

1997 年，医院的平均利润率是 6.1%，到 1999 年这一数字降为 3.2%，一年以后（2000 年）则变为 2.6%。作为最大的医疗机构公共支付项目，全国医疗保险制度 1998 年为 3840 万名个人支付了 2311 亿美元卫生费用，而其中有 1285 亿美元为住院服务，138 亿美元为家庭保健服务。

美国的住院服务费用和家庭保健费用仍在持续增加。1997 年，国会通过了平衡预算法案（**BBA**），计划到 2002 年能够明显降低医疗保险项目的支出。国会预算办公室预计，医疗保险项目支出会降到 1915 亿美元，甚至低于法案通过时确立的水平。

随着一些综合性卫生机构如医院、长期护理机构、康复中心、家庭保健以及流动性保健机构的增多，平衡预算法案将更加重要。法案的许多条款是为了在 5 年内将急救后保健费用急剧减少到约 300 亿美元。

平衡预算法案实施的另一项显著改革是扩展了医疗保健制度对医院转移支付的限制。其中，负责医疗保健制度受益人的急救护理医院对按诊断相关分组（**DRGs**）的 10 种疾病分类中的某一种，实施的费用将主要依据住院时间支付而不是像以前一样按照 **DRGs** 全付。这样一来，10 种 **DRGs** 病人就有 1 种有对急诊后保健服务不平衡利用的倾向。而转移支付政策的财政影响是 1998 年至 2002 年期间节省了约 30 亿美元[6]。

医院和保健机构在降低成本方面采取了积极的措施，具体如下：

- 购买一些非医疗的后勤服务比如家政、餐饮服务和一些地面维护工作等等。
- 通过制定治疗草案和行为标准来提高临床效率。
- 通过重组工作流程提高人力资源的利用效率。
- 要求使用通用药物而不是用品牌药物。

在过去的 15 年中，除了 20 世纪 90 年代中期一段时间外，住院费用以每年 6%或更快的速度增长。由于面临的成本压力因素，所有的卫生服务机构都会进行成本削减。这些因素包括：

- 新的信息技术的成本压力。
- 新的医疗技术的成本压力。
- 不断攀升的药物成本。

保健机构一方面要吸引和保留那些重要员工，以为患者提供服务；另一方面，它们还需要用越来越少的资金来管理这些人力资源。由于在绝大多数医疗机构中，人力成本都占到了总成本的一半以上，所以人力成本对总成本有显著的影响。医疗机构面临的人才危机，迫使这些机构在人力资源管理方面变得很积极。例如，以市场为基础的薪酬管理模式就是针对那些重要岗位的关键员工设立的。很显然，这一策略已经对持续下滑的利润率产生了影响。面临平衡预算法案的影响和其他的财政压力，很多医院进行了改革，比如精简服务、裁减冗员、降低或限定员工工资等等。

## 美国卫生机构资格认证联合委员会（JCAHO）

每一个行业都拥有影响其人力资源管理模式的独特特点。卫生保健领域也不例外，其最明显的特点是这一领域工作人员的失误会对接受服务的病人、顾客和居民健康甚至生命构成重大威胁。这就要求在员工资格认证、行为安全、伦理对待和私密性等方面实行最为严格的标准。

美国卫生机构资格认证联合委员会（JCAHO）就是一个资质评审机构，它有一套得到成员认可的标准审核程序。经委员会评审并符合质量标准后，在这些机构就诊的患者接受安全优质的服务就有保障。

全国卫生机构联合评审委员会在11个医院职责和绩效方面制定了标准，如图1-4所示，这些绩效标准以患者为中心，而组织标准则围绕机构职责设立。另外，评审还涉及管理、监督、医务人员和护理人员等结构性方面。全国卫生机构联合评审委员会希望所有的医疗机构都运用综合、跨学科的方法来提高绩效，提升质量以及挖掘员工潜力。所有应用的标准是经过审查的，所以这些跨学科的方法和手段是可靠的。很多人力资源标准与其他部门的职责紧密相连。例如，员工培训工作是由人力部门和其他部门共同承担的。

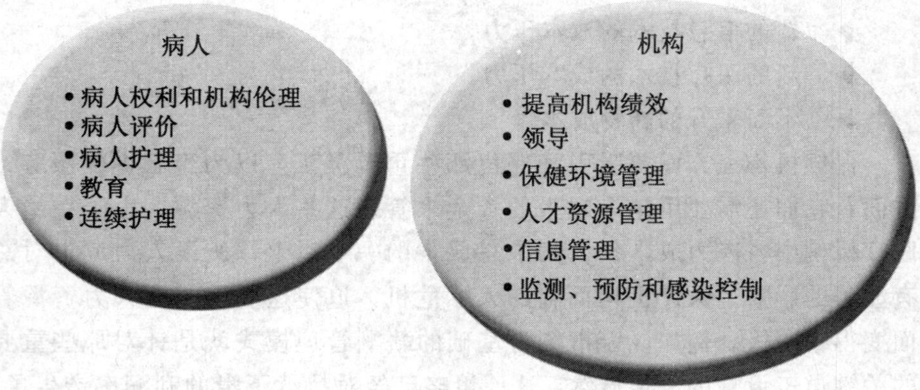


**图1-4 JACHO医院功能/绩效图**

在每一组织职责方面，都包含有以下审核人力部门责任的标准：

- ▶ 人力资源规划
- ▶ 员工培训和教育
- ▶ 专项培训
- ▶ 员工资质评估

每一项职责里面都包含与之相关的标准，这些标准都包括依从要求的政策、行为以及文件。全国卫生机构联合评审委员会的一项职责就是公布对医疗机构行为产生深远影响的评审标准。

**美国卫生机构资格认证联合委员会（JCAHO）**

**影响人力资源的标准**

由 JCAHO 审定，医疗机构人力资源部门负责人力资源标准，但是在别的职能领域，也有一些侧重人力资源的标准，比如：

- ▶ 领导能力（LD）
- ▶ 卫生服务环境（EC）
- ▶ 信息管理（IM）

| JCAHO 标准 | 部门职责 |
|---|---|
| HR、LD | 员工资质 |
| HR、LD、IM、EC | 培训与教育需求 |
| HR、LD | 员工规划和等级 |

## 医疗机构人力资源部门职责

医疗机构中，人力资源部门正向与其他组织部门发挥相同作用的方向缓慢发展。在过去的 20 年中，有两个因素促进了这种发展：一是对有效人力资源管理的需求，二是对人力资源培训、技术、理解和能力的需要。医疗机构中的人力资源专业人员越来越被看成是业务、财务和管理部门的战略伙伴。

### 提供服务的需要

在以前，医疗机构中员工的招聘、选拔、培训、教育、绩效管理、补偿以及劳资关系处理等人力资源管理工作都由没有受到专业训练的人员来做（现在有些个别机构也如此）。人力部门的工作主要集中在制定工资单、福利管理和做员工记录等行政方面。当这一部门面临的挑战更加复杂的时候，领导层就会意识到自己需要人力部门更多的战略支持。

### 人力资源专业人员

人力资源专业人员的发展和绩效目标较以前有了较大提高。那些在任何保健机构都能够胜任管理和行政职能并且具有奉献精神的高级专业人才会为他们的事业奋斗不止。他们正更多地出现在卫生保健领域中。现在，医院、卫生系统、长期保健机构和其他医疗机构提供者的一些主要执行位置和董事会都是人力资源专业人才发挥特长的地方。

## 人力资源管理活动

人力资源管理工作的核心目标就是为组织的成功贡献力量。如图 1-5 所示，人力资源管理工作通常由几种内在联系的工作组成。但是，这些工作的绩效是在特定的组织背景（如图 1-5 中内环部分）下实现的。下面简述主要的人力管理工作。

- 人力资源规划与分析（**HR Planning and Analysis**）——通过制定人力资源规划（**planning**），管理人员可以为将来储备人才。而其中重要的一环是建立一套人力资源信息系统（**human resource information system，HRIS**），以获得及时、精确的人力资源规划信息。
- 遵守均等就业机会（EEO）法律和条例（**EEO Compliance**）——所有的人力资源管理工作都须遵循均等就业机会（**equal employment opportunity，EEO**）法律和条例。比如说，战略性人才规划必须确保人员多样性（**diversity**），以满足一些积极法案（**affirmative action**）的要求。另外，当招募、选拔和培训员工时，所有单位部门负责人都要遵守均等就业机会（EEO）要求，包括残疾员工的起居等。

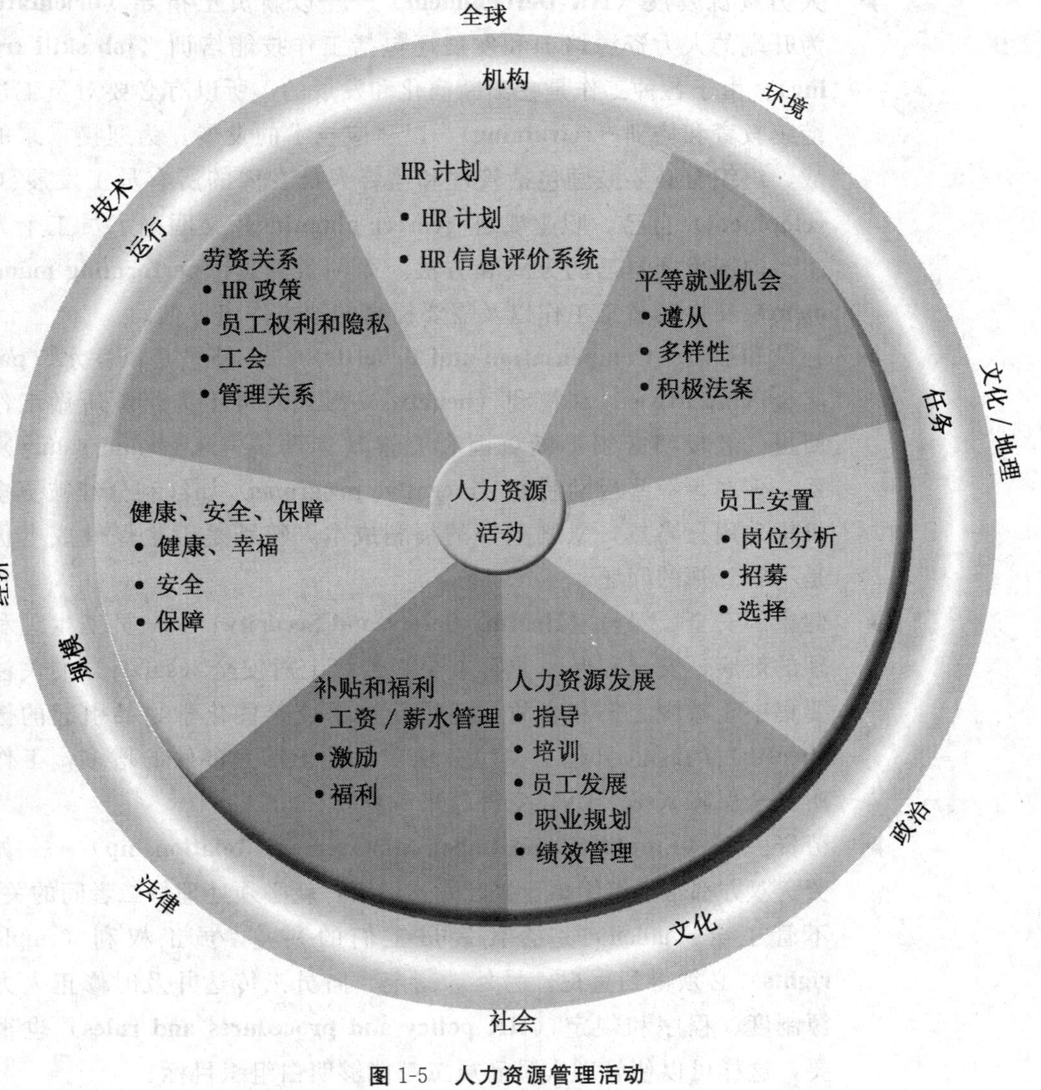


**图 1-5　人力资源管理活动**

▶ 员工安置（**Staffing**）——员工安置的主要目的就是为组织岗位提供足够的人力供应。岗位分析（**job analysis**）通过研究员工所做的工作，为职工安置提供依据。而通过岗位分析做出的岗位描述（**job descriptions**）和岗位规范（**job specifications**）又会用于开展招聘员工（**recruit**）工作。这一选择过程（**selection process**）目的是为机构挑选出更为合格的人才。

- 人力资源发展（**HR Development**）——以新员工指导（**orientation**）为开端的人力资源培训和发展还包括工作技能培训（**job skill training**）。由于各种工作是在不断演化和发展的，所以有必要对员工进行继续教育和培训（**retraining**），以适应技术的发展。为迎接未来的挑战，组织有必要鼓励包括管理和监督人员在内的所有员工发展（**development**）自己。职业规划（**career planning**）又明确了员工个人在组织内部发展自己的方式和方法。而绩效管理（**performing management**）又会对员工工作以及需要提高的地方作出评估。
- 补贴和福利（**Compensation and Benefits**）——补贴是以薪水（**pay**）、奖金（**incentives**）和福利（**benefits**）形式对员工为组织所做工作的回报。老板们必须不断巩固和完善基本薪酬（**wage and salary**）体系。现在，一些激励制度（**incentive programs**）如红利分红被更多的机构采用。当然，急剧上升的福利成本，特别是卫生保健成本仍将是不容忽视的问题。
- 健康、安全、保障（**Health, Safety and Security**）——员工生理和心理的健康、安全和保障非常重要。传统上对安全（**safety**）的关注主要集中于减少工伤和事故。使用新技术或某些化学物品引起的健康（**health**）问题也引起了关注。现在，由于暴力事件的增多，工作场所安全保障（**security**）变得越来越重要。
- 劳资关系（**Employee and Labor-Management Relationship**）——如果劳资双方都希望组织事业兴旺发达的话，就必须处理好二者间的关系。不管工会（**union**）是否代表员工们的利益，员工权利（**employee rights**）必须得到重视。另外，制定、向员工传达并及时修正人力资源制度、程序和规定（**HR policy and procedures and rules**）也很重要，这样可以使管理人员和员工都能够明白组织目标。

## 人力资源管理工作的职能

如图 1-6 所示，人力资源管理工作有三方面的职能。传统的管理职能和业务职能增加了更多战略性因素。不容忽视的是，虽然其职能向图 1-6 的右侧转变，但是传统和新增职能都必须得到履行。人力资源管理职能的发展趋势表明，它会对组织更有战略意义，并且其重点已经转到更长远的决策和对人事决定有更广泛的影响。

| | 管理 | 运行 | 战略 |
|---|---|---|---|
| 主要职能 | 管理过程和保持记录 | 运行支持 | 机构和全球性战略 |
| 时间 | 短期（少于 1 年） | 中期（1～2 年） | 长期（2～5 年） |
| 主要活动 | ▶ 管理员工福利<br>▶ 实施新员工指导<br>▶ 解释 HR 政策和程序<br>▶ 准备平等用工报告 | ▶ 管理补偿项目<br>▶ 招募和选拔员工<br>▶ 实施安全培训<br>▶ 解决员工申诉 | ▶ 评价员工发展和问题<br>▶ 致力于社区员工发展计划<br>▶ 帮助组织重建和裁减<br>▶ 建议合并或兼并<br>▶ 计划补偿政策 |

**图 1-6　人力资源管理职能**

人力资源管理工作的管理职能主要源于其处理、保存员工记录的工作。这些工作主要包括：保存员工档案和与人事有关的资料、应付员工的福利要求、处理有关培训和假期问题，以及拟定并向政府部门提交相关报告等。当然，人事管理部门必须高效地完成这些工作。

近几年，人们对人力资源管理强调的重点发生的最重要的转变就是认识到它对组织业务的战略性贡献。包括密歇根大学（Michigan）的大卫·乌尔里克（David Ulrich）在内的一些学者在其研究和著作中都强调了人力资源管理工作作为战略性工作伙伴（**strategic business partner**）的职能[7]。他们主要在以下方面强调了这一职能：

▶ 参与战略规划。

▶ 兼并、收购和裁减员工方面的决策制定。

▶ 重组组织结构和工作流程。

▶ 保证能够从经济方面对人力资源管理行为作出解释。

▶ 为吸引和保留足够的优秀员工作出规划。

▶ 提高组织内所有人员的能力。

▶ 确定个人、团体和组织绩效，并给予相应回报。

在医疗机构中，通过对人力资源的管理来获得对整个战略资源的竞争优势的完整把握，必须注重分析组织内部的优势和劣势。人力资源管理中的优势包括主要执行人员和负责人对机构和其内部的调整。乌尔里克先生把这比作是组织建筑，他认为人力资源管理的负责人必须担当起工程师的职能来设计建筑，因此，人力资源管理专业人员就要以新的方式来重组机构内的每一环节和部分。

## 医疗机构人力资源管理工作面临的挑战

通过对卫生保健行业的现状和前景的分析，我们知道这一行业面临着财政困难、不断增大的经济压力、人口老龄化、消费需求以及飞速发展的科学技术等挑战[8]，这就要求领导者们能够应付这些挑战。现实和未来发展趋势表明，医疗机构必须以人为本，所以人力资源管理工作尤为关键。

这些挑战让我们有喜有忧。人力资源管理人员面临着协助管理层解决面临的困扰和难题，从而为组织做出巨大贡献的历史机遇。而一些比较突出的问题包括：为组织招募并维持足够的优秀员工，应对由各类医疗机构面临的压力可能引发的人事变革。

### 员工招聘和保持

医疗机构很多关键岗位的人才匮乏状况会继续甚至加剧。例如，年龄大的护士退休了，而仅少量年轻人选择这一职业时，人口出生高峰就会对卫生人力需求造成很大的压力。现在，全美国有 126 000 个护士岗位空缺[9]。

人力问题不仅仅限于护士这一岗位，医疗机构的所有岗位都受到了影响。一项对 700 多家医院为期两年的研究表明，药剂岗位的空缺率为 21%，放射岗位为 18%，检验岗位为 12%[10]。而打算从事卫生保健工作的大学毕业生所占的比重从 4 年前的 20.5%降到现在的 17.9%[11]。

美国医院协会的美国卫生保健人力资源管理学会（ASHHRA）进行的卫生人力短缺进展研究显示，在过去的 20 年中，卫生保健业已经从最受欢迎的职业转变为不很受欢迎的职业。这也证明了下面 5 项结论：

1. 在制造业时代，卫生保健行业被视为高科技行业，而在信息经济时代，年轻人则视其为相反。

2. 在 20 世纪六七十年代，卫生保健业是安全、可靠并且声望很好的，但现在，被认为是混乱和不安定的。

3. 在传统社会，卫生保健行业是妇女仅能选择的少数几个职业之一，但现在，她们有很多选择。

4. 在一个长期稳定的医院体系中，医务人员与患者有着牢固的支持性关系，而在不稳定的医院体系中，医务人员将精力主要集中在制定治疗方案、遵守相关规定和整理文件方面，结果只能是减少了与患者的联系。

5. 在粗放型生产的社会中，生产进度决定工作时间，人们认为医院“24/7”式的工作安排（一天工作 24 小时，一周工作 7 天）缺乏吸引力，但还可以接受，而在信息化社会，人们强调自由安排工作时间的情况下，“24/7”式的要求不能被大家接受。何况短期严重患者的出现要求医务人员不断地提供护理和支持，这更强化了工作人员的劳动强度[12]。

## 变革管理

卫生保健行业发生着急剧的变化，卫生服务提供的所有方面都受到了这种变革的影响。现在，卫生人力管理人员面临的最重大的挑战之一就是应对组织性变革[13]。

如前所述，卫生保健行业正经历和面临这样的变革：组织更趋向联合，补贴减少使利润降低，新技术层出不穷，患者在临床方面的要求不断提高和其他环境和市场压力等。这些变革对卫生人力管理产生了深远的影响。主要包括：

- 以有限的资源做更多的工作（**Doing More with Less**）——由于利润率降低，医疗机构不得不在很长一段时期内进行预算精简。
- 遵守质量标准（**Compliance with Quality Standards**）——提高卫生服务临床绩效的压力不断加大，执行相应的质量标准就是卫生机构面临的一个严峻挑战。像前面提到的一样，医疗机构应该执行美国卫生机构资格认证联合委员会（JCAHO）的质量标准，以不断提高服务水平。
- 实施多样性计划和人文关怀（**Implementing Diversity Planning and Culture Competent Care**）——卫生保健提供者，不论是机构还是个

人，对所有患者，不论其人种、信仰、性别、年龄和支付能力，都应该公平、公正和细心。遗憾的是，这一要求忽视了服务提供者的多样性，对卫生服务人员缺少一种文化要求[14]。

▶ 培训员工掌握新技术（**Preparing Health Work for New Technologies**）——新技术的运用大大提升了卫生服务的提供和质量，也有利于提高生产率和提供更经济的服务。关键的新技术包括：新药的应用、新成像技术（**X** 光）的运用、基因绘图和检测技术、医疗信息数字化技术等[15]。当这些新技术进入应用时，就应该对所有医务人员进行培训，以有效和安全地运用这些技术。未来的卫生保健人员应该不仅具有临床和管理能力，还应该懂得计算机知识和与新技术有关的知识。

▶ 在工作和个人生活之间找到平衡（**Balancing Professional and Personal Lives**）——现在，许多员工在处理家庭和工作责任时面临巨大困难。工作要求一天 24 小时，一周 7 天负责。卫生保健人员经常会面对工作和家庭相冲突的困扰。

这一问题是不会被轻易解决的。患者、居民和医务人员的顾客们在“正常”的 8 小时以外也需要服务。卫生保健行业仍然要施行创造性的作息制度和完整的福利政策以及灵活的时间安排等方式。

▶ 后备人才规划（**Succession Planning**）——当医疗机构决策者和管理人员变得最为缺乏时，卫生领域就缺乏优秀的领导。虽然对首席财务官（CFO）、首席信息官（CIO）和医务决策者等的需求量很大，但是首席执行官（CEO）仍然是最不易找着人选的岗位。专门研究高级卫生管理者招聘的顶级公司（Witt/Kiefer）报告说，聘用一名重要的卫生决策人员比以前需要更长的时间。

由于在外部招聘费时很长，成本很高，所以医疗机构转向组织内部提升来代替招聘。招聘人员同时承认，医疗机构需要在培养专业人员方面下更大的力气。现在有些人已经认识到，医疗机构陷于财政和业务困境时，轻视了内部发展和培训工作[16]。

应用后备培训计划和内部发展模式在许多医疗机构以外的机构已经成为成功的典范，早期挑选高素质的管理人才，并引导他们在不同服务领域有计划的工作训练是非常重要的。

## 面对未来

卫生保健行业面临的挑战和变革使我们不得不重视人力资源管理工作。它将在很大程度上决定一个卫生机构生存、转变和成长的情况。

## 案例

半个世纪以前，一个城市的两个小儿专科急救医院（特征如下图所示）相距不过 10 公里，几年来，它们对患者、医生和员工的竞争很激烈，这种竞争导致服务重叠，成本上升，并且为争夺优秀医务人员要提供优厚的待遇。认识到竞争引起的财务问题后，两家医院的董事会开始了兼并谈判。

| | 床位数 | 员工数量 | 协会数量 | 主要业务 |
|---|---|---|---|---|
| A 医院 | 100 | 1100 | 4 | 普通小儿科 |
| B 医院 | 180 | 2000 | 5 | 专科 |

两家董事会共同拟订了“合理性兼并”文件，指出兼并可以有以下益处：

- 通过以下两条途径，更有效地利用卫生资源：
  - 一支队伍，相互协作，减少了岗位的重复设置。
  - 单一的业务预算，避免了管理结构的重复。
- 减少或杜绝了业务冗余和项目重复。
- 为获得公众支持，并在签订合同时获得更多补贴，施行积极的领导方式。

两家董事会应该注意的另一方面是兼并带来的结构性影响：

- 两家董事会、两个管理团队及联合合并合同的方式。
- 薪酬和福利制度的合并。
- 两种带有不同“政治”色彩和个人意愿的机构文化的融合与合并。

合并是两个机构非常重要的决定。它对公众、患者和员工的影响是深远和引人注目的。很多规划需要人力资源管理的理念。

## 思考题

1. 简述两家医院成功合并后人力资源管理工作的领导职能。
2. 这一巨大的合并给人力资源管理带来的挑战和机遇是什么?

## 参考文献


1. Edward E. Lawler III and Susan A. Mohrman, "Beyond the Vision: What Makes HR Effective?" *Human Resource Planning* (December 2000), 10.
2. U.S. Department of Labor, Bureau of Labor Statistics, 2002.
3. "VHA, Deloitte & Touch Offer Strategies for Hospitals and Healthcare Systems," *Health Care Strategic Management* (June 2001), 4–5.
4. Mike Schraeder, "Health Care," *Business Horizons* (September/October 2001), 2–3.
5. Adapted from Russel C. Coile, Jr., "Futurescan 2001: A Millennium Forecast of Healthcare Trends 2001–2005," Healthcare Administration Press, 2001.
6. "A Comprehensive Review of Hospital Finances in the Aftermath of the Balanced Budget Act of 1997." *http//www.HCIA.com.*
7. David Ulrich, *Human Resource Champions* (Boston: Harvard Business School Press, 1997).
8. "Forecasting the Health Care Future," *Marketing Health Services* (Fall 2001), 16–22.
9. "Staffing Watch?" *Hospitals and Health Networks* (December 2000), 20.
10. "Staffing Watch?" *Hospitals and Health Networks* (July 2001), 28.
11. "Staffing Watch?" *Hospitals and Health Networks* (October 2001), 30.
12. "Workforce Supply for Hospitals and Health Systems," *Trustee* (June 2001), 1–4.
13. Betty R. Anson, "Taking Charge of Change in a Volatile Healthcare Marketplace," *Human Resource Planning* (June 2001), 1–4.
14. Everard O. Ruthledge and Nathaniel Wesley, Jr., "The Struggle for Equality in Healthcare Continues," *Journal of Healthcare Management* (September/October 2001), 313–326.
15. Julie Rovner, "Health and Health Care 2010: The Forecast, the Challenge," Special supplement to *ADVANCES* (2000), 1 (Robert Wood Johnson Foundation).
16. Mary Chris Jaklevic, "Wanted: A Few Good Leaders," *Modern Healthcare* (October 2, 2000), 38.

第 2 章

# 医疗机构人力资源工作的能力要求、结构和质量标准

## 学习目标

在学习了本章之后，你应该能够：

- 明确医疗机构人力资源工作的能力需求
- 描述达到人力资源管理相关标准的重要性
- 弄清医疗机构的类型与高级人力资源管理位置之间的关系
- 比较卫生保健产业与其他产业在人力资源工作岗位设置和支出之间的异同
- 阐述人力资源项目对于提供安全、有效的卫生保健服务的重要性

## 医疗机构人力资源透视（Healthcare HR Insights）

美国中西部地区某城市一重要报刊上登载如下人员招聘广告：

**招聘人力资源主管**

医疗集团急需一名人力资源主管，负责集团人力资源工作的各个方面。

应聘者应具备人力资源管理学士学位或同等学力，有5年以上且最好是具备卫生人力资源管理方面的工作经验，有良好的交际和组织能力。

我集团将提供良好的工资待遇、工作环境和个人成功发展的机会。

5年以前，还很少有医疗公司会招聘人力资源主管，甚至很少有公司能觉察到人力资源主管岗位的重要性。然而，随着人力资源问题的日渐突出，卫生人力资源的领导岗位正在普及。现在，各种类型的卫生机构已经聘用了能提供人力策略及相应领导职能的人力资源专业人员[1]。

正如前一章重点提到的，卫生行业中的最大的挑战是人力资源管理问题。为了迎接这些挑战，卫生组织必须拥有有才干的人力资源领导、有效的人力资源结构和计划，必须对高质量的卫生服务与有效的人力资源的政策及实施之间的关系有深刻的理解[2]。本章将提供这方面的一个概述，建立本书要讨论的人力资源管理活动的知识内容的框架。

## 卫生人力资源管理工作的能力要求

有一句玩笑话说“人事经理都是外行”。卫生人力资源管理者更鲜明的一个特点是他们通常由于喜欢跟人打交道或面临退休，不会给公司惹来麻烦而被安置到人事岗位。这一说法有一定的事实依据。但是卫生人力部门这种任用素质不足或效率低下的人员到人事岗位的现象正在结束。现在的人力专业人员须接受适当的教育和专业培训，具备核心竞争力。

能力（competency）并不仅仅是一系列技巧的罗列。它包括卫生人力专业人员如何定义他们的工作，因为对人力资源工作的理解将直接影响着他们的工作方式。今天的卫生人力工作人员必须用比过去更宽更广更具策略的意识来看待他们的工作。人力资源的工作内容太多太宽泛以至工作人员都不能将精力集中在具体实施上。

卫生人力资源专业是不能够孤立工作的，他们要发挥作用必须有包括股东、高层和中层管理人员及雇员的参与才行。有了以上这些条件一个有才能的人力资源专员才能够为一个卫生组织的成功做出贡献。

## 必备素质

在美国卫生人力资源管理协会制定的“中层管理人员必备素质”中，我们可以找到人力资源专业的一系列相关要求（图 2-1）[3]。

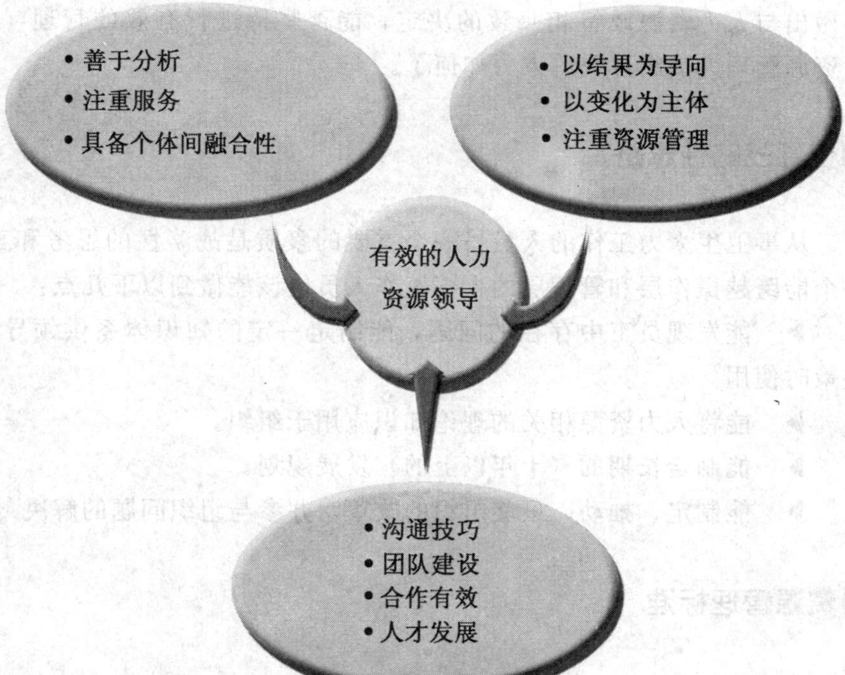


图 2-1　人力资源专业人员的标准能力

## 作为核心素质的情感智商

若要在组织中发挥一定的作用，情感智商（emotional intelligence，EI）是人力资源管理人员所必须具备的一系列关键素质。EI是指某个人对人际间的关系和自己与自己的关系的理解和掌握程度，具体包括自我意识、自我约束、自我激励、社交意识、社交技能[4]。

在有效的卫生人力资源管理中，管理人员的较高的沟通交际能力是已得到公认的不可缺少的素质。卫生系统的本质要求人力管理人员不管是在两人交谈、小组讨论还是在参加大会时都能是一位高效的参与者。能注意怎样去尊重他人和怎样进行有效的沟通也是一种重要的情感智商。

人力资源管理人员的职责使他们拥有着很大的组织权利。他们的决定能够对他人的生活、事业和经济收入都造成影响。因此，人力资源管理人员能否做出与人力资源政策相一致的决定，能否坚持进行有效的管理，就要看人力资源管理人员的自我约束力如何了。

## 人力资源战略性思路

从事卫生人力工作的人员另一个重要的素质是战略性的思考和工作能力。一个能跨越操作层和管理层的人事工作人员应该能做到以下几点：

- 能发现员工中存在的问题，能制定一定的知识体系供领导者在战略决策时使用。
- 能将人力资源相关的理论知识应用于组织。
- 能制定长期的（十年以上的）发展规划。
- 能制定、推动、褒奖组织的改革，并参与组织问题的解决[5]。

## 人力资源管理标准

需要用某种方式来证明从业人员的学识和素质，这是专业性岗位的一种特征。最有名的针对人力资源管理人员的资格认证工作是由人力资源管理协会（SHRM）下属的人力资源管理资格研究所（HRCI）开展的一项工作。图

2-2 描述了人力资源管理专员（PHR）和高级人力资源管理专员（SPHR）职称的标准。看看这些标准我们可以说，为准备 PHR 和 SPHR 考试而进行的学习将是一个增长人力资源相关知识的绝好机会。

目标　⇨　人力资源专业人员标准

- ▶ 2～4 年专业工作经验
- ▶ 工作集中于以战术和逻辑导向的项目实施

目标　⇨　高级人力资源专业人员标准

- ▶ 6～8 年专业工作经验
- ▶ 对人力资源的最终责任

图 2-2　人力资源认证机构——认证水平

学历证书对卫生工作人员来说是非常重要的，因为它反映了一个人对成功的渴望和决心。但是，通过它我们还能看到一个人所受的教育、具备的技能和他的工作经历。虽然证书不能作为一种成绩的测量，但至少能够说明持有者曾接受过某个知识领域的学习[6]。就像会计师追求注册会计师证书（Certified Public Accountant，CPA）以证明他们的会计理论和法律知识一样，卫生人力专业也应该考虑追求人力资源认证机构（HRCI）认可的证书以证明他们的相关知识和能力。

## 医疗机构中人力资源工作的职能

在卫生系统中卫生组织的特点有着很大的不同。组织的结构、人力资源工作职能的类型和水平（急诊、流动医疗机构、长期保健机构）都受该组织所提供服务的类型和规模的影响。

图 2-3 描述了组织的类型和人力资源最高管理岗位的设置之间的关系。正如这份图表所描述的，组织的规模和类型对该组织人力资源最高岗位的设置有着非常重要的影响。

| 机构类型 | 高级岗位名称 |
| --- | --- |
| 卫生系统 | 高级副总<br>一般性副总 |
| 卫生系统医院 | 副总<br>人力资源总监、辅助行政官 |
| 综合性长期保健机构 | 高级副总<br>一般性副总 |
| 独立医院 | 副总<br>人力资源总监、辅助行政官 |
| 以医院/系统为基础的诊所和流动保健中心 | 诊所管理者（经理）<br>人力资源管理者 |
| 独立的诊所、流动保健中心 | 人力资源总监<br>人力资源管理者 |
| 医生执业机构 | 执业机构经理<br>执业机构行政官<br>人力资源助手 |

**图 2-3 卫生系统中人力资源组织特点**

在规模大的卫生系统中，如医院、医疗中心、疗养机构，最高人力资源管理者级别都是副总裁或副主席。而在小规模的，组织结构较扁平的医疗组织中，最高人力资源管理者的级别一般是部门经理或主管。在更小的单位中，人力资源的工作通常是由业务主管来完成的，有时也需要助理或薪水结算员的帮忙。

## 人力资源部门与卫生组织结构图

卫生组织的规模和类型的不同决定了人力资源主管的头衔和职能水平的不同，同样也决定了某卫生组织中人力资源部门的定位的不同。

图 2-4 描述了彭德（Pender）社区医院的组织结构图。位于内布拉斯加州

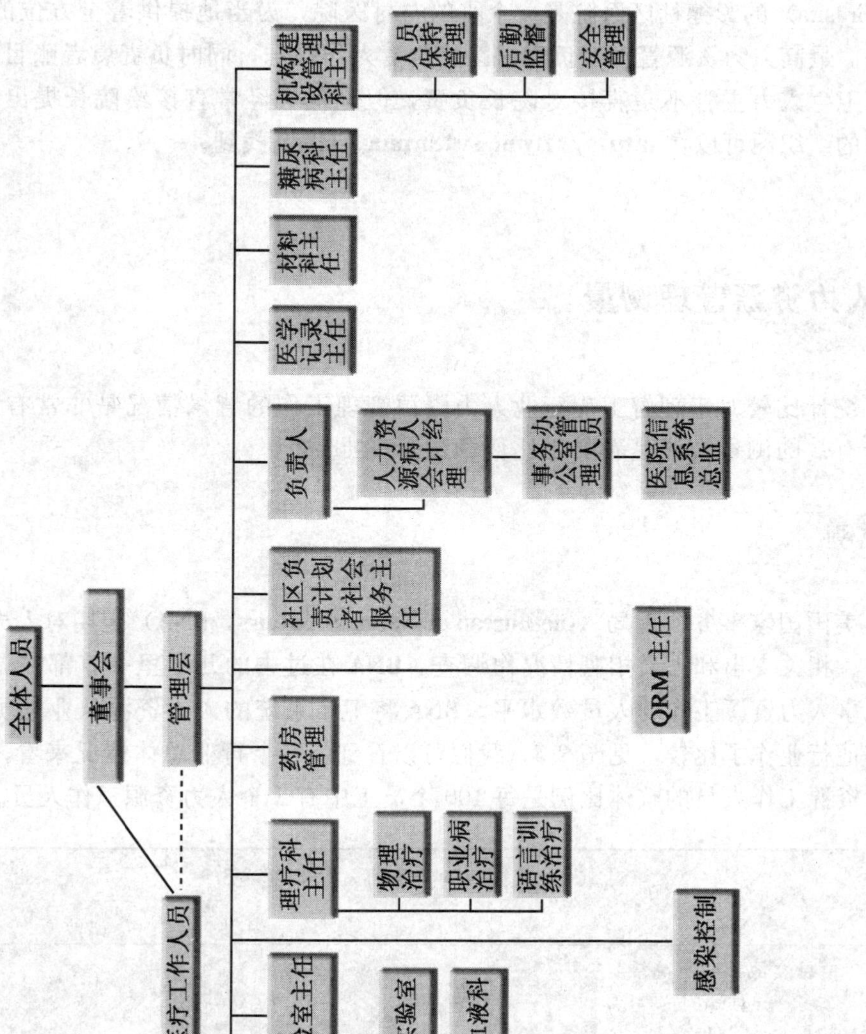


图 2-4　彭德社区医院的组织结构图

(Nebraska) 的彭德社区医院是一个小的农村医院，为当地提供着全方位的医疗服务。最高人力资源管理者负责向医院负责人作报告，同时负责患者账目清算。尽管卫生人力主管不是直接对院长负责，但是他会经常直接给院长提出建议。附加的组织图可以在 **http：//flynn. swlearning. com** 上找到。

## 医疗机构人力资源管理测量

统计比较对于理解卫生行业人力资源管理工作的背景情况是非常有用的。两个有效的测量方法是看员工比例和预算支出。

### 员工比例

美国国家事务管理局（**the Bureau of National Affairs，BNA**）定期对人力资源工作、相关支出和人员招聘情况作调查。**BNA** 在过去的几年里一直都在调查统计从事人力资源工作的人员数水平。**BNA** 将卫生系统的人力资源从业人员比例与其他行业作了比较，见图 2-5。我们可以看到就各个行业总体情况来看，从事人力资源工作人员的整体比例是每 100 个员工中有 1 个人力资源工作人员。

| 每 100 名员工平均需要的人力管理人员 | |
|---|---|
| 部门 | 比例 |
| 信息交流部门（高级） | 1.7 |
| 所有部门 | 1.0 |
| 保健机构 | 0.7 |
| 销售和零售部门（低级） | 0.6 |
| **每名员工平均人力资源支出** | |
| 部门 | 支出 |
| 财务、保险和房地产部门（高级） | $ 1 709.00 |
| 所有部门 | $ 813.00 |
| 保健机构 | $ 636.00 |
| 销售和零售部门（低级） | $ 259.00 |

**图 2-5　人力资源部门员工比例和财务支出**

### 预算支出

就全行业范围来看，在过去的 10 年里人力资源部门的工作费用一直在增长[7]。人均人力资源工作支出可以更好地反映组织对人力资源职能的认可程度和投入大小。

单从表面数据来看，卫生系统比非卫生系统在人力资源工作方面投入要少。然而数据统计是有出入的。如本章前面我们讲述的，卫生行业中组织的规模不同，所提供的卫生服务也不同。这些不同使得统计人员无法确定哪些人正在从事人力资源管理工作，也就无法进行一些确凿的统计。例如，在一个农村小疗养所里，人力管理职能可能是由某位行政助理担任，而这位行政助理同时还承担了许多其他的职能。这样的个体一般很可能不被 **BNA** 统计为卫生人力资源工作人员，而他因人力资源工作而得的那一份工资份额也无法计算。

## 人力资源工作评价

评价工作大体被分为三个范畴，见图 2-6[8]。当卫生人力资源部门要去证明他们的重要性的时候，提供能说明本部门工作效率的数据证明是非常关键的[9]。

⇨ **职能评估**

测量人力资源工作的效率和效果，如招募一名员工的支出

⇨ **运营评估**

测量与人力资源工作相关的产出和利润，如反映每名员工收益的数据

⇨ **战略评估**

这是面向未来的、组织计划工作的一部分，测量的数据如员工满意度、员工期望能力与实际能力之比

**图 2-6　人力资源工作评价范畴**

在这些范围中，有许多有用且实际的比率和测量能说明人力资源部门的

工作成效。但关键是要选对那些确实与组织相关的和确实能帮助组织改进人力资源状况的比率和测量数据。图 2-7 具体给出了一系列的卫生系统经常用的比率和测量指标。

图 2-7 中所描述的指标必须在它们和其他数据比较时才有用。比较方法（**comparison methodology**）包括内部比较和外部比较。

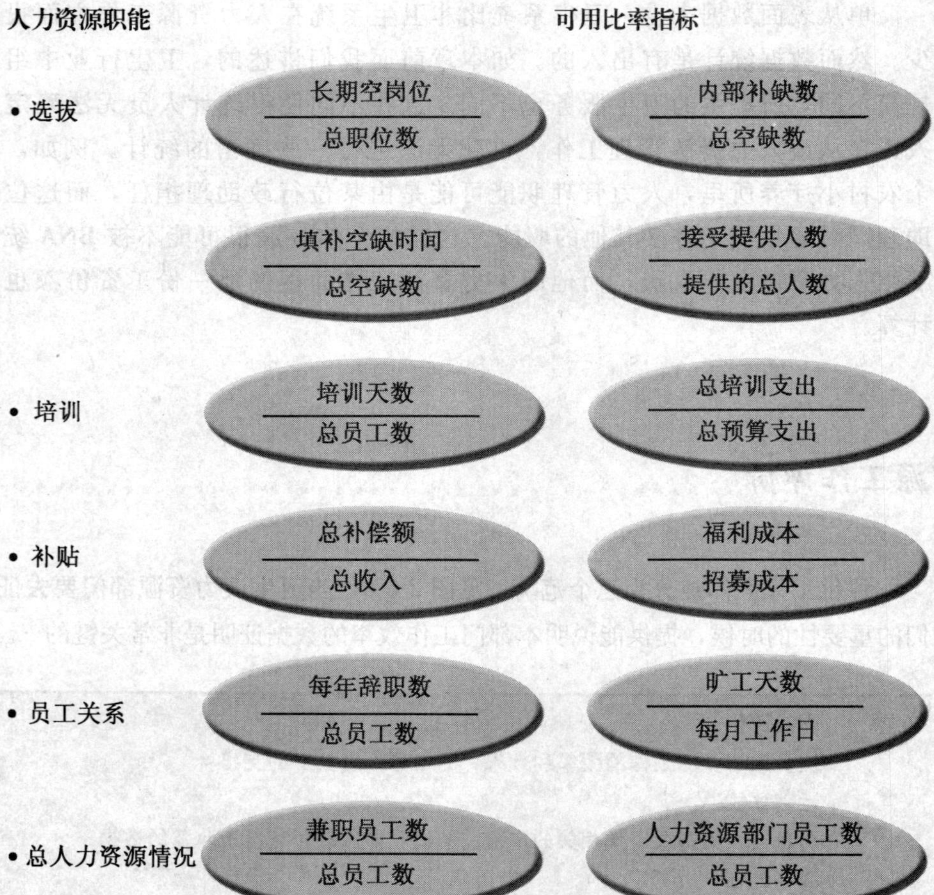


图 2-7　人力资源评价比率和测量指标

内部比较如下：

▶ 时间上：按月、按季、按年；

▶ 部门间或部门与整个组织间；

▶ 岗位间（如助理牙医、药剂师等）。

外部比较如下：

▶ 行业间比较；

▶ 行业间某部门的比较（家庭护理、社区医院、门诊等）；

▶ 某一职位群体间的比较。

对这些测量数据有效使用的关键是保持进行不断的数据监测并以检测到的数据来调整工作。例如，认真的分析填补某个空缺位所要花费的时间可以提示我们，是否选拔程序有问题或工资待遇不够。许多医疗卫生机构都在关注和研究本单位的这些比率数据来监测他们人事工作是否成功，如果发现问题他们就要做出相应的调整。

在考虑建立一个有效的卫生人力资源管理工作框架的时候，我们最后要面临的问题是要理解好人力资源工作与高质量的卫生服务的产出之间的关系。

## 高质量的卫生服务与人力资源管理

美国采取了很多手段来确保安全和有效的卫生服务的提供。这其中，有通过医疗补偿计划的政府监督；有当地和州的卫生部门的监督；有专门为医疗保险机构提供质量监测信息的独立机构；还有专门为已登记参加的成员提供广泛的标准化的质量评价的组织[10]。

**有利位置**　面对不断增长的费用、技术的进步、人才的争夺等问题，卫生组织都在进行着重大的变革。为了在这样的环境中能占据领先优势，卫生组织必须拥有一批优秀的员工。

对卫生服务提供者来说，提供优质的服务对能否在竞争中争得有利地位是很重要的。工商界一直都在要求卫生界公布一个相对于卫生服务提供者的质量标准，以在一定的疾病范围能对提供方的服务效果进行评价，或提供卫生服务提供者是如何进行高质量卫生服务的相关信息[11]。要求公布结果信息、消费满意度信息和服务安全性监测信息，这将给各个水平的服务提供者都带来重大而有益的影响——从私人医生到跨国的综合性卫生机构。

美国最主要的质量监测组织是美国卫生机构资格认证联合委员会（JCAHO）。下面我们将介绍JCAHO的每一个质量标准所包括的范围以及卫生组织如何达到这些标准。

## JCAHO 工作程序

JCAHO调查卫生组织的11个管理和临床职能。每一个组织是自愿注册参加JCAHO评定的。在这些调查的每一个职能下是一系列由该组织自己定义和操作的标准。这些标准明确提出了每项职能内部详细的具体质量目标。

JCAHO审查每三年进行一次，主要审查该组织的各个职能的各个指标的完成情况。若调查完全符合要求，JCAHO将给予一份水平鉴定的认证。这份认证表明该组织在所有调查的职能范围中的每一项指标都是完全符合要求的。通常被调查组织只会得到一份基本合格的认证外加一份说明该组织需在某些方面改进的说明书。这些建议被称作类型1（Type 1）。Type 1要求组织针对所指出的问题制定一个修改计划。组织需要密切关注Type 1中提到问题，因为这些问题的过度发展将会影响组织的JCAHO认定水平。JCAHO的调查数据将受到保险公司、工商界、卫生监督群体和广大的卫生消费者的密切关注。

**审查方法** JCAHO调查人员在工作时会尽可能广泛地收集该组织在质量工作上所做的工作成绩。JCAHO人员会考虑各种与质量和业绩相关的数据证据以判断该组织在某一标准上是否符合要求。下面列举进行人力资源工作绩效的考评时收集证据的途径：

- 与员工、各部门主管、高层管理者的面谈。
- 业绩评价或能力评价过程。
- 员工人事记录和工作记录。
- 组织和部门的原则和工作程序。
- 员工的发展计划和教育记录。
- 委员会报告和开会记录。
- 许可证、证书的描述。

由于JCAHO对人力资源标准认定的重视程度很高，所以组织在为JCAHO的审查工作做准备时人力资源工作者扮演了非常重要的角色。

## *JCAHO* 鉴定与人力资源管理

**JCAHO** 认为人力资源部门的功能应该是，确定并提供能满足医院要服务的病人、客户或居民需求的合适的工作人员的准确数目。如图 2-8 所描述的，卫生组织的领导有责任按照以下大的步骤来履行这一职责。

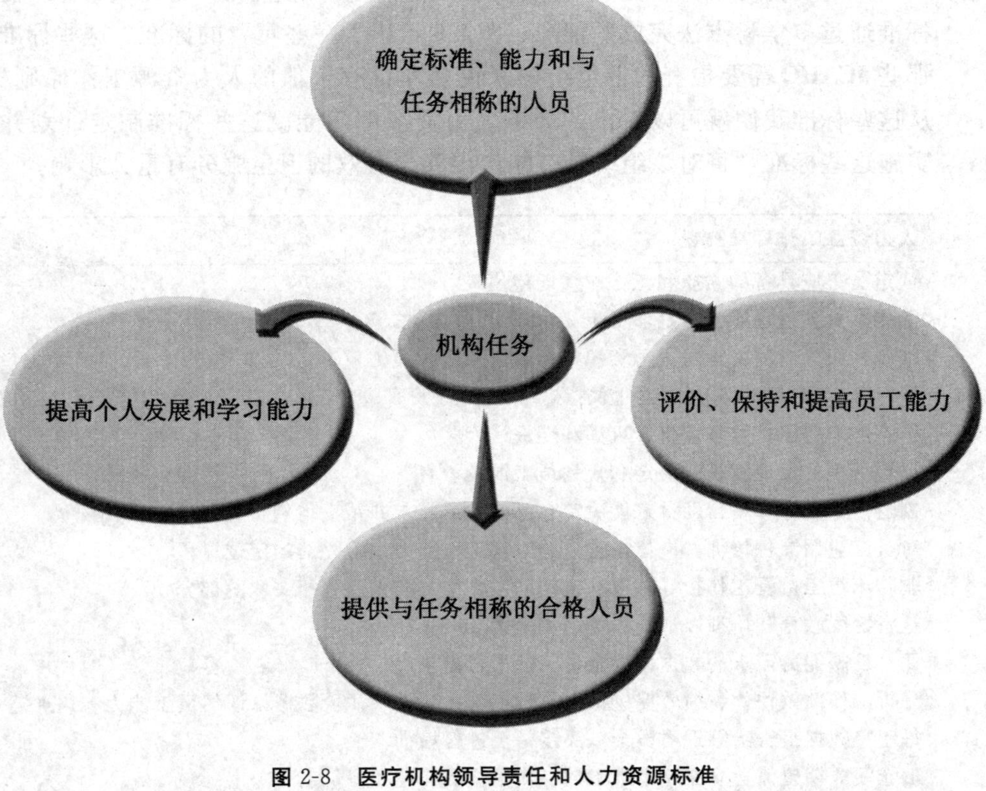


**图 2-8　医疗机构领导责任和人力资源标准**

- 计划（**Planning**）——确定为完成计划所需要员工具备的素质和才能。
- 提供符合条件的员工（**Providing Competent Staff**）——所雇佣的员工既包括该组织正式成员，也包括那些按合约提供服务的非正式员工。在招聘任用之前要对申请者的文凭审查和确认。

- 评价、保持和提高职员能力（**Assessing，Maintaining ，and Improving Staff Competence**）——定期的员工能力评价、业绩评估来确保员工的继续工作的能力。
- 促进自我发展和学习（**Promoting Self-Development and Learning**）——管理者要鼓励员工的自我发展和不断学习。

## JCAHO 人力资源工作标准

人力资源标准并不是只靠人力资源专业人员来完成的。**JCAHO** 要评估这些标准通过多学科方法完成的情况。图 2-9 给出了一些重要的标准。这些标准对于那些 **JCAHO** 需要检查的卫生组织来说是非常有价值的人力资源工作原则标准。从这些标准我们就可以看出，如果人力资源部门能就这些标准制定计划并监督实施这些标准，将对该组织是否能产出安全有效的卫生服务有重大影响。

| 人力资源工作标准描述 |
| --- |
| 认定员工应具备的素质和工作业绩期望值 |
| 能提供具备适宜能力的足够员工 |
| 临床和服务监测指标与人力资源指标结合来评价员工效率 |
| 评价病人治疗效果与人力资源监测指标（如职员加班率、旷工率）之间的关系以推定员工工作效率 |
| 员工能力应该持续被评价、巩固和促进 |
| 评价员工的发展需求以决定和规划员工继续教育 |
| 创造一个工作环境帮助员工能决定自己的发展需求并帮助他们得到新的知识和技能 |
| 对员工应用岗位培训、岗位报告，并对其工作能力进行评估的定位过程 |
| 非临床员工接受工作指导，以确定他们工作中与病人服务相关联的部分 |
| 施行继续教育和培训以加强和提高员工素质 |
| 评价反映能力需求的数据以确定员工的学习需求 |
| 分析工作绩效评价、绩效促进报告、员工调查和需求评价数据以评估员工能力和培训需求 |
| 每年将数据报告给管理委员会以决定是否进行培训 |
| 工作绩效期望值建立在每个员工的工作职位的描述和评价上 |
| 有一个系统定期评价员工能力，主要包括对员工处理不同年龄的病人的能力的评估 |
| 当员工由于文化价值观或种族信仰的不同而不愿提供服务时，应该能够妥善处理 |

**图 2-9 医疗机构主要人力资源标准**

除了人力资源工作标准，还有其他方面对人力资源的工作也有影响，包括领导能力（**leadership**，**LD**）和服务环境（**environment care**，**EC**）的作用。图 2-10 描述有关的标准，它们和人力资源标准一样应该用多学科的方法来完成。

| 领导能力标准的描述 |
| --- |
| 任何合法或适当限制下的医疗机构的员工必须接受指导和培训。任何与限制、权利或提供持续保健等有关的问题要予以计划和处理 |
| 病人的护理，包括教育在内，要与病人需要和机构目标相一致 |
| 为满足病人需要，做好预算是机构计划的一部分 |
| 对员工和机构教育需要要做出预算。要考虑到绩效的提高，包括风险管理和利用管理 |
| 要有员工的招募、保持、发展和继续教育项目 |
| 病人服务质量的提供直接与机构员工招募、保持和发展能力有关。机构领导须做好计划和发展项目，以保证人才质量，特别要考虑到：<br>▶ 组织任务<br>▶ 病例组合<br>▶ 病人保健期望 |
| 部门负责人必须保证那些没有独立医学执业资格人的质量和能力 |
| 医疗机构的人员主要包括机构雇佣员工、合同工和利用机构为病人提供服务者，所有员工为保证服务质量要进行服务质量和能力评估 |
| 部门负责人要提供指导、机构内服务培训和继续教育 |
| 绩效提高是 **JCAHO** 的主要要求之一，要与医疗机构不同阶段的服务质量相适应。**JCAHO** 在这方面已采取有效措施。不仅如此，包括领导在内的所有员工都要接受绩效培训，并要注意所做出的不同的绩效情况 |
| 医院要建立一个良好的硬件环境，以消除危险、降低员工风险 |
| 医院要保证员工安全 |
| 职工安全非常重要。要有实施计划、发展过程报告并调查职业需求和暴露情况 |
| 要定期进行安全保障指导和培训。员工要知道其在保证安全保障中的作用 |

**图 2-10　医疗机构主要领导能力标准**

通过整本书，我们将探讨 **JCAHO** 标准和它们是如何影响卫生组织人力资源职能的。对于那些没有参加 **JCAHO** 的组织来说，这些标准也可作为一个样板，说明质量标准如何在他们的组织中得到应用。

## 人力资源工作的作用

在当今的医疗机构中，人力资源专业在提高病人服务质量上起着很重要的作用。现在卫生组织所面临的挑战要求它的人力资源工作者能很有效地处理好各种岗位的人员问题。人力资源的岗位应该怎样设置，应该受谁直接领导，应该分配多少可利用资金这些都是极其重要的问题。如果人力资源工作能按照 **JCAHO** 所提出的标准来工作，那么它将成为医院是否能提供安全有效服务的必不可少的重要条件。

## 案例

斯特·迈克尔（St. Michael）救济医院是一家有着 250 个员工的非赢利性医院。该院从来没有设立过全职的人力资源主管职位。成立 20 年来，它由一个还不到十几个员工的小医院发展到现在这个规模。随着自身的不断扩大和面对竞争的压力，医院也在不断地增加各种人力资源计划，但都没有什么真正的战略计划和方向。

人才的招募、保持和竞争费用问题不断困扰医院发展。管理者也总是不断地在他的一系列职责中进行调整，这些职责涉及财政、人事、处理社区关系。在一次关于人力资源工作的董事会上，经过激烈的讨论以后，董事会决定设立一个专门的人力资源主管的职位。这样的决定是基于多方面原因的，但主要的原因是需要一个专门的人员来处理这个重要的职能领域。董事会知道这还需要医院委员会的同意，但它有信心通过有力的争辩而完全做到。

### 思考题

1. 在争取增设人力资源管理岗位时，最关键的是需要说明哪几点？

2. 简单描述一下，像斯特·迈克尔医院组织中人力资源主管应该如何工作？

## 参考文献


1. Adapted from "In Our Hands, How Hospital Leaders Can Build A Thriving Workforce," *AHA Commission on Workforce for Hospitals and Health Systems* (April 2002), and "Competing For Talent, Recovering America's Hospital Workforce," *Health Care Advisory Board* (Fall 2001), and "Classified Ad: Director of Human Resources," *St. Paul Pioneer Press* (July 14, 2002).
2. Gail L. Warden and John R. Griffith, "Ensuring Management Excellence in the Healthcare System," *Journal of Healthcare Management* (July/August 2001), 228–237.
3. Adapted from "Key Middle Management Competencies Advice from the American Society for Healthcare Resources Administration," *AHA Commission on Workforce for Hospitals and Health Systems* (April 2002), 34–35.
4. Brenda Freshman and Louis Rubino, "Emotional Intelligence: A Core Competency for Health Care Administrators," *The Health Care Manager* (June 2002), 1–9.
5. Jorgen Sandberg, "Understanding Competence at Work," *Harvard Business Review* (March 2001), 24–28.
6. Carson F. Dye, "Credentials and Their Impact on Career Advancement," *Healthcare Financial Management* (June 2000), 80.
7. Bureau of National Affairs, 2001 Survey of Human Resources Activities, Budgets and Staffs.
8. Malcolm Macpherson, "Performance Measurement in Not-for-Profit and Public-Sector Organizations," *Measuring Business Excellence* (2001), 13–17.
9. Lance Richards, "HR Metrics Measured," *globalhr* (December/January 2002), 22–25.
10. Kristen Hallom, "HHS: Quality Care Key for Nursing Homes," *Modern Healthcare* (March 20, 2000), 8.
11. Lauren M. Walker, "The Quality Thing," *Business and Health* (2001), 44–47.
12. Adapted from "2002 Hospital Accreditation Standards," *Joint Commission on Accreditation of Healthcare Organizations* (2002).

第 3 章

# 战略性卫生人力资源管理

## 学习目标

在学习了本章之后，你应该能够：

- 描述战略性人力资源管理的重要性
- 讨论为什么人力资源是机构的核心要素
- 解释人力资源计划对达到机构策略和目标的贡献
- 明确人力资源计划定义
- 识别在卫生保健机构中人力资源管理面临的三种挑战

## 医疗机构人力资源透视（Healthcare HR Insights）

卫生服务部门中有一部分工作，完成起来难度很大。因此了解人才市场上有多少人可以胜任这种工作是非常重要的。对一些关键性的临床岗位而言，如果不能始终保证有足够的合格的工作人员，那么病人的治疗和服务会受到严重的影响。明尼苏达州（Minnesota）的一个大型卫生组织每年都会制定“补充员工/员工发展商业计划”，这个计划是针对高难度的工作岗位而制定的，而且是整体人力资源规划的一部分。在这个计划中，卫生系统将放射技术专家作为一个需要重点招募和防止流失的人群。下面将具体描述那里放射技术专家的情况。

**放射工作人员概述**

在明尼苏达州过去的 20 年里，卫生服务机构对人员的需求量超过了劳动力的增长量。因此无论对大型还是小型的卫生服务机构而言，当前以及今后的 20 年里，它们的首要任务就是吸纳更多的人才同时留住现有的人才。在劳动力紧缺的情况下若要取得竞争优势，卫生服务组织应该采取积极的人才战略。

放射技术人才的短缺现象非常严重，人员少，但是需求量大。尤其对一些小城镇而言，如果没有放射技术，诊断就无法进行。从整个州来看，要解决这个短缺问题需要很长的时间。另一个问题是尽管对放射技术人员的需求在增长，可是培训他们的组织却没有扩大招生量。而且大部分培训组织隶属于某卫生服务机构，而这个卫生机构就直接把毕业生吸纳到自己的机构里去了。比起其他的培训，比如护理培训，越来越少的人愿意参加这种放射技术的培训。因此卫生系统应该一方面采取积极措施扩充放射技术人员的数量，另一方面加强与独立的培训组织的合作。

去年一年内为扩充放射技术人才而采取的措施如下：

▶ **为放射技术岗位提供人才输送途径**

与当地的大学联合起来，针对当前放射工作职位空缺的情况，提供一种新的输送人才途径，包括临床专业的学生来从事放射工作，还包括设立放射技术专家奖学金。

▶ **超声技术奖学金**

与当地大学联合赞助，在一家社区医院里设立超声技术奖学金。

**关于扩充放射技术人才的建议**

考虑到目前和将来对卫生人才的需求状况，卫生组织必须加强前面所述行动的执行力度，并且努力吸引更多的人才到卫生部门工作，因此制定了如下的计划：

▶ **组织层次上的招聘**

随着组织招聘小组的成立，该卫生组织意识到了拥有一批专门负责招募放射工作人员的专业人才的重要性，这种专业人才可以加强与相关部门的合作（比如招聘会、招聘广告部门、学校和培训机构等）。

▶ **颁发乳房造影资格证书**

因为本州内不能颁发乳房造影资格证书，所以该卫生组织应该与当地的大学联合起来，争取颁发资格证书的权利。

▶ **卫生教育产业的合作**

该卫生组织应该与明尼苏达州学院以及卫生教育产业的合作大学一起努力，争取把放射科学的课程缩短，比如缩减到一年。

Used with permission，Fairview Health System，Minneapolis，Minnesota

第一章讨论了人力资源管理在卫生服务机构中的战略地位。在人力资源规划、员工和影响人力资源规划进程的环境因素之间存在着一个重要的战略关系。人力资源管理在组织战略管理中可以也应该发挥一个整合的作用，并且应该能够帮助一个组织取得竞争优势。

## 战略性人力资源管理

影响一个卫生服务机构成功的因素有很多，例如效益、效率、面对市场变化的反应能力等许多方面。专业的管理过程可以决定组织的目标、实现组织目标的途径，并检查组织是否在按照既定的目标前进。关于战略目标、外部环境、内部运行机制、效益评价等都属于战略管理的范畴。

人力资源管理也应该包含这些方面。比如，为了提高疗养院或者其他机构的效率，该实施怎样的人力资源管理呢？该怎样促进一个医疗中心的改革呢？这种思考就是战略性思考[1]。

战略性人力资源管理（**strategic HR management**）可以使员工帮助组织在竞争中拥有或保持优势地位。人力资源部门可以为组织的规划提供正式的帮助，也可以在组织遇到与人力资源有关的问题时提出明智的建议，这些行为都可以帮助组织建立优势地位。

组织战略的发展应该与组织自身的实力相当。组织的核心竞争力（**core competency**）就是组织取得竞争优势的基础力量。核心竞争力是一个组织所拥有的、能带来高回报的特殊能力，而且是该组织的竞争者所不具备的。对许多组织而言，人力资源是，而且也应该是，一种核心竞争能力。

## 作为一种核心竞争力的人力资源

很多组织都声称它们的人力资源与其竞争对手的不同。梅奥（Mayo）诊所，克里夫兰德（Cleveland）诊所和斯隆-凯特林（Sloan-Ketterring）诊所虽然都有所不同，但都将人力资源管理作为他们机构的特殊战略政策。

人力资源部门只有采取行动吸引并且保留住具有特殊专业和技术能力的员工，才能使一个组织的员工成为它的核心能力。例如组织出资给员工进修的机会，或者组织给员工物质奖励，这些奖励比在其他组织从事相同工作的人员所得的奖励要多。例如，有些小型的社区医院之所以能吸引病人来治疗，就是因为它们为病人提供个性的、人性化的服务，而大型医疗中心却不能提供这种服务。这些小医院是以员工为优势的。图 3-1 列出了人力资源中可能成为核心竞争力的方面。

有的员工有特殊的决策能力，有的员工擅长创新，而且这种创新又不能被竞争对手轻易地模仿[2]，这类员工就是组织核心能力的基础。因此，成功的组织都在积极地选拔、培训并且竭力挽留住这样的员工。没有特殊技能的员工是不能给组织带来竞争优势的。

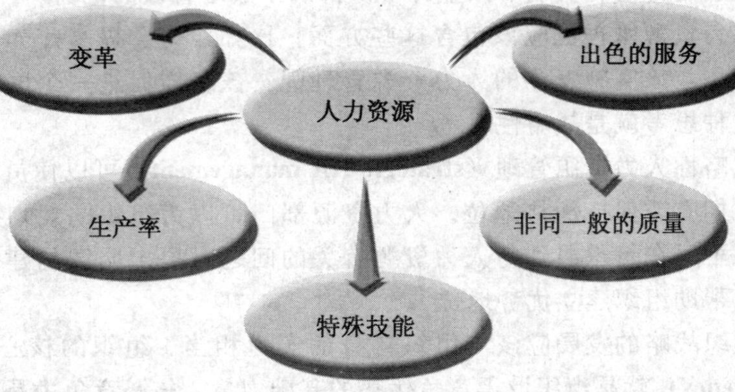


图 3-1 可能成为核心竞争力的人力资源领域

## 组织文化

员工共同的价值观和理念构成组织文化（**organizational culture**）。管理者必须重视组织文化，否则一个出色的战略很可能因为与组织文化不一致而遭受到失败[3]。例如一个诊所标榜自己的创新性，并满足它的员工一直接受技术培训的要求，但是员工却更喜欢传统、稳定的工作环境，这种文化就与诊所的战略不适应。

另外，被员工认可的组织文化也会影响优秀员工的引进和流失问题。这方面的例子有很多。有很多关键技术人员、专业人才和管理人员，因为认为组织文化贬低了他们的价值，影响了他们个人能力的发挥，所以离开了他们的组织[4]。

# 人力资源战略规划过程

组织的战略规划中必须包括关于执行这些规划的必要人员的安排。人力资源战略规划（**HR strategic planning**）过程就是分析和确定实现组织目标所需要的人力资源，并明确这些人力资源是否可得的问题[5]。

图 3-2 表明了人力资源规划的步骤。首先是研究组织的目标和战略（**objective and strategic**），然后通过内部和外部评估（**external and internal assessment**）对人力资源的供求状况做出预测（**forecast**）。内部人力资源评价的关键步骤就是通过人力资源信息系统（**HRIS**）获得可利用人员的信息。完成了评价，也就明确了人力资源供需（**HR supply and demand**）之间的差距。然后就要制定出弥补这些差距的人力资源战略和计划，既包括短期的也包括长期的。

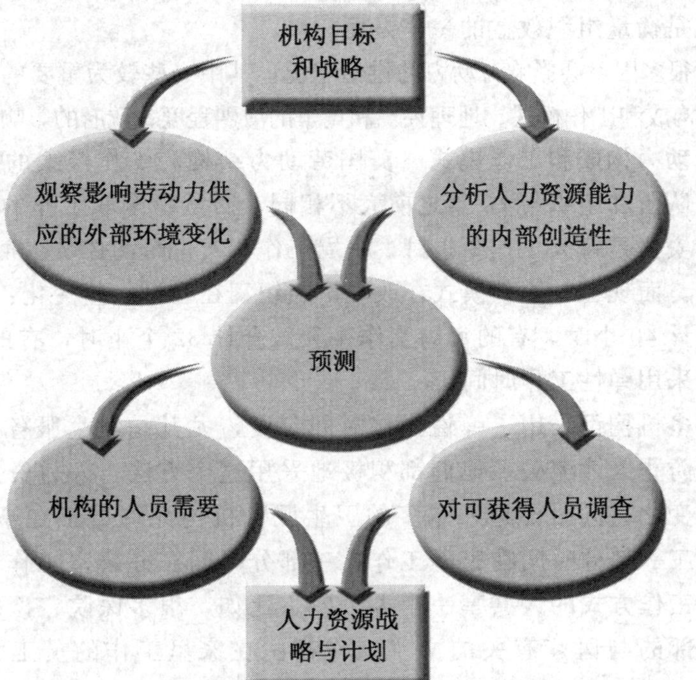


**图 3-2　人力资源战略计划过程**

人力资源战略（**strategic**）是协助组织管理人员供给和人员需求的一种方法。这些战略为怎样组织和管理人力资源活动提供一个总体的方向。最后，针对特定的人力资源活动的管理，制定出特定的人力资源计划。

## 外部环境观察

外部环境的变化所提供的信息是战略规划的中心问题。外部环境的观察（**environmental scanning**）过程就是通过研究外部环境，指出组织所面临的机会和威胁。正是因为所有的组织的员工都来自同一个劳动力市场，所以对外部环境的观察才会影响人力资源规划。组织所需要的人力资源的供给是否充足，也是衡量组织效益的一个方面。

有很多因素会影响劳动力的供给状况，其中一些较为重要的环境要素分别为：劳动力构成和工作模式、地理环境和竞争的激烈程度、政府的影响力、经济状况等。

**劳动力构成和工作模式** 美国劳动力结构和工作模式的变化使得目前的劳动力队伍和组织与10年之前大不相同。对从事全职工作的人员而言，传统的工作安排是每天工作8小时，一周工作5天，而且必须在雇主指定的工作场所工作。而现在，这种模式在改变。组织正在尝试一些变化：有的每周工作4天，合计40小时，有的每周工作4天，合计32个小时，有的每周工作3天，还有的采用弹性工作时间。

很多机构都采用了弹性工作时间制度，尤其是卫生服务机构，为了吸引人才和防止人才流失，他们都积极地采用这个方法。人力资源规划必须考虑到这些变化。同时，越来越多的卫生服务机构允许员工在不同的场所工作。有的员工一部分时间在家里工作，一部分时间在办公室工作，并且和同样采用这种工作方式的人共享一个办公室。比如，很多医院、诊所及医生的大部分或全部的与医疗有关的文字工作都由在家里工作的员工完成。电信办公（**telecommuting**）就是通过电子计算机和远程通讯设备完成工作的过程。

有的员工拥有虚拟办公室（**virtual office**），即人在哪里，哪里就是办公室，办公室可能是没被使用的治疗室、会议室甚至是他们的汽车。这种移动的工作安排意味着可以在任何时间、任何地点办公，工作效率也提高了。这些虚拟办公室和其他非传统的工作方式不同的特点就是更大的信任，更少的直接监督，更自由的时间安排。

**地理因素和竞争程度** 组织在制定人力资源规划时，必须考虑以下的地理因素和竞争情况：

▶ 该地区人口数量的增加或减少

- 该地区其他雇主的数量
- 员工对异地安置工作的抵制程度
- 该地区直接的竞争者数量
- 国际竞争在该地区的影响

**经济状况**　衰退与繁荣的一般性经济周期也影响人力资源的规划。利率、通货膨胀和经济增长这些因素有助于帮助确定劳动力的可得性，同时也对组织计划和目标的形成产生一定的影响。有关薪酬、加班、招聘或者解聘的决定都受到经济状况的影响。

**政府的影响**　政府是影响劳动力供给的一个重要因素。如今，随着政府对人力资源管理工作的管制不断增强，卫生服务管理人员被迫面对一个数量庞大且不断增加、但同时又往往令人困惑的各种法规。政府的法规对卫生行业的影响主要在以下方面，比如病人的安全、病历的保密性和资金状况。在这种情况下，人力资源规划就不得不由那些懂得各种政府法定要求的人员来制定。

## 组织劳动力的员工内部分析

人力资源管理的另一项任务，是确定工作岗位、分析这些岗位所需要的技能、发现和委任能够立即胜任这些岗位工作的员工。组织在确定这方面的需求时，必须同时考虑供给方面的可能性。对现有各项工作进行审核，是判断组织内部优势和劣势的起点。

随着卫生服务环境的不断变化，对工作进行审核尤其重要。比如，住院服务和门诊服务在怎样提供服务和需要做哪些工作方面就有很多的不同。卫生服务机构，无论是急诊室、疗养院还是外科部门，都要不断地审核它们的工作。在内部审核时需要考虑以下问题：

- 现在存在哪些工作？
- 从事每项工作的人数有多少人？
- 这些工作间的隶属关系是怎样的？
- 每项工作的重要性如何？
- 还需要哪些工作来实施组织的战略计划？
- 预计新的工作将有哪些特点？

**人员能力数据库**　了解了现有工作情况和实现组织规划所需要的新的工

作后，人力资源规划人员就可以为组织员工和他们的技能建立一个数据库。员工基本资料的主要来源是组织的人力资源记录。通过使用不同的数据库，人力资源规划人员可以了解员工的能力、知识和技能。然后根据这些数据就可以确定组织在招聘、选拔和人力资源发展方面的长期需要[6]。

**人力资源信息系统** 计算机可以简化对庞大数据的分析工作，它可以帮助制定工资表，以及保存记录，所以在人力资源管理工作中计算机的作用也是巨大的。通过计算机硬件、软件和数据库的使用，保存和查询信息的工作将变得更为简单。人力资源信息系统（**human resource information system, HRIS**）就是提供影响人力资源决策的信息的一个综合性的系统。一个人力资源信息系统可以被多个机构使用。它的最基本的功能就是自动计算工资和奖金。通过人力资源信息系统，输入员工的工作时间，在最后的工资表中就能将工资扣除的情况和其他的调整工资的情况反映出来。随着人力资源信息系统在许多组织中的使用和发展，与薪酬有关的信息已经可以在财务部门和人力资源部门之间转换。人力资源信息系统的另一个常见作用就是保存平等就业机会的相关记录。

**人力资源信息系统和因特网** 随着因特网的飞速普及，人力资源的工作范围也相应地扩大了，尤其是建立了人力资源信息系统之后。基于网络的信息系统，不仅极大地提高了卫生服务机构中人力资源部门的工作效率，而且能够帮助解决更多的战略性的和长期人力资源规划的问题[7]。

**安全性和保密性** 安全性和保密性（**security and privacy**）是另外的两个相关的问题，人力资源信息系统必须采取控制措施，禁止非授权人员了解系统中的员工信息。例如，有的健康保险机构有如下记录，某人因为嗜酒而接受精神病专家的咨询或者治疗，这类信息就应该保密。同样的，员工的工作表现测评结果也应该得到保护。

## 预测

对外部环境观察所获信息和关于组织内部优势、弱势的分析资料，可用来进行以组织目标和战略计划为根据的劳动力供求预测。预测（**forecasting**）是使用过去和当前的信息来推断未来的某些状况。对未来的各种预测当然难免出现一些差错。预测的风险就在于，做出这些预测所依据的情况可能发生变化，这些变化会导致预测的失败。一般而言，经验丰富的员工做出的精确度高的预测对组织的长期规划才有帮助。

管理人员凭经验预测、通过计算机模拟劳动力市场来精确计算都是预测的方法。就像图 3-3 中所描述的，在有些情况下简单地估算就可以了，但是在另外一些情况下，必须应用复杂的模型。这里就不再详细地讨论各种预测方法了。

**判断法**

▶ 估测法　估测法可以自上而下或自下而上，但最基本的问题会问在职人员："明年您岗位将需要多少人?"

▶ 拇指规则　基于机构内特定位置的通用原则。例如 150 名员工中要有 1 名人力资源人员。这一原则有助于医疗机构人力资源管理人员的预测，当然，它也适用于不同部门。

▶ 德尔菲技术　该技术适用于专家组咨询。通过单独的访谈表征求专家意见，将意见组合后进行第二轮无记名访谈。整个过程要经过几轮后直到专家意见基本趋向一致。例如这一方法应用于预测对人力资源管理和人员需求的技术性分析的效果。

▶ 提名团体技术　该法不同于德尔菲技术，要求专家面对面访谈，其意见一开始独立不一致，但作为一个团体进行讨论，最后达成一致意见。

**统计法**

▶ 统计回归分析　对不同变量进行统计比较。如护理单元与护士人数的回归关系有利于在床位下降时预测护士人数。

图 3-3　预测方法

人力资源预测应覆盖三个规划时期，即短期（**short range**）、中期（**intermediate range**）和长期（**long range**）。最常用的规划期间是短期，通常为 6 个月至 1 年。由于这种短期规划在预测未来时，只需很少的假设条件，因此它被许多组织所采用，并且已成为例行的工作事项。迄今为止，人力资源预测主要侧重于估计组织的人员需要，即人力资源需求。人力资源需求可从整个组织范围来计算，也可按组织内部各部门的需要来计算。

**人力资源的需求和供给**　对人力资源的预测应该从两个方面进行。一方面是根据对人力资源的需求制定计划。当有员工因为晋升、调动工作或者停职而出现职位空缺时，就产生了人力资源需求。分析总是从最高的职位开始，因为他们不可能被晋升到更高的职位了。

对人力资源的需求预测完成之后，人力资源的供给也必须予以确定。对人力资源进行可得性预测时，应该既考虑外部的供给，又考虑内部的供给。组织可利用的外部潜在劳动力供给情况，可根据以下因素来估计：

- 该地区净迁入与净迁出人口
- 进入和退出劳动力群体的人数
- 从中学和大专院校毕业的人数
- 对今后几年经济情况的预测
- 技术发展和变化趋势

图 3-4 指出了在卫生服务机构制定人力资源规划时必须考虑的几个重要的

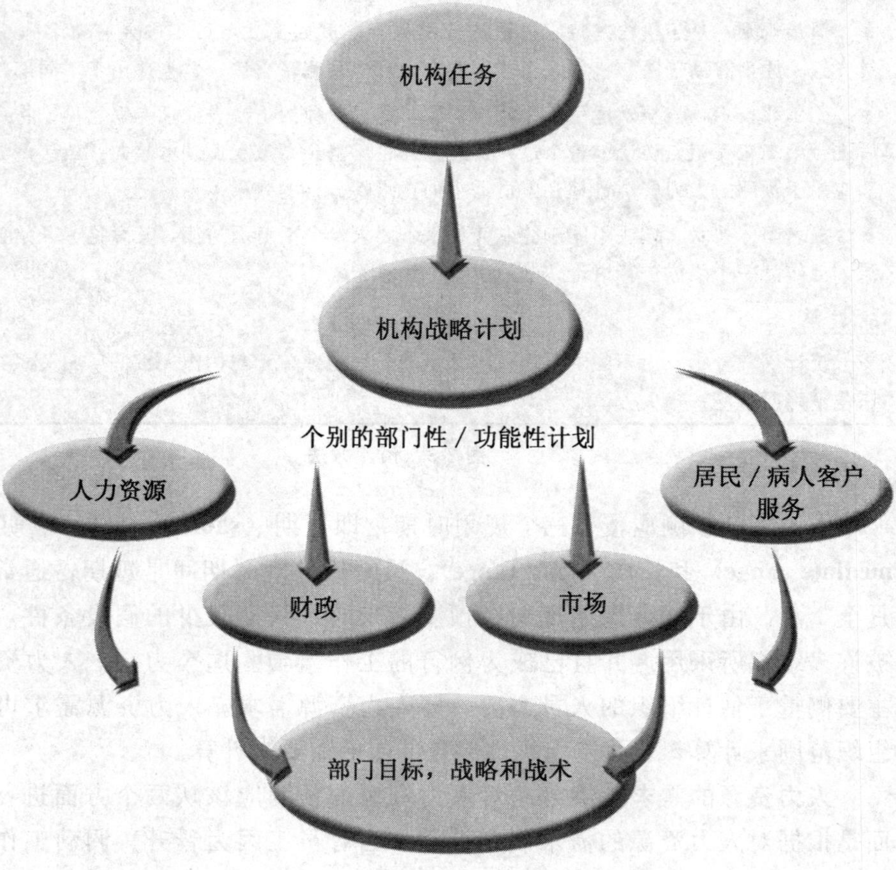


**图 3-4　人力资源计划和内部组织关系**

方面，与这些内容保持一致对人力资源规划而言非常重要。因为人力资源部门和这些部门，例如服务部门、财务部门、市场部门等，在支持组织的战略实施方面的重要地位是相同的。最后，所有的部门都要支持和完成组织的保健任务（**care mission**）[8]。

## 成功的人力资源规划

卫生保健机构的人力资源规划有很多成功要素。人力资源规划应该与总体战略相一致，应该有明确的目标，应该可以评价，还应该被清晰地表达出来，下面将具体讨论。

**与总体战略一致**　人力资源规划应该与组织的战略和目标相一致。这要求人力资源部门的员工和管理人员非常熟悉组织的整体战略管理，并保证人力资源规划符合组织的目标。比如，许多大型的外科专科机构发现，建立并经营当日手术部门可以增加收入，尤其可以降低负债。这个决定应该得到人力资源规划的支持，因为在规划中应该包括针对这个新部门的招聘、薪酬、外科护士雇佣关系的处理和技术人员的安排等问题。这个外科部门的建成和运行在很大程度上取决于人力资源规划的成功实施。

**目的性和可评价性**　人力资源规划的目标要明确，而且它的实施过程应该是可以控制的。以组建当日外科手术中心为例，人力资源规划中的员工数量应该与病人的数量相当。随着中心的运行，接受手术的病人会逐渐增加，人力资源部门就要安排新的招聘活动，并要对新加入的员工分配部门，进行培训等。总之，要保证员工的数量能满足因病人数量的增加而带来的需求。

**表达清晰**　人力资源规划应该以书面的形式表达出来，并且每年都要被更新。人力资源部的经理负责将它提交给首席执行官或者董事会或者组织内的其他适当的群体。在规划实施过程中，对规划的周期性更新的内容也应该提交。与财务部门、行政管理部门和信息技术部门的规划一样，人力资源规划应该是一种正式的文件，并且要经过董事会或机构所有者的批准。以当日外科手术中心的筹建为例，人力资源规划中关于员工数量的内容，会引起成本的显著变动，所以必须得到董事会的批准。

## 卫生保健机构人力资源规划的依据

任何一个战略规划都不是凭空得来的，图 3-5 描述了卫生保健机构人力资源规划的依据。如果要人力资源规划有实用价值，必须要认真考虑组织内、外部的具体情况，并以此为依据来进行规划，具体情况如下：

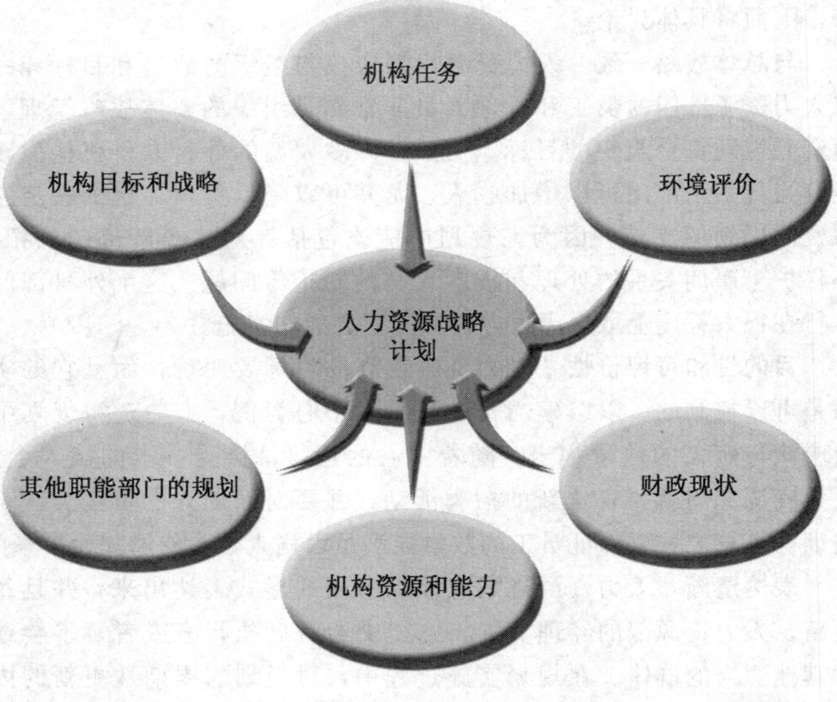


图 3-5 卫生保健人力资源战略性计划的依据

- 机构任务（**Organizational Mission**）——“任务（**mission**）”从根本上说就是回答“组织为什么存在?”卫生保健机构很少回答这个问题，事实上明确了卫生保健的任务会促进卫生服务人员的工作。以下是两个卫生保健机构关于它们所承担的任务的描述：

- 矫形外科诊所（**Orthopedic Specialty Practice**）——城域（Metro）矫形外科诊所的任务是提供最高质量的矫形外科服务。
- 疗养院（**Nursing Home**）——春谷（Spring Valley）疗养院的任务是在服务全过程中，时刻体现对顾客的尊重和关心。我们将了解他们的一切需求，我们更了解与他们所爱的人交流对他们来说是多么重要。

- 机构目标和战略（**Organizational Object and Strategies**）——在实践中，机构的目标和战略会涉及人力资源的内容，尤其是关于工作安排、工资、行政管理和员工数量的管理问题。人力资源规划应该包括支持组织运行的各种日常的工作，例如对员工数量的安排和与员工关系的处理问题。它同时也应该包括针对组织的新目标而采取的行动，比如新服务项目的实施、获得和服务项目的组合等。
- 环境评价（**Environmental Assessment**）——本章的前面也已经详细地叙述了观察环境对人力资源管理是非常重要的。人力资源规划必须充分、全面地考虑到外部环境中的机会与威胁。
- 机构资源和能力（**Organizational Resources and Capabilities**）——人力资源规划必须符合机构的效率要求。例如，对一个医院而言，为了使员工数量与医院的资源、能力相当，在制定人力资源规划时必须考虑到医院病人的人口学特征、病人住院天数、病人的承受能力和平均住院日。
- 财务现状（**Financial Reality**）——财务上的决定，包括财务预算和支出，会影响到人力资源管理的每一个方面。人力资源规划必须符合财务状况，因为人力资源部门的许多活动，例如员工数量的控制、工资和奖金政策都必须始终与财务实力相称。在制定新的人力资源规划时也要考虑到财务水平。
- 其他职能部门的规划（**Plans of Other Functional Areas**）——有效的人力资源规划应该与组织内其他部门的规划相互支持并且相互兼容。这些部门包括护理部门、外科手术部门或者财务部门。人力资源规划的发展也应该与其他职能部门规划的发展一致。

## 卫生行业发展趋势和人力资源规划

卫生保健机构中人力资源部门所起的带头作用，对于卫生行业当前和今后的发展趋势都非常重要。在卫生服务系统最受关注的问题中，大多数和人力资源有关。意识到了这个问题，美国医院协会（**AHA**）战略规划政策委员会为医院和其他卫生保健机构，指明了人力资源方面七个重要的战略问题。

1. 卫生保健是人类互相照顾的一项基础服务。它需要依靠一定数量的、自愿的、接受过良好培训的服务人员和辅助人员才能实现。虽然电子和自动化系统可以改变某些工作，但是它们不可能替代某些人类亲自从事的工作。

2. 女性有更大的选择权。由于就业环境发生了变化，女性的职业选择权也更大了，所以像20世纪六七十年代对医院那么有利的雇佣环境不可能再次出现了。

3. 卫生保健机构的领导必须认识到，人力资源是具有战略意义的资产。这个资产，虽然不同于收入、现金存量或者市场份额，但是却与它们同等重要。

4. 对卫生保健机构而言，一个理想的工作环境应该着眼于处理好与员工之间的关系，培养员工的忠诚，并保持员工的稳定。有些机构在扩充之后，雇佣了很多临时工，使得员工数量具有弹性。但是这类员工如果与雇主的关系一般，那么他们就只是忠诚于他们的职业而不是他们所在的组织。在这种情况下，即使是正式员工，包括从事全职工作的人员和兼职人员，也会认为工作环境变得越来越浮躁和不稳定。所以，有些员工就开始依靠工会和集体谈判的方式来增强他们的安全感。

5. 卫生服务人员的教育需求是个重要问题。卫生保健机构应该帮助教育系统发现劳动力市场上最需要的技术和能力是什么。

6. 随着新技术的发展，应该允许员工关注他们所提供的服务与他们的职位是否相符。能吸引、发展并保留人才对一个机构而言是非常重要的。

7. 当医院在经济状况一般的情况下能招聘到员工的时候，它的员工数量就可以扩大。只有将卫生行业的工作岗位变得比其他行业的岗位更吸引人，才能解决劳动力短缺的问题[9]。

因此，对任何规模和类型的卫生服务机构而言，人力资源战略规划都是非常重要的。就像美国卫生机构资格认证联合委员会（JCAHO）指明的一样，精心设计并执行一个合理的、动态的、适应性强的规划，关系着一个卫生服务机构的生存。如果人力资源规划失败，那么就只能用原始的办法来进行人力资源管理，这很可能会影响人力资源部门的活动，例如招聘活动、防止人才流失活动、培训活动、处理员工关系的活动和人力资源管理的其他活动[10]。

### 美国卫生机构资格认证联合委员会（JCAHO）

**战略性发展计划**

正如第 1、2 章所述，对医院、护理机构、实验室以及与医院有关的门诊保健机构来说，主要的质量监控机构是美国卫生机构资格认证联合委员会（JCAHO），同样，人力资源计划也是如此。其主要标准包括：

人员计划（**staff plans**）应当：

- 每一单元或病区要符合病人需要。
- 包括工作人员资格要求——技能、知识、执业资质、教育和有关证明。
- 在任何时候都要计划管理在计划员工水平与现实员工水平之间的距离。

一个理想的机构（**competency system**）其发展和实施应当：

- 保证人员的招募、使用和保持。
- 包括连续性的能力评估。
- 有满足员工学习和发展需求的项目设计。

## 卫生保健机构人力资源管理面临的挑战

人力资源管理所面临的环境具有挑战性，因为很多领域中的问题都在迅速发生变化。赫德森研究所（Hudson Institute）做的“2020年的劳动力”的研究，阐述了未来有关劳动力的诸多问题，具体如下[11]：

## 劳动力的可及性和质量

不仅是卫生行业，在美国的许多行业里都出现了由于具备一定工作技能的劳动力供给不足而造成的劳动力严重短缺现象。许多年前就有关于劳动力市场比较紧张的报道，当时某些地方的失业率低于3%。近来，虽然失业率上升了，但是劳动力短缺现象仍在继续。同时，工厂和公司都声称缺少熟练的有经验的工人。如今，条件工人（**contingent worker**）（包括临时工、自由职业者、租用工人和兼职工人）占劳动力市场的20%以上。很多雇主拥有一批掌握关键技术的正式员工，然后再通过雇佣条件工人来扩充自己的劳动力。这样做一方面需要预测需要的员工数量，另一方面也要预先决定哪些工人可以成为正式员工，哪些工人和职位可以采取灵活的方式。

## 经济和技术发展

随着经济的发展，美国的就业方式和职业类型都产生了变化。最显著的变化就是工业和农业的主导地位被服务业和电信业取代。这种转变意味着有的机构要裁员，有的机构则要招聘以前不需要的，但是现在需要的具有其他技能的员工。这一点在卫生保健机构也得到证实。在第1章中已经指出，卫生系统的从业人员目前超过了1100万，同时预计新的工作岗位还是会不断增长，图3-6指出了这种趋势。

## 职业转变

工作岗位数量的增减状况反映了经济和就业形势的转变。有意思的是，与信息技术和卫生服务有关的职业增长最为迅速。技术岗位的增加是由于比如数据库、信息设计和分析、桌面排版等信息技术的推广。而如图3-6所示，卫生服务人员的增加，很大程度上是由于美国人口的老龄化问题。

| 2000～2010 年主要医疗机构增长趋势 | | |
|---|---|---|
| 管理性岗位 | 2000 | PR 预测 2010 |
| 医疗保健服务经理 | 167 000 | 225 000 |
| 专业性岗位 | | |
| 医疗档案和卫生信息技术人员 | 118 000 | 182 000 |
| 社会工作者 | 110 000 | 151 000 |
| 理疗师 | 109 000 | 149 000 |
| 服务性岗位 | | |
| 家庭保健助手 | 261 000 | 416 000 |
| 牙科助手 | 237 000 | 327 000 |
| 家庭护理助手 | 160 000 | 267 000 |
| 办公行政人员 | | |
| 接待员和信息员 | 288 000 | 365 000 |
| 医疗文书 | 280 000 | 336 000 |
| 结账和邮递人员 | 166 000 | 214 000 |

**图 3-6　2000～2010 年主要医疗机构职业增长趋势**

源自：U. S. Department of Labor，Bureau of Labor Statistics

美国生产性行业的就业量在减少，取而代之的是信息技术业、金融服务业、卫生服务业和零售业。据统计，到 2010 年，生产性行业的工作岗位占美国全部工作岗位的 12%～15%。概括地说，美国经济正在走向服务型经济，而且人们也都期待这种转变。有超过 80%的工作岗位会出现在服务业，而且新的工作岗位也将出现在服务业。

## 多样性

从人口学的角度看，劳动力的多样性现象是存在的。美国人口构成的变化导致了如今劳动力的多样性。目前，许多机构雇佣的员工都有多样性。许多年前，人们就意识到了人口多样化的趋势。美国劳工部统计了一些主要的变化，具体如下[12]：

- 2000～2006 年间，劳动力总量的增长将比之前十年的增长缓慢。
- 2000～2005 年间新增的劳动力中只有 1/3 是男性白种人。
- 女性在劳动力总量中的比重将增加，到 2005 年，63%的美国女性将成为劳动力。

- 少数民族和非白种人在全部劳动力中占的比重会增加。移民的涌入会加速这个趋势。
- 美国人口的平均年龄会增加，更多的从全职工作退休的人员将继续从事兼职工作。
- 由于以上和其他方面的变化，许多行业都会面临熟练工人短缺的问题。

**女性劳动力** 女性涌入劳动力市场造成了一系列经济和社会影响。针对更多女性员工，人力资源管理中应注意以下几方面：

- 工作方式和工作时间安排应该更灵活，以适合女性工作。因为她们常常承担照顾家庭的责任，或者她们对兼职工作的兴趣更大，以及受其他压力的影响[13]。
- 员工福利计划和人力资源政策应该灵活多变，比如可以开展帮助员工照顾子女的活动或者允许家庭休假。
- 雇主们应该多了解与性别有关的法规，比如性骚扰和性别歧视问题。

**劳动力的老龄化** 许多发达国家，包括澳大利亚、日本和很多欧洲国家以及美国，都面临着人口老龄化的问题。劳动力老龄化问题意味着：

- 机构的退休方式将改变，年龄较大的工人可以选择阶段性退休，或者选择附带补偿金的提前退休，或者从事兼职工作。
- 服务行业，包括卫生服务行业，正在积极地雇佣年龄较大的员工从事许多的工作[14]。
- 退休人员的福利待遇应该受到重视，尤其是退休人员的补偿金和卫生服务问题。

**残疾人劳动力** 1990年通过的美国残疾人法案认为，雇主应该承担雇佣残疾人的责任。这个法案覆盖了美国至少4300万残疾人。残疾人劳动力的增加有如下含义：

- 雇主必须确切地定义每项工作，包括该项工作的主要任务，需要的知识、技术和能力。
- 雇佣残疾人将变得很正常，为此雇主还要制定更灵活的工作时间表，改变工作条件，购买一些特殊的设备。
- 为了避免对残疾人的歧视，要对与雇佣有关的健康和医学检查做适当的调整。

**不同性倾向的劳动力**　尽管目前只有少数的城市和州通过了禁止歧视不同性倾向者的法规，但是不少雇主还是要面对这些法律问题，具体如下：

▶ 生活方式和性倾向不同的员工在一起工作时，很可能会发生冲突。雇主要通过教育手段，尽量减少这种冲突的发生。

▶ 一般而言，管理人员应意识到他们不应该干涉员工与工作无关的行为，除非这些行为对组织产生了直接的负面影响。

**兼顾工作和家庭**　对美国的许多员工来说，也包括卫生保健机构的员工，兼顾工作和家庭也是一个挑战。虽然这个问题由来已久，但是随着女性劳动力和双职工的增加，这对很多员工来说是个很紧迫的问题。为了解决这个问题，许多雇主不得不制定“促进家庭和睦”政策和福利政策。雇主所提供的帮助包括许多方面，从保存提供儿童照顾服务机构的参考资料，到在工作场所设置孩子和老人照料所需设施等。同时，根据《家庭与医疗休假法案》，拥有50 名或更多员工的雇主必须给员工提供 12 周的无薪家庭休假。

**机构重组**　随着运营成本的增加带来的压力和收入的减少，有许多卫生保健机构早在几年前就进行了机构重组。机构重组的措施有：(1) 压缩管理层，(2) 撤消某些部门，(3) 与其他机构合并，(4) 裁员。一个常见的改革措施就是通过压缩管理层，实现组织扁平化。这样做可以提高组织的运行效率，提高质量和服务水平，同时也可以降低成本。当然，这样做需要重新进行岗位设计和安排员工。面对重组，人力资源部门面临的一个挑战就是如何安置这些冗余人员。卫生保健机构进行重组的一个主要目的就是要提高效率。

## 卫生保健行业的机构效率

一个高效的卫生保健机构就意味着它能够以较低的成本提供卫生服务。高效并不意味着提供更多的服务，它是指用更少的人（或者更短的时间）提供相同的服务。衡量劳动力效率的一个指标是测量每个员工单位产出所需要投入的成本量。从本质上说，效率（**productivity**）就是在考虑完成一项工作所付出的成本的情况下，衡量工作质量和数量的工具，也可以认为效率是一个机构的投入、产出比。衡量一个卫生机构效率的方法有很多，例如：

▶ 医院（**Hospital**）——调整后的病人一天花费的成本

▶ 诊所（**Clinics**）——每个诊所运行一个小时的成本

▶ 外科手术中心（Surgical Centers）——中心运行一个小时的成本

▶ 疗养院（Nursing Homes）——每个顾客一天花费的成本

卫生保健机构的工作难点是找出一个可以衡量成本的统一的产出单位。这个单位还应该是可以记录的，以便经过一段时间之后再与现在的状况进行比较。

一个机构总体的效率，对营利性机构来说会影响它的收益水平和竞争力，对非营利性机构来说会影响它的运行成本。而且对一个机构价值的衡量通常也是以它的效率为基础的。

也许与机构的效率关系最密切的资源就是人力资源。人力资源部门的很多活动都是处理员工和机构效率的。人力资源部门的考评工作、培训工作、选拔工作、岗位设计工作和工资的发放工作都直接与效率有关。

卫生系统为了提高卫生保健机构的效率已经做出了巨大的努力。其中有很多政策是针对员工的。早期采取的措施有裁员、重新设岗、加强信息化建设、提高工作强度等。在有些公司，这些措施非常奏效。为了提高工作效率，下一步可能要采取的措施有：

▶ 劳务外包

▶ 通过改善设备提高工作效率

▶ 用设备和技术替代员工

▶ 帮助员工更好地工作

▶ 重新进行岗位设计

卫生保健机构效率的提高是一个连续的过程。卫生行业的领导必须明确他们的责任是以较低的成本提供安全、有效的卫生服务。目前，为了实现这些目标，有人提出了许多新的改革建议，其中很多是围绕人力资源规划和人力资源活动展开的。

## 案例

洛根维莱社区医院（Loganville Community Hospital，LCH）坐落于美国内布拉斯加州的中东部的一个村庄里。它拥有 26 张病床，为附近的大约 14 000

名村民提供卫生服务。它距离最近的大城市有 75 英里远。

该医院有 200 名员工，其中有 40 名护士，包括 14 名注册护士（RNs）和 26 名职业操作护士（LPNs）。

该医院的董事会成员来自不同的社区和行业，却都很关心医院的前途。作为社区医院，它享受税收优惠政策。同时由于良好的资金控制和计划使用，该医院的财务状况比同行要好许多。尽管如此，董事会组织了一次对员工情况的调查研究，并发现了以下需要警惕的问题：

▶ 到 2010 年，目前医院的护士中有 66%到了退休的年龄。

▶ 居住在洛根维莱 30 英里范围之内，并且接受过专业训练的人员是该医院新招聘护士的主要来源。医院目前的护士中，80%是本村的居民（毕业于洛根维莱高中），然后他们去大学学习护理，毕业后又回到这里继续护理工作。可是如今，洛根维莱高中的大多数毕业生不再去护士学校学习了，而且他们也不像以前的毕业生一样，他们一般不会再回到这里工作。

▶ 目前，没有合适的方案可以应对 10 年后可能出现的护士短缺问题。

## 思考题

1. 描述人力资源部门在处理劳动力计划有关问题时应发挥的作用。
2. 应用人力资源计划过程来讨论这一案例。

## 参考文献


1. Luis Gomez-Mejia "Moving Forward," *HR News* (Spring 2000), 1–2.
2. Michael A. Hitt, et al., "Direct and Moderating Effects of Human Capital on Strategy and Performance in Professional Services Firms," *Academy of Management Journal,* 44 (2001), 13.
3. Caroline J. Fisher, "Like It or Not . . . Culture Matters," *Employment Relations Today* (Summer 2000), 43–51.
4. Daniel M. Cable, et al., "The Source and Accuracy of Job Applicants' Beliefs About Organizational Culture," *Academy of Management Journal,* 43 (2000), 1076–1086.
5. Mary Cheddie, "How to Become a Strategic Partner," *HR Focus* (August 2001), 1, 13+.
6. Patricia M. Buhler, "Managing in the New Millennium," *Supervision* (October 2001), 13.
7. Bill Roberts, "Native or Enabled: What's the Difference?" *HR Magazine* (August 2001), 101–109.
8. David Brown, "HR's Role in Business Strategy: Still a Lot of Work to be Done," *Canadian HR Reporter* (November 5, 2001), 20+.
9. "Workforce Supply for Hospitals and Health Systems," *Trustee* (June 2001), 1–4.
10. Ellen G. Lanser, "Lessons form the Business Side of Healthcare," *Healthcare Executive* (September/ October 2000), 14–19.
11. Richard W. Judy and Carol D'Amico, *Workforce 2020: Work and Workers in the 21st Century* (Indianapolis, IN: Hudsen Institute, 1997).
12. U.S. Department of Labor, Bureau of Labor Statistics, 2001.
13. D'Vera Cohn, "Percentage of New Mothers in Workplace Fell Last Year," *The Washington Post* (October 18, 2001), A. 2.
14. Sharon D. Laduke, "Shades of Grey," *Nursing Management* (April 2001), 42.
15. Jeffrey A. Schmidt, "The Correct Spelling of M & A Begins with HR," *HR Magazine* (June 2001), 102–108.

第 4 章

# 影响卫生服务机构的法律问题

## 学习目标

在学习了本章之后，你应该能够：

- 描述影响卫生服务结构的主要法律法规
- 明确哪些雇佣前调查是合法的，哪些是不合法的
- 讨论赞助性行动计划（AAP）的组成
- 确定性骚扰预防项目中的重要因素
- 描述应对就业歧视控告的步骤
- 对照比较法律责任和伦理

## 医疗机构人力资源透视（Healthcare HR Insights）

大型医院总是拥有强大的保安力量。医院会雇佣一批保安人员，他们的职责就是为医院的病人、探视者和员工们提供一个安全的环境。

保安人员的职责之一是防止火灾，他们不仅要做好火灾的预防措施，而且一旦发生了火灾他们还要有快速反应的能力。保安部门的负责人指出，保安人员的身体素质应该与当地专业消防人员基本相同。因此医院在招聘新的保安主管的时候所采用的关于身体素质方面的标准就是消防部门招聘消防人员时使用的标准。这些标准包括一些比较严格的举重能力的测试和搬运能力的测试等。

对保安部门公开招聘的应聘者而言，他们需要通过一系列体能测试（**PATs**），这些测试是看看他们在火灾援救行动中是否有能力完成规定的任务。这些测试中最困难的一项就是要求他们抬起一个160磅重的模型人并搬着他走100英尺。设计这个项目就是为了模拟如何将一个失去意识的成年人从危险的环境中解救出来。如果应聘者能在合理的时间内通过上述的体能测试，那么他（她）就会被医院考虑聘用成为保安主管人员。

有一位应聘医院保安职位的女性应聘者，她曾经接受过军队的训练并有着丰富的从事保安工作的经历。在最初的考试中，包括在面试中她都顺利通过了，只要通过了体能测试她就有资格得到这个职位。她通过了体能测试中的所有项目可是没能通过火场援救的模拟测试。她没能举起并且搬运那个模型人，因此医院通知她，因为她没有通过体能测试中的所有项目，所以她不能胜任医院保安部门的保安主管的工作。

这位女性应聘者因此向美国平等就业机会委员会（**Equal Employment Opportunity Commission，EEOC**）提起诉讼，指控医院歧视女性和残疾人士。她在诉状中指出，医院招聘保安主管的体能考试就是为了排除女性应聘者而设计的。除此之外，由于她在军队时背部曾经受过伤，这使得她患有慢性的背部疾病，所以她作为残疾人士还接受美国残疾人法案（**Americans with Disability Act，ADA**）的保护。她认为对于保安主管这项工作而言，能否通过火场援救的模拟测试并不是必要的条件。

在接受平等就业机会委员会的调查过程中，医院的人力资源部的工作人员联合法律顾问，否认了该项指控，认为医院没有歧视女性或者残疾应聘者。在他们的抗辩中也提到了体能测试与工作的联系，认为所有医院的保安主管都应该有能力在火灾中解救出没有意识的受害者。

平等就业机会委员会研究了医院的抗辩，并且对医院保安部门的应聘者和被雇佣者的男女人数进行了统计。统计结果表明，一旦采用体能测试，女性就不可能被医院雇佣为保安主管。

平等就业机会委员会支持了这位女性雇佣者的诉讼，要求医院雇佣她并且发给她拖欠的工资，同时还要求医院不再使用这种火场援救的模拟测试，或者对测试的内容进行调整，使它不再具有歧视性。医院同意雇佣这位女性并且补偿了她拖欠的工资，但是关于是否继续使用火场援救的模拟测试的问题有待于进一步的研究。

对于卫生服务机构人力资源部门的专业从业人员而言，他们的一项重要工作就是保证招聘的公平性，同时还要保证招聘过程不违反关于平等就业机会的相关法律。他们必须既能真实充分地测试出应聘者的专业技能和知识，同时也要遵守平等就业机会委员会的要求。在卫生服务机构工作的专业的人力资源从业者，必须设计出一套高效的评估办法，使这套办法既能衡量出应聘者的工作能力，又能保护他们的就业权利。

在围绕就业权利的重要领域中，使每个人都有平等就业机会的法律是一部影响巨大的法律。在 1964 年颁布的美国《公民权利法》中第 7 款就提出了“平等就业机会”，这是美国在处理就业歧视问题方面的第一部现代立法。在通过这项立法时，国会就发现了在就业领域中存在排外、歧视、种族隔离、对少数民族和妇女不平等对待等现象。

对于参与决策招聘工作的领导人员而言，确保卫生服务机构有平等的就业机会和公平的待遇是他们的责任之一。很明显的，根据人力资源专业人员在组织中的职能，他们更应该承担大部分的责任。因此，从事人力资源工作的人员必须非常熟悉影响工作场合的法律，为管理人员和员工做好咨询工作，从而避免疏忽，帮助机构做出正确的决策。

## 平等就业机会和赞助性行动计划

平等就业机会（**equal employment opportunity，EEO**）概念很广泛，它指每个人在与就业有关的活动中都受到公平的对待。当人们具有某项特征，并且因为该项特征而受到区别对待时，这就是违法的歧视行为。平等就业法律就是保护人们免受这种违法的歧视行为的。美国国会已经通过了多种法律来保护这些具有某项特征的人们，这些特征包括种族、年龄或者性别。有上述特征的人们是受保护阶层（**protected class**）的成员。联邦政府制定了各种法律保护具有以下特征的人员：

- 种族、血统、肤色（非裔美国人、西裔美国人、土著美国人、亚裔美国人）
- 性别（女性，包括孕妇）
- 年龄（40 岁以上）
- 残疾（包括身体和精神）
- 服役经历（越南战役退伍军人）
- 宗教（特殊信仰和活动）

### 赞助性行动计划

在有些地区受保护群体的成员没有享受到平等的就业机会，为了弥补这些成员，一些雇主选择了采取赞助性行动计划的策略。赞助性行动计划发生在出现问题的地区，雇主们设定好目标并采取积极的措施来保证受保护群体的成员享受到平等的就业机会。受保护群体的成员在人才市场参加招聘活动的时候，雇主们就会采取赞助性行动计划。当一个机构从可用人力市场招聘受保护群体的代表人数不足时，行动计划就要积极雇佣、培训和提拔他们。有时雇主们是自发采取这些赞助性行动计划的，但是在很多时候是政府要求他们这样做的。因为他们每年和政府签有价值超过＄50 000 的合同，并且雇佣员工超过 50 名。

## 反歧视

在平等就业机会规定被讨论的过程中，最争论不休的问题集中在由于采取赞助性行动计划而导致的配额（**quotas**）、优先选择（**preferential selection**）和反歧视（**reverse discrimination**）的问题。争论的核心问题是当一个组织中受保护群体成员在许多工作岗位中的代表性比例过低时，雇主在组织内部选择、培训和晋升这些受保护成员时的自主权。那些非受保护群体的人们声称这些做法是对他们的反歧视。

当一个受保护群体的成员被雇佣而另一个能力比他强的人却没有被雇佣，反歧视现象就发生了。尤其是一些反对派指出，现在美国男性的白种公民正处于不利的地位，尽管他们一直都拥有比较不错的工作。一些法院和雇主们，以及部分男性公民和非少数民族公民都反对采取赞助性行动计划。这种趋势能否继续下去取决于未来美国最高法院的构成，以及总统和议会选举的结果。

## 主要的雇佣法

美国的联邦、州、地方法律中都有不同程度的关于平等就业权利的叙述。图 4-1 列出了相关的主要法律、规范和概念。下面就对这些法规展开详细的叙述。

| 法案 | 年代 | 规定与条款 |
|---|---|---|
| 平等报酬法案 | 1963 | 同样工作要求男女同等报酬 |
| 1964 年公民权利法案 第七篇 | 1964 | 不论种族、肤色、信仰、性别或民族，就业时禁止歧视 |
| 行政命令第 11246 款和 11375 款 | 1965<br>1967 | 要求承包者和转包商通过赞助性行动摒除就业歧视和优先权歧视 |
| 就业草案中年龄歧视（1978 年和 1986 年修订） | 1967 | 禁止对 40 岁以上人就业歧视，严禁硬性退休，除非其真正符合职业要求 |
| 行政命令第 11478 款 | 1969 | 不论种族、肤色、信仰、性别或民族，禁止邮政业和政府机构中的歧视 |

**图 4-1　主要联邦平等就业机会法律和法规**

| | | |
|---|---|---|
| 职业重就业法案 | 1973 | 联邦合同禁止雇主歧视残疾人，薪酬不得低于 2 500 |
| 重就业法案 | 1974 | 美元 |
| 越战军人调整方案 | 1974 | 联邦合同和政府禁止歧视越战军人，并遵循赞助性行动计划 |
| 孕妇歧视法案 | 1978 | 禁止对孕期、哺乳期及其他相关医疗情况下的妇女歧视，要求以与其他雇员相同的条件（包括福利）来对待她们 |
| 移民改革和控制法案 | 1986<br>1990<br>1996 | 对雇主使用非法移民实施惩罚，禁止雇主对来自不同国籍、民族的人的歧视 |
| 美国残疾人法案 | 1990 | 要求雇主对残疾人提供相关条件 |
| 1990 年年老工人福利保护法案 | 1990 | 禁止年龄方面的提前退休和其他福利计划歧视 |
| 1991 年公民权利法案 | 1991 | 否定高级法院的过去几项条款，改变损害等条款 |
| 议会责任法案 | 1995 | 平等就业机会委员会和公民权利法案的条款应用于议会人员 |

图 4-1　主要联邦平等就业机会法律和法规（续）

## 1964 年公民权利法案，第七篇

尽管第一部公民权利法案是在 1866 年通过的，但是直到 1964 年通过的公民权利法案中才将反对歧视的重要法规付诸实施。1964 年的公民权利法案通过了将平等权引入到就业相关领域的部分建议。同以往一样，这部法律中有很多模糊的条款，这类条款给予实施这一法律的各种机构以很大的回旋余地。美国平等就业机会委员会（EEOC）就是为了实施这个第七篇的条款而设立的机构，它负责处理与就业相关的问题。这部分将讨论美国公民权利法案的关键内容，其他部分再详细地叙述公民权利法案的一些条款。

## 平等就业机会委员会判定的规则

雇主们必须服从平等就业机会委员会制定的规则和指导原则。因此管理层应该拥有一份平等就业机会委员会的政策说明书并且保留好委员会所要求的一切相关文件。这些政策应该在各个机构间广泛传播。凡是拥有 15 名或更多员工的雇主都要有平等就业机会委员会所要求的文件。委员会每年必须存档并且公布的一份基本报告被称作报表 **EEO-1**。

**被雇佣之前和雇佣之后的调查**　图 4-2 列出了一些雇佣之前的调查问题，并指明了哪些问题具有歧视性。下面列举了一些特定的情况，在这些情况下某些在雇佣前被禁止询问的有歧视性的问题也可以被雇主询问。

| 就业前询问 | 合法 | 非法 |
|---|---|---|
| 1. 姓名 | 姓名 | 询问任何与种族、肤色、信仰、性、民族、残疾和祖先等有关的情况 |
| 2. 地址 | 询问当前详细地址 | 询问可能指示原籍的国外地址 |
| 3. 年龄 | ▶ 需要由学校当局授权的准予工作的年龄证据<br>▶ 需要出生证书或他处受雇证明 | 雇佣前询问出生和基督洗礼等情况 |
| 4. 出生地和民族 | | ▶ 对本人出生地的询问<br>▶ 对父母、祖父母或配偶出生地的询问 |
| 5. 种族或肤色 | | 询问提示种族或肤色的问题 |
| 6. 性问题 | | 对性隐私的探询 |
| 7. 宗教信仰 | | ▶ 可能指示宗教派别或风俗的询问<br>▶ 告知申请者雇主的宗教或个人嗜好<br>▶ 要求宗教领导人提供相关证明 |
| 8. 身体限制（要求） | 提供与工作要求相关的身体条件 | ▶ 疾病诊断<br>▶ 工人补偿证明 |
| 9. 公民权 | ▶ 是否为美国公民<br>▶ 是否是合法工作者 | ▶ 是否本土出生或移民入籍<br>▶ 父母或配偶是本土出生或移民入籍<br>▶ 聘用之前出示公民权证明 |
| 10. 照片 | | 聘用前要求提供照片 |
| 11. 犯法和定罪 | 探询与工作相关的罪行的定罪 | ▶ 任何询问可泄露被拘捕但未定罪的事件<br>▶ 与工作无关的定罪 |

**图 4-2　就业前合法与非合法性问题**

| | | |
|---|---|---|
| 12. 教育 | ▶ 学历专业职业教育情况<br>▶ 与工作相关的语言技巧 | ▶ 特意质询学校的国家、种族或宗教渊源<br>▶ 母语或其他语言达到的能力 |
| 13. 亲戚 | 已被聘用的亲戚的名字 | 非法询问亲戚有关名字 |
| 14. 组织 | 询问组织的成员和职位，不包括那些会泄露成员的种族、肤色、信仰、性、民族、祖先的组织的名称和性质 | 询问其所在的任何俱乐部和组织 |
| 15. 军队服役情况 | ▶ 与工作相关的服役情况<br>▶ 退役时颁发的有关证明 | ▶ 在任何国家服役情况<br>▶ 服役记录<br>▶ 退役的类型 |
| 16. 工作安排 | 是否愿意遵循工作要求 | 是否在任何特定宗教日时工作 |
| 17. 其他要求 | 揭示申请者工作资格所需的任何问题 | 与工作无关能引起歧视性的要求 |
| 18. 证明 | 普通个人工作证明与种族、肤色、信仰等无关 | 任何与种族、肤色、信仰、性、民族、残疾、家族等有关的证明 |

**图 4-2 就业前合法与非合法性问题（续）**

- ▶ 自愿参加赞助性行动计划的雇主，遵守国家、州或者地方政府平等就业机会法律的执行机构制定的规则的雇主，在得到上述机构的许可的前提下，可以调查某些被禁止询问的问题。
- ▶ 承担与国防相关任务的机构，可以免除某些限制，在联邦法律允许的前提下，出于保卫国家安全的目的，可以调查某些被禁止询问的带有歧视性的问题。
- ▶ 除了上面讲到的特殊情况，任何与工作无关的，或者带有歧视性的问题，包括涉及种族、肤色、宗教、性别、原籍、残疾状况或者血统的问题，都是法律上禁止询问的问题。

一旦应聘者被通知雇佣了，前面那些被禁止询问的问题就可以被了解了。在被雇佣之后，健康体检表格、团体保险表格以及其他的注册表格中都会直接或间接地涉及性别、年龄之类的问题。同时在被雇佣之后，法律上也要求被雇佣者出示照片或者有关种族、宗教和原籍等方面的证明。这些信息被单独保存在个人信息系统中，这样可以避免由于上述原因而对他们的工作评价、处罚、解雇或者晋升带来任何影响。

**真正职业资格（BFOQ）**　1964 年美国公民权利法案中第七篇中曾经指出，容许雇主以宗教、年龄、性别或原籍作为就业的考虑因素，但必须出于对该特定行业正常营运的合理需要[1]。因此，真正职业资格（**bona fide occupational qualification**）是雇主为什么在非法基础上不聘用人员的合法理由。

美国国内的不同法庭对怎样才构成真正职业资格有不同的解释。在宾夕法尼亚州的一个案例中，一个社会服务机构不让女性在一个高犯罪率的地区值夜班。在许多女性因为拒绝值夜班而辞职之后，这个机构根据真正职业资格条款，认为从保护女性的角度做出了上述决策。然而这个机构的一位男性雇员，因为抱怨上夜班而被辞退，他就此向该机构提起诉讼。法院认为该机构没有足够的证据说明他们只雇佣男性员工是符合真正职业资格。在其他一些案例中，法院根据真正职业资格条款支持了只雇佣某些女性服务提供者去照顾敏感部位受伤的女性患者的做法。

**差别对待和差别对待的后果**　雇主的故意或无意是判断是否构成歧视行为的标准之一。然而，法院和其他法律机构却是根据雇主们的行为而不是意图来判断是否有违法的歧视行为。有两个概念增加了一个原则的灵活性，即差别对待（**disparate treatment**）和差别对待的后果（**disparate impact**）。

差别对待（**disparate treatment**）是指受保护群体成员受到与其他群体成员不同的对待。比如，如果女性应聘者必须参加一项特殊的技能考试而男性应聘者却不需要参加这项考试，这就是差别对待。如果发生了差别对待，法院一般会认为这是故意的歧视行为。

差别对待的后果（**disparate impact**）是指由于雇佣决定使受保护群体的成员处于某些劣势而导致的结果。格里格斯（**Griggs**）与杜克（**Duke Power**）公司的案例（1971）是一个里程碑[2]，从此平等就业机会委员会将差别对待的后果作为一条基本的法律固定下来。美国最高法院就此提出了以下两点：

1. 如果一种雇佣考核办法导致对一个群体所造成的影响大于对另一个群体所造成的影响，或者一直使用这种具有歧视性的招聘模式，即使是无意的行为，也不能作为抗辩歧视的充分证据。

2. 以企业实际需要作为抗辩歧视的理由，雇主需要承担举证责任。因此，杜克公司的智力测试和高中学历的要求被裁定为与工作无关。

因此，在公民权利法案第七篇的规定下，雇主必须通过大量数据的计算、统计和分析，才能证明没有发生差别对待和差别对待结果。

**举证责任** 另一个关于歧视行为的法律问题是谁承担举证责任（**burden of proof**）的问题。是否由向雇主提出起诉的一方拿出证据，证明有歧视行为的发生目前还在争论中。根据之前的一个麦克唐奈·道格拉斯 v. 格林（McDonnell Douglas v. Green）案例，美国最高法院在里夫斯 v. 桑德森管道产品（Reeves v. Sanderson Plumbing Products）案例中裁定关于环境部分的证据由雇主承担举证责任[3]。

由于法院判决的改变，现行的法律和法规要求，如果原告要起诉歧视行为，必须具备以下两个要件：（1）必须是受保护群体的成员（**protected-class member**），（2）必须有证据证明出现了差别对待或差别对待的后果。一旦法院受理了最初（**prima facie，preliminary**）的起诉，举证责任就转向由雇主承担。这样雇主就必须举证证明他们做出的与雇佣有关的决定，都只是针对工作本身而言，并且与企业实际需要一致。

**报复** 平等就业机会委员会禁止雇主向那些曾经因为歧视而向他们提起诉讼的人们报复。有的雇主会对那些行使正当权利的人们采取惩罚性的措施来报复他们。例如，有一个组织，为了报复向它提起歧视诉讼的员工，就故意减少这个员工的工作时间，而不减少其他员工的工作时间，这样一来这位员工的薪酬就会减少[4]。

## 1991 年美国公民权利法案

1991 年美国公民权利法案要求任何招聘行为都必须从工作本身的角度（**job-related for the position**）出发，并且与企业需要（**business necessity**）相一致。这项法案阐明了向法院提起歧视诉讼的原告，必须指明他所怀疑的雇主的特定歧视行为，而且必须能证明这个行为是针对受保护群体的。对雇主而言，这意味着不能因为应聘者种族、肤色、宗教、性别或者原籍，而拒绝雇佣他们。

**补偿金/伤害赔偿金和陪审团审判** 1991 年的法案中很重要的一点就是允许因为性别、宗教或者残疾而受到故意歧视的受害者提出索要补偿金（**compensatory**）和伤害赔偿金（**damage**）。补偿金一般包括受害者遭受的感情上的伤害，生活乐趣的损失，精神上的折磨，或者对其他方面造成的不便。然而，关于补偿金或者罚金的具体数量该法案没有具体的规定，它只是说明由陪审团根据上述的各个方面决定具体的金额，而在其他的案例中一般是由法官决定的。

## 赞助性行动计划法规

在过去的 30 年里，与联邦政府或者其他政府机关有合同关系的政府契约商，很有可能存在潜在的歧视行为，因此出台了很多针对他们的法律和规定。这些法规限定了它们与政府合同的规模以及雇佣员工的最少数量。这些规定来自于联邦政府的行政命令第 11246、11375 和 11478 条。许多州政府也对它们的契约商做出了类似的规定。

### 行政命令第 11246、11375 和 11478 条

联邦政府出台了很多行政命令，要求它们的契约商不得因为种族、肤色、宗教、原籍或者性别原因而产生歧视行为。美国总统曾经就这个问题亲自签署了行政命令并发放给政府的各个部门。美国劳工部下属的遵守联邦合约办公室负责执行这类行政命令[5]。

### 赞助性行动计划方案（AAPs）

按照联邦、州和各地方法规，很多政府契约商都要根据赞助性行动计划方案的要求，报告其员工的构成情况。赞助性行动计划方案是雇主每年递交给执法机构的一种正式文件。一般而言，拥有 50 名或更多员工的政府契约商和合同值超过＄50 000 的契约商，都要每年递交这种方案。

法院指出非政府契约商可以自愿制定赞助性行动计划方案，但是如果雇主想成为政府契约商他就必须制定赞助性行动计划方案。有的组织因为过去曾经有过歧视行为而触犯了法律，因此法庭要求它们也必须制定赞助性行动计划方案，尽管它们不是政府契约商。

赞助性行动计划方案的内容以及相应的政策，必须随时可供组织内部管理人员和监察人员查阅。方案的长短不一，大型的方案一般需要很多部门的员工花费大量时间去准备。图 4-3 描述了赞助性行动计划方案的主要步骤[6]。

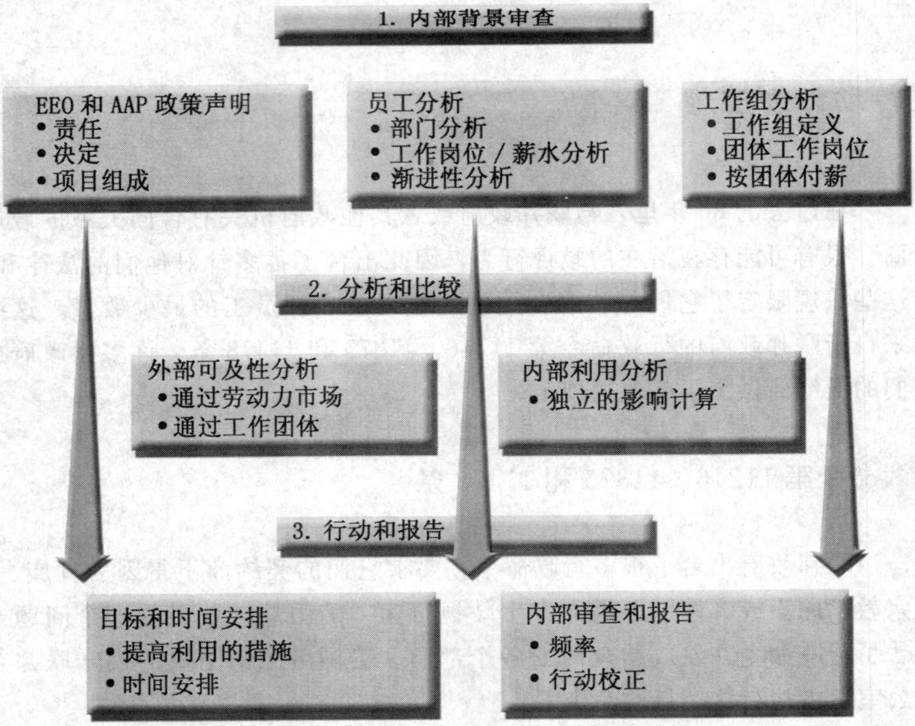


**图** 4-3 **赞助性行动计划方案（AAPs）组成**

**内部背景审查** 在内部背景审查部分，需要表述平等就业机会（**EEP**）和赞助性行动计划方案（**AAP**）的相关政策声明（**policy statements**），包括雇主在这些行动中应该承担的义务。接下来是员工分析（**work force analysis**），即在组织图表上详细描述员工的构成情况，包括员工在各个部门的分配情况、职位、薪酬和晋升。这个分析详细地表明了员工的性别、种族等各方面的具体情况。内部背景概述中最后一部分是工作组分析（**job group analysis**）。员工分析是以组织内部各个部门为单位进行归类的，而工作组分析却不按部门划分，而是将整个组织中相似的工作划分为一组。例如平等就业机会委员会在一份关于所有护士的人口学统计（**demographic**）资料中就忽略了部门的区别，所以一家医院可以有 8 种不同水平的护士，分布在 12 个不同的部门。

**分析和比较** 第二步是进行两种类型的分析和比较。一个是可及性分析（**availability analysis**），指用以确定在一个工作职位总数既定的某一劳动力市场上，有多少数量的受保护群体成员可能从事工作的一种分析。这个分析所需要的数据可以从各个州的劳工部门、美国人口局或者其他途径获得。另一个重要步骤是利用分析（**utilization analysis**），指以确定被企业雇用的受保护群体成员数量和他们所从事工作类别为目的的分析[7]。

分析工作的难点之一是怎样避免重复计算。根据现行的复杂统计原则，具有多重属性的人可能被划分到两个或多个类别中而被统计两次或更多次。执行部门已经意识到了这个问题，并希望在两年之内探索出新的分类办法和指导原则。

将所有的数据分析和比较之后，需要将员工分析和利用分析进行比较，从而计算出待业人员的情况。这个步骤很重要，因为通过它就可以看出组织内部的员工是否能够全面地代表人才市场上劳动力的情况。

**行动和报告** 以待业分析的数据为基础，就可以制定出赞助性行动计划的目标（**goals**）和时间安排（**timetable**）。于是雇主们就采取行动招募、雇佣一些受保护群体的成员，或者对他们进行培训或晋升。为了反映受保护群体成员的真实就业情况，赞助性行动计划方案的数据每年都被更新和审阅。如果联邦合约办公室（**OFCCP**）要对赞助性行动计划方案进行稽查，那么雇主们就要提供更多更详尽的材料了。

## 性伤害和性别歧视

1964 年美国公民权利法案第七篇中指出禁止在招聘活动中的性别歧视行为。针对特定的领域，也有其他的一些法规来制止性别歧视行为。长期以来，人们一直希望卫生服务场所没有性伤害现象的发生。因为卫生服务的内容和职业就要求探讨人体，而卫生服务提供者在讨论到关于人体的问题时所使用的词语有时又非常模糊，人们很难判断究竟是恰当的语言，还是具有环境型性伤害性质的语言。这部分将首先讨论性伤害问题，然后讨论性别歧视的其他形式。

## 性伤害

性伤害行为，作为性别歧视的一种，是违反1964年美国公民权利法案第七篇的。平等就业机会委员会就如何制止性伤害行为出台了一些指导原则。有两种类型的性伤害被定义如下：

1. 等价型性伤害，是指雇主或负责人将某些特定的雇佣结果与个人的性取向联系在一起。

2. 环境型性伤害，指性伤害无端地妨碍了被骚扰者的正常工作和精神上的安宁，或者造成了令人恐惧或厌恶的工作环境。

对于不情愿性要求，包含性色彩的语言或身体行为，如果员工是否接受它们会很明显地影响到他们的雇佣结果，或者影响了员工的工作表现、心理状态，或者使工作环境变得令人恐惧、具有敌意，这些都构成性伤害。

在很多情况下都会出现性伤害现象，下面列举了一些，但不是全部：

- 男性和女性都有可能是骚扰者或受害者，而且骚扰者和受害者的性别也许是相同的。
- 骚扰者可能是受害者的上司、雇主的代理商、其他领域的上司、工作伙伴、其他人员等（图4-4）。
- 受害者不仅是指被骚扰者，而是包括所有受到骚扰行为影响的人。
- 性伤害行为不一定会给受害者带来经济上的损失。
- 骚扰者的行为必须是不受欢迎的。

直接向骚扰者表示他的骚扰行为是不受欢迎的，并且要求其停止该行为是一种有效的办法。受害者也应该利用好各种投诉机制和申诉系统。

将某些雇佣条件（包括增加工资、职务提升、工作选派和工作时间、表现评价、参加会议、纪律处分等等）与个人性取向联系起来的做法，将可能作为性伤害指控的依据。毫无疑问，从事性伤害的高层人士或管理者所采取的，将性取向作为提薪和晋升之条件的做法，在工作环境中属于一种不正当的行为。这一见解在各种场合都受到普遍的支持。

第二种类型的性伤害指环境型性伤害。在哈里斯 v. 福克利福克系统（Harris v. Forklift System，Inc.）案例中，美国最高法院指出在判定环境型性伤害是否成立时，需要考虑以下因素[8]：

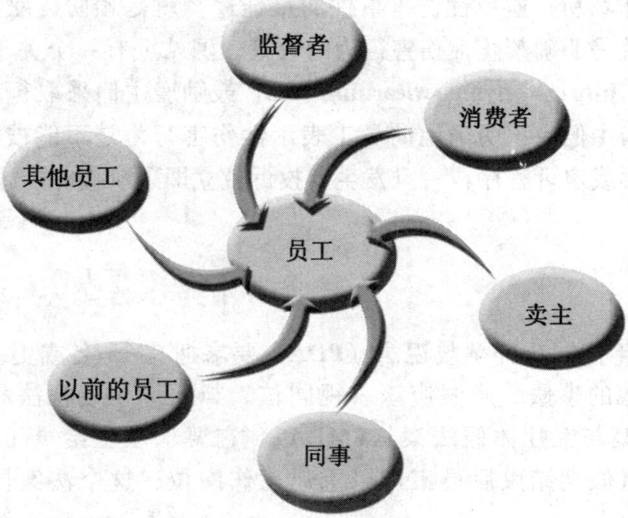


图 4-4　潜在的性伤害

- ▶ 该行为是否在身体上具有威胁性或使人蒙受羞辱，而非仅仅是否构成了一种唐突的冒犯。
- ▶ 该行为是否无端妨碍了一个雇员的正常工作。
- ▶ 该行为是否影响了员工的心理状态。

雇主们为了避免性伤害现象的发生应该采取以下合理性照顾（**reasonable care**）措施：

- ▶ 制定反对性伤害行为的政策。
- ▶ 正式地将这些政策公布出来。
- ▶ 对全体员工，尤其是处于领导岗位的员工进行教育，来避免性伤害行为。
- ▶ 对性伤害事件的投诉应展开调查并采取应对措施。

雇主们为了保护自己，对于性伤害事件的投诉，应该积极地调查并对骚扰者采取惩罚性的措施。如果雇主们认真地处理了性伤害事件，那么最终的结果很可能对雇主有利。

美国平等就业机会委员会在对性伤害事件进行调查的时候会审阅全部记录，考虑各方面的因素，包括性伤害的实际程度、事件发生的背景等情况，判决也是根据案件的具体情况而定的。

在工作场所，避免性伤害事件的最佳途径就是预防。雇主们应该采取的第一个措施就是明确禁止性伤害行为的政策。网站上有一个关于这种政策的范例，其网址是：**http：//flynn. swlearning. com**，鼓励雇主们采取行动避免性伤害事件的发生。雇主们应该明确地向员工表示性伤害行为是不能被容忍的，并且建立高效的投诉或申诉程序，一旦发生了投诉就立即采取应对措施。

## 妊娠歧视

1978 年美国反怀孕歧视法（**PDA**）要求拥有 15 名或更多员工的雇主对待产假和其他的事假、病假应该一视同仁。与反怀孕歧视法相关的一部法律是 1993 年家庭与医疗休假法案（**FMLA**），它要求雇主给员工 12 周的无薪家庭休假，而且假期结束后员工可以重返工作岗位。这个法案同时适用于男性和女性。

根据以往的案例，反怀孕歧视法一般做了如下规定：如果怀孕的员工和没有怀孕的员工取得同样的成绩，或者犯了同样的错误，那么他们应该受到同样的对待。因此，在一个案例中有一名员工因为患有与妊娠相关的疾病而出现了很多的旷工现象，雇主将其解聘，法院认为雇主的行为是合理的，因为如果其他的员工如果出现了很多旷工现象也是要被解聘的[9]。可是，在另一个案例中，一位在牙科诊所工作的员工告诉她的上司她怀孕了，5 天后她就被解雇了。法院认为雇主的行为违反了反怀孕歧视法，并责令给予原告＄18 460的赔偿[10]。

还有另外两个领域中的法律和规定与妊娠妇女和母亲们有关。美国平等就业机会委员会规定，如果雇主通过要求员工避孕来改变健康保险，从而导致健康保险金发生改变，这样的情况是不被承认的，而且这种行为也是违反反怀孕歧视法的。根据这个规定，以采取避孕措施来改变员工的保险计划的雇主们会受到经济上的损失[11]。

许多州也颁布了一些法律来保护正在工作而又处于哺乳期的母亲们的权利。联邦政府尽管也要制定一部类似的法律，但是到目前为止还没有颁布。

## 同工同酬和同值同酬

1963 年的同酬法案要求在薪酬的发放上禁止性别歧视，相同的工作要有相同的报酬，即要求同工同酬。该法案还规定，工作任务的周期性或非经常性，不能作为同类工作间过大的报酬差距的理由[12]。但是允许由于以下原因而造成薪酬上的差别：

- 工作资历的差别
- 工作表现的差别
- 工作数量或质量的差别
- 除性别之外的其他因素，例如工作技能、努力程度和工作条件等

在一个案例中，有所大学违反了同酬法案，因为它付给女教授的起始工资低于付给承担同样责任的男教授的工资。事实上法院还发现，比起一部分男同事，这名女教授上课的次数更多，负责的学生总数也更多[13]。

另一个与薪酬有关的概念是同值同酬（**pay equity**），指对那些要求大致相当的知识、技能和能力水平的工作支付大致相当的报酬，而不论这些工作在实际责任方面存在多大的差别。在一些案例中这个概念也被定义为可比价值，但是只有部分州的法律规定公共部门的员工要同值同酬，联邦法院一般认为男、女职员在薪酬上的差别很难被证明是违法的歧视行为。

男性和女性收入差距的逐渐扩大是同值同酬观点得到迅速发展的主要原因。例如，1980 年，从事全职工作女性的平均年收入仅为从事全职工作男性的 60％。根据报道，2001 年这个比例上升到了 72％[14]。更深层次的数据和研究表明，如果考虑到教育和工作经历的因素，女性的收入能占到同等职位的男性收入的 90％[15]。

## “玻璃天花板”

许多年以来，女性组织一直声称存在“玻璃天花板”，即女性职场限制。所谓“玻璃天花板”指一种歧视性做法，这种做法阻止妇女或其他受保护群体成员晋升到行政管理层次的位置。

一个相关的问题就是如果女性想晋升到高级管理人员的位置，那么她只能在少数的几个职能部门任职，例如人力资源部和企业传播部。比起销售部、市场部、生产部或者财务部，在这些辅助部门工作的薪酬是相对低一些的，这些屏障就限制了女性职业上的晋升和收入。女性只能在特定的领域中得到提拔也被称作“玻璃墙”（**glass wall**）或者“玻璃电梯”（**glass elevator**）。有些

公司已经制定了正式的辅助方案来打破这些所谓的“玻璃墙”。

## 年龄歧视

1967年的就业年龄歧视法（**ADEA**），曾在1978年和1986年修订过，它指出因为员工的年龄而在薪酬、工作期限、工作条件或者应享受的权利等方面出现歧视行为是违法的。在接下来的第一次修改中将法定的最低退休年龄提高到了70岁，而在第二次修改中彻底取消了这个限制。就业年龄歧视法适用于所有年龄超过40岁的员工，同时还要求他们的雇主拥有20名或更多名员工。但是它不适用于工作本身就有年龄限制的职业。

1990年的高龄员工福利保护法案（**OWBPA**）是对就业年龄歧视法的补充，它是为了保证提前退休或离职人员能受到公平的对待。有的雇主针对高龄员工，采取了提前退休和裁员的措施，他们试图通过提高离职补偿金的办法来诱导年老的员工提前退休。作为提前退休的交换条件，雇员也要签署弃权书，放弃他们向雇主提起年龄歧视诉讼的权利。高龄员工福利保护法案对这些弃权书的使用也做出了相关的规定。

## 美国残疾人法案（ADA）

1990年的美国残疾人法案（**ADA**）的颁布，在广度和深度上扩充了反对歧视残疾人士的有关法律。在雇佣问题上，这个法案包含以下规定：

- 禁止对那些能够履行基本工作职责的残疾人实行歧视。不过，该法案对基本工作职责这一标准的界定显得不够清晰。
- 雇主必须为残疾人士提供合理的便利条件以便他们能够与其他员工做同样的工作，除非雇主在提供这些便利条件时遇到过度困难。
- 不得要求应聘者进行就业前的体检。雇主只有在提供了一份仅以通过体检为条件的职务承诺之后，才可要求这类有条件的受雇者进行体检。

美国残疾人法案中的残疾人是指这样一些人，他们或者具有某种身体的或精神的损伤并且其某些日常的活动受到这一损伤的很大限制，或者具有某种这类损伤的记录，或者被认为具有这类损伤。美国残疾人法案中对智能残障的定义正在不断得到补充。一般而言，在智能残障人士提起的歧视诉讼案件中，雇主常常占上风。智能残障比起身体残障更难诊断。为了明确这个问题，平等就业机会委员会出台了一些补充规定，但是有些情况还是不好判断：

- 基本工作职责（**Essential Job Functions**）——美国残疾人法案要求基本工作职责应该写进工作说明书中。工作说明书中还要指明完成不同工作所需要的时间和危险程度。很多雇主却将其理解为要制定并保留一份对目前所有工作的全面的说明。
- 合理便利条件（**Reasonable Accommodation**）——合理的便利条件指对一份工作职位或工作环境进行一定的改进或调整，以使一个符合资格的残疾人能够享有平等就业机会。雇主应该为有残障的雇员提供便利的工作条件，这样就可以证明他们没有歧视残疾人士。
- 过度困难（**Undue Hardship**）——合理的便利条件必须以不至于对雇主造成过度困难为前提。过度困难指为了给残疾人提供工作便利条件而使雇主处于非常困难或过度花费的境地。关于怎样的情况可以视为不合理的便利条件以及过度困难，美国残疾人法案只做了一般性的指导。

## 其他歧视

有很多法律将其他类型的歧视行为也视作违法行为，因此雇主们的行为也要受这些补充法律的限制。

### 移民改革和控制法案（IRCA）

为了处理因移民涌入而带来的问题，1986 年颁布了移民改革和控制法案

(IRCA)，这部法案也在后来得到修正。移民改革和控制法案规定，组织在招募、雇佣或者解聘活动中，因为员工的国籍或公民资格问题而产生的歧视行为是违法的。最近在对移民改革和控制法案的修订中，调整了移民进入美国机构工作的限制条件，特别是高科技领域和需要特定技能的领域。新员工要填写一些表格，这些表格是为了证明他们是否具备在美国工作的合法资格，法案同时也要求雇主们对这些证明材料进行审查。

## 宗教歧视

美国公民权利法案第七篇中规定宗教歧视行为是违法的。不过，宗教学校或者宗教机构则可以根据真正职业资格条款的规定雇佣有特定宗教信仰的员工。

## 性倾向

美国的部分州和城市已经通过了法律禁止因为性倾向或生活方式问题而产生的歧视行为。甚至关于所谓"居家伙伴"的权益问题，无论他们是同性恋还是异性恋，都受到这些法律的保护。

## 退伍军人就业权

越战退伍军人就业援助法案中叙述了退伍军人和预备役军人的就业权问题。法案要求那些合同价值等于或超过＄10 000的联邦政府契约商和转包契约商，在赞助性行动计划中雇佣或者重用那些越战退伍军人。

## 军旅服务人员就业权

根据1994年的军旅服务人员就业与再就业权利法案，雇员应向他们的雇主通告军队服役义务。雇主必须给在军队服役的雇员以缺勤假，并且应在5年之内保留该雇员重返工作岗位再就业的权利。此外还有其他保护被召唤到军队服役的雇员权利的条款。

## 执法机构

在美国有许多不同级别的政府部门都有调查违法歧视行为的权利。在各个州和地方，由各种委员会负责执法。在国家范围内，最重要的两个机构是平等就业机会委员会（EEOC）和遵守联邦合约办公室（OFCCP）。

当一起诉讼案件既涉及国家平等就业机会委员会执法机构也涉及各个州的平等就业机会委员会执法机构时，这两个机构常常对违法的歧视行为展开联合调查行动。

### 平等就业机会委员会（EEOC）

平等就业机会委员会（EEOC）承担与雇佣过程有关的法律的执法工作。该委员会负责诉讼调查，并对诉讼做出回应。它同时还制定各种法律的执法指导原则。委员会享有许多国家级别法律的执法权，也承担对违反同酬法案

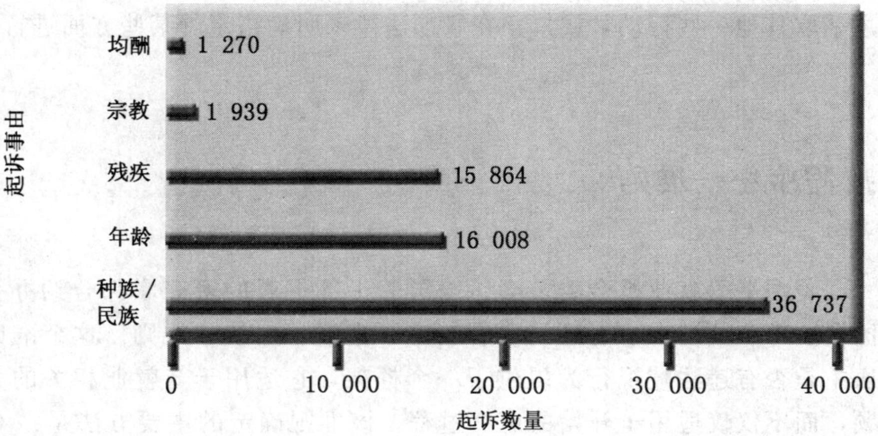


图 4-5　平等就业起诉情况

注：包括多种起诉

源自：平等就业机会委员会，2001

行为、年龄歧视行为和残疾人歧视行为的调查任务。如图 4-5 所示，在平等就业诉讼案件中，种族歧视、国籍歧视和性歧视案件的数量最大，并且在过去的 10 年中，这种情况一直存在。

### 遵守联邦合约办公室（OFCCP）

遵守联邦合约办公室（OFCCP）隶属美国劳工部，它是为了保证联邦政府契约商和转包契约商没有歧视行为而设立的。该办公室针对卫生服务机构的主要任务之一就是要让那些曾经有过歧视行为的雇主参加赞助性行动计划。

许多大的提供卫生服务的机构，尤其是健康保险定点的或者美国国家卫生研究院授权的教学医院或者科研医院，都要接受遵守联邦合约办公室的周期性的审查，审查的内容是看它们是否一直遵守各项行政命令。

### 各州和地方执法机构

除了联邦法律和行政命令，许多州和城市也制定了一些关于禁止歧视行为的法律，并成立了地方执法机构。通常，这些法律是仿照联邦法律而制定的，不过，这些州法和地方法对有些问题提出了更多的补救办法，如要求雇主采取其他一些行动，或禁止在联邦法律未明确指定的某些方面进行歧视。

## 员工选拔程序统一准则

美国平等就业机会委员会、美国劳工部下属的遵守联邦合约办公室、美国司法部和美国人事管理局联合制定了选拔程序统一准则。这个准则为判断雇主是否有违法歧视行为提供了一个框架，它适用于与就业相关的大部分问题，而不仅仅适用于开始的雇佣过程。该准则确定的主要方法是：（1）无差别对待后果，（2）与工作相关的效度检验。

## “无差别对待后果”的判断方法

该指导准则要求用 80%法则来判断是否出现了差别对待后果。如果任何受保护群体的雇佣率少于人数最多组群之雇佣率的 80%，或者少于该受保护组群在有关劳动力市场上出现率的 80%，则表明存在对该群体的歧视。可以看出，这些准则实际上是以统计的方法来确定是否发生了歧视。

## 与工作相关的效度检验方法

该方法要求与就业相关的各种决定，包括招募、挑选、晋升、解聘、培训和工作评价，都必须被证明只与工作有关。效度（**validity**）反映了检测值与真实值的接近程度。一项有效的就业测试是指能真实地衡量被测试人员对他（她）所应聘职位的工作能力的测试。

一个理想的状况是就业测试既有效又可靠。信度（**reliability**）反映了检测结果的一致性，即可靠性。一个可靠的测试是指对被测试人员每次测试的结果在误差允许的范围内是一样的。一项测试除非对某一特征的测度具有前后一致性（可靠性），否则，它在预测工作表现方面就几乎没有任何价值。

1978 年的统一选拔准则认同了三种测量有效性的方法：

- 内容有效性
- 与标准相关的有效性
- 构建有效性

内容有效性（**content validity**）是测量有效性的一种逻辑的、非统计的方法。当用它来确定从事一项工作所需要的知识、技能、能力（**KSAs**）和其他特征时，这就意味着正在确定测试内容的有效性。一项测试的提问如果反映了某项职务的工作实际，那么该项测试在内容上就是有效的。

与标准相关的有效性（**criterion-related validity**）有两种基本形式。当采用同期有效性检验法检验一项考试内容的有效性时，现有员工们将被要求参加该项考试。每个员工的考试成绩，将被拿来与已往对该员工的工作考核结果进行对比。当将考试结果与工作考核结果进行比较时，如果比较结论显示两者的相关度很高，就说明，该项考试确实能够将较好的员工和较差的员工区别开来。预测有效性是指将测试结果与员工未来的工作表现进行比较，它同时要求：(1) 被测试员工的数量要大（通常不少于 30），(2) 从考试起到可对工作表现进行评价之间需要一定的时间差（一般为一年）。因此预测有效性在很多情况下不被采用。因为这样或那样的原因，经常使用其他的方法。

构建有效性（**construct validity**）是反映实验中得到的员工的某项抽象特征，与工作表现之间的关联程度。两者之间的关联被称作构建（**construct**）。心理学上的构建的例子有动机和知识。

## *影响遵守平等就业法的因素*

卫生服务机构的雇主必须遵守关于平等就业法的众多规定和指导原则。因此，管理人员应该有一份平等就业相关政策的说明书，并且保留与平等就业有关的所有记录。

### 平等就业政策说明

拥有一份书面的平等就业政策说明对卫生服务机构的雇主来说是很必要的。而且可以通过把说明张贴在公告板上、印刷在员工手册上、转载在组织内部的刊物上或者列入培训课程中等方式，使政策得到广泛的宣传。组织应该严格执行这些政策，做到平等就业，并且执行的结果要体现在组织中受保护群体成员名单中。

### 平等就业相关记录

为了应对平等就业机会委员会、遵守联邦合约办公室和其他州级或市级执法机构的检查，拥有 15 名或更多员工的雇主应该保留一定的相关记录。根据法律规定，雇主要在一个非常明显、能让员工都看得到的位置上张贴一个声明。声明中要说明雇主是一个坚持平等就业的雇主，不会发生歧视行为。

**平等就业相关记录的保存**　平等就业机会委员会要求雇主保留所有与就

业有关的记录。这些记录包括申请表，与雇佣、晋升、降级、调动、停职、解聘、工资水平和其他的补贴、培训和实习人员的挑选等活动相关的记录。即使是最终没有被雇佣的人的申请表和试卷也要被保留。这些记录要求被保留的期限是不同的，一般建议保留 3 年。完整的记录是应对歧视诉讼的必要条件。

**年报表**　平等就业机会委员会要求的一个基本年报表就是表 **EEO-1**。下面所列出的雇主必须填写这个报表：

- 除了各个州和地方政府以外的，员工数量达到或超过 100 的机构
- 员工总数达到 100 的公司的下属公司
- 员工数至少为 50 以及合同量达到或超过 $ 50 000 的联邦契约商
- 由政府注资的或者发行政府公债的，员工数量至少是 50 的金融机构

上个年度的报表应该在本年度 3 月 31 日前上交，而且要求报表中的数据按照受保护群体的类别进行归类。

**申请表的内容**　根据平等就业机会委员会的要求，雇主必须有证据证明在雇佣和选拔受保护群体成员的过程中没有发生歧视现象。因为关于种族的内容是不允许出现在申请表和其他就业记录中的，平等就业机会委员会允许雇主进行观察或者采用另一种单独的申请表格，但是这种表格在挑选过程中是禁止使用的。应聘者可以自由选择是否填写这种表格，同时表格中的内容必须与其他的招聘材料分开保存。这些内容可以证明是否尽管雇主们尽力雇佣那些受保护群体成员，但是由于应聘的受保护群体成员数量不足，才没有雇佣到足够的成员。同时这些内容也是赞助性行动计划方案的一部分，这个方案由遵守联邦合约办公室负责保存。

## 平等就业机会委员会调查程序

一旦有关歧视行为的诉讼被平等就业机会委员会或者类似机构受理，它就必须得到处理。为了处理越来越多的类似案件，平等就业机会委员会建立了一种分类体系，将这些诉讼分为三类：优先处理型（**priority**）、有待进一步调查型（**needing further investigation**）和不受理型（**immediate dismissal**）。如果平等就业机会委员会决定受理某个诉讼，那么将按照规定的程序进行处理。当一个诉讼既涉及平等就业机会委员会，又涉及国家民权部门时，平等就业

机会委员会可能会请民权部门先调查。可是，平等就业机会委员会也可能不顾民权部门的调查结果，而继续自己开展调查。

**一般的调查步骤** 在一般的情况下，平等就业机会委员会受理的诉讼需要经过很多步骤才能终结。首先，需要有某个人、一群人或者他们的代表提出指控。而且这个指控必须在歧视行为发生后的180天之内提出。然后平等就业机会委员会的工作人员对指控进行审查，来确定它是否在平等就业机会委员会的管辖范围之内，也就是看平等就业机会委员会是否享有对这类指控的审判权。如果享有审判权，则必须在10天之内通知雇主，并且要求雇主做出回应。然后平等就业机会委员会就要展开调查了。

在调查过程中，平等就业委员会可以访谈原告、其他雇员、公司的管理人员和监督人员。它也可以要求雇主出示其他的相关记录和文件。如果有充分的证据显示确实发生了歧视现象，下一个步骤就是调解。调解就是在专业的调解人员帮助下，提出一个令双方都满意的解决方案。平等就业机会委员会发现调解的办法有利于减少类似诉讼的积压，也有利于尽快地解决类似的诉讼。在采用此办法的雇主中，有90%以上的人说过将来还要用这种方法解决诉讼案件[16]。

如果雇主承认歧视行为并且同意之前提出的解决方案，他需要在公司内部张贴一个道歉声明并且采取实际行动执行之前达成的解决方案。如果雇主否认指控并拒绝调解，平等就业机会委员会就会向原告发出一份起诉授权书。这个文件就是通知原告他（她）可以在90天之内向联邦法院提起诉讼。

在法庭诉讼阶段，审判在合适的州法院或者联邦法院进行。届时，双方都要聘请律师，并且依靠法庭做出判决。关于平等就业案件的审判主要以1991年的公民权利法案为法律依据。双方中有任何一方不服从法庭的判决都可以向更高一级的法院提起诉讼。美国最高法院的判决为最终的判决。

## 雇主们的应对措施

图4-6中列出了雇主们面对平等就业机会委员会的诉讼时，应该采取的一般措施。遇到和平等就业有关的歧视行为时，雇主们如果在外部的调查机构介入之前，采取积极的措施调查，就可以避免许多问题的发生，也可以减少花费。为了减少关于平等就业的诉讼案件的发生和弥补由非法歧视行为带来的损失，应该建立一个内部员工投诉系统，并且一旦出现问题就要做出快速、合理的反应。

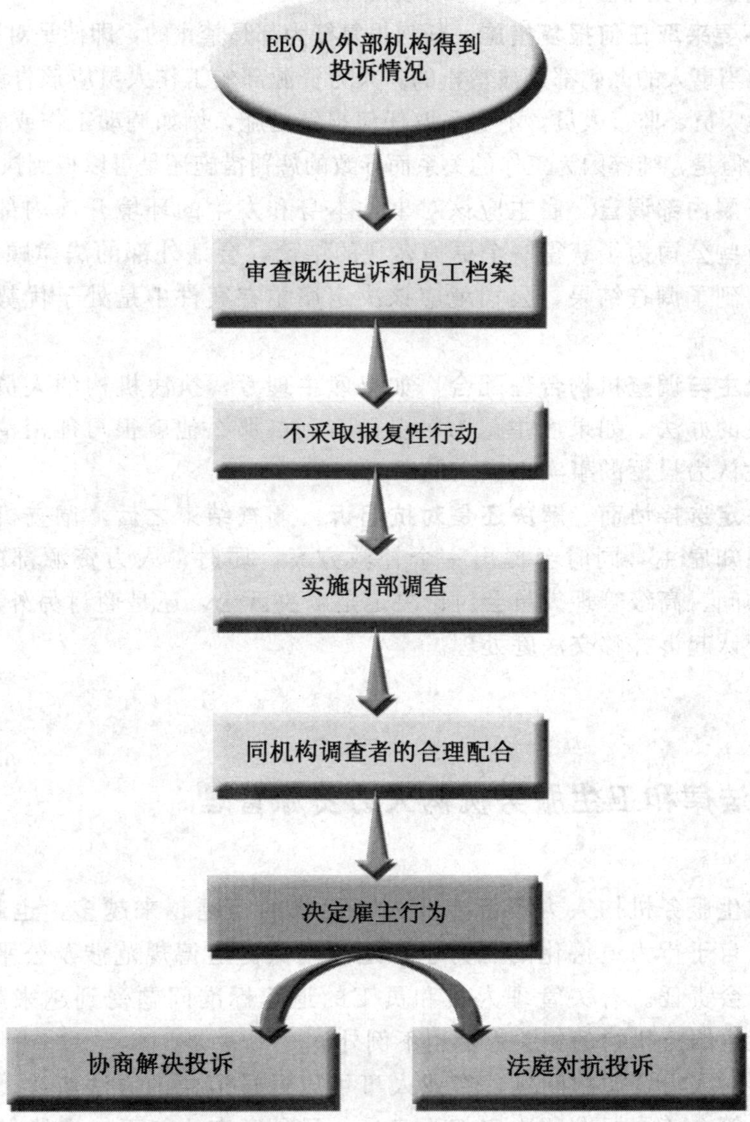


**图** 4-6　**平等就业机会委员会处理投诉程序**

**调查员工申诉和个人资料**　通过调查员工的申诉，人力资源部门的员工可以判断员工的投诉是否属实，并据此制定出回应的方案。同时还要查看相关的员工个人档案，确定内部资料是否完备。对许多雇主而言，此时就联系外部的法律顾问也不失为一个明智之举。

**不要采取任何报复措施** 任何报复行为都是禁止的，即使是对平等就业投诉事件的当事人的讽刺都是被禁止的。人力资源部的工作人员应该告诫与投诉有关的管理人员、监督人员，不要采取任何报复措施，例如调动工作或者改变工作安排等。但是，纯粹因为工作的关系而导致的惩罚措施还是可以得到执行的。

**开展内部调查** 雇主应该对事件本身和发生的环境开展内部的彻底的调查。有些公司为了获得一个更为客观的结论，会请外部的法律顾问开展调查。一旦得到了调查结果，公司就应该决定雇主在案件中是处于优势地位还是居于劣势。

**雇主与调查机构合理配合** 如果雇主理亏，执法机构的人员就要开始讨论解决的办法。如果雇主认为对自己有利，那么他就很可能澄清事实，并且说明他认为投诉的事实不成立的原因。

**决定选择协商、解决还是对抗起诉** 调查结束之后，调查机构会将调查结果通知雇主，同时会提出一个补救方案。届时，人力资源部的工作人员、法律顾问、高级管理人员会讨论决定是解决诉讼，还是商讨另外的解决办法，或者否认起诉并移交法庭处理。

## 道德规范、法律和卫生服务机构人力资源管理

卫生服务机构人力资源专业人事面临的问题越来越多，也越来越复杂，同时来自于行为道德化的压力也在逐渐增大。道德规范涉及公平、公正、诚实和社会责任。有关管理人员和员工的道德标准问题受到越来越多的关注，当然卫生服务机构的相关人员也不例外。

面对人力资源的问题，专业人事可以通过道德的方法解决。但是，要做出一个符合道德标准的决定却不容易。只是遵守法律不一定能保证所有的行为都是道德的。专家指出，法律和道德规范的部分内容是相同的，但是不是全部相同，参见图 4-7。

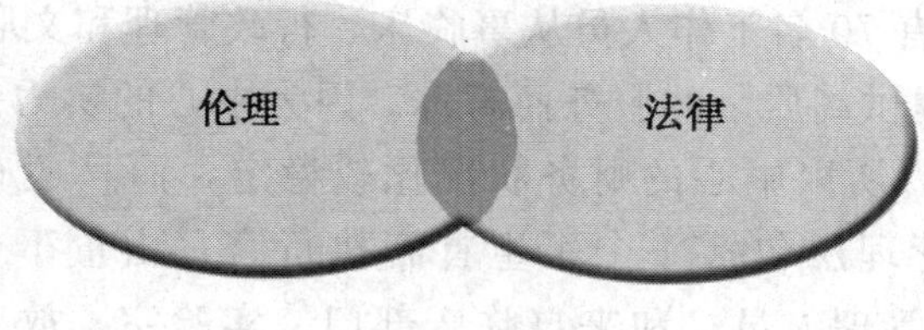


图 4-7　道德伦理与法律关系

很明显，处理卫生服务机构的歧视问题不仅是一个法律问题。卫生服务机构在人员的晋升、加薪，或者与就业有关的其他方面做出的合法决定，却很可能是不符合道德标准的。

尽管受联邦资金资助的很多大型的医疗中心和医学院校有赞助性行动计划方案，他们也承诺积极参加赞助性行动计划，聘用更多合格的受保护群体的成员，但是很难判断他们是否真的执行了相关的规定。遵守联邦合约办公室的稽查人员只能了解这些机构参加赞助性行动计划的动机，或者检查赞助性行动计划方案所要求的文件。有时这些机构直接拒绝参加雇佣更多受保护群体成员的活动。

歧视行为所引起的道德问题主要有以下三类：

1. 道德的功利观（**Utilitarian**）　认为歧视行为导致了人力资源利用效率的降低。

2. 道德的权利观（**Rights**）　认为歧视行为触犯了基本人权。

3. 道德的均衡观（**Justice**）　认为歧视行为导致了社会财富和责任分布的不均衡。

法律和规范不可能覆盖人力资源从业者将要面对的问题的所有方面。卫生服务机构的人力资源从业者，应该以公平和平等对待的价值观和行为规范，约束自己的行为。

## 案例

克洛弗代尔家庭执业中心（**Cloverdale Family Practice Center，CFPC**）是

一个拥有25名医生的综合医疗中心，它在4个地方都设有服务点。除了25名医生外，它还有70名工作人员从事临床、行政管理和文职工作。

**CFPC**因提供高质量的服务而著称。因为中心的实力强大，吸引了大批的病人前来就医，所以中心的财务状况比较稳定，而且还有购买一流设施的能力。**CFPC**的管理层包括1个医生首席执行官（由董事会选举产生，任期5年），1个行政管理人员，和来自临床部门、实验室、放射科、财务部和商业办公室5个部门的5位负责人。

6个月前，**CFPC**卷入了一个性伤害案件中，法院裁定医院支付包括对原告的赔偿金、罚金和诉讼费在内的总计＄500 000的费用。而这名原告曾经是**CFPC**的员工。这个案件是涉及**CFPC**的工作环境中很多令人困扰的问题。就像法庭的证词中揭示的一样，原告和她的证人描述了**CFPC**的工作环境，即有3位**CFPC**的医生，他们经常对年轻有魅力的女性进行性暗示，或者性评论，或者讲有性含义的笑话。但是也有目前医院的员工和以前的员工为这3位医生的行为进行辩护。

**CFPC**的辩护律师认为，原告和其他卷入此事件的女性没有告诉被告，说被告的行为使她们感到不舒服或者使她们认为工作环境存有敌意。但是，很多已经不在**CFPC**工作的女性员工在法庭上也指出，她们曾经向**CFPC**的管理人员反映过这样的情况，但是管理人员没有采取任何措施阻止这种事件的发生。

这个审判和判决，虽然不是头条新闻，但是却受到部分媒体的关注。因此，**CFPC**的所有医生和员工都知道了这个事件。有很多员工被原告或者被告的律师请上法庭作证。该审判和判决严重地影响了员工的工作态度，同时也使**CFPC**的声誉遭受损失。

## 思考题

1. 描述人力资源管理在防止性伤害事件中应发挥的作用。
2. 为**CFPC**制定一个避免性伤害事件的方案。

## 参考文献


1. Civil Rights Act of 1964, Title VII, Sec. 703a.
2. *Griggs vs. Duke Power Co.,* 401 U.S. 424 (1971).
3. *Reeves v. Sanderson Plumbing Products, Inc.,* 530 U.S. 99-536, June 12, 2000.
4. *O'Neal v. Ferguson Construction Co.,* 10th Ct. U.S. 99-2037, January 24, 2001.
5. For details, see *http://www.dol.gov/ofccp.*
6. In depicting the components of AAPs, the authors acknowledge the assistance of Raymond B. Weinberg, SPHR, CCP, and Kathleen Shotkoski, SPHR, of Omaha, Nebraska.
7. Reginald E. Jones and Dara L. Dehaven, "OFFCP's Revised 60-2 Regulations," *Legal Report* (January/February 2001), 1–4.
8. *Harris v. Forklift Systems, Inc.,* 114 S. Ct. 367 (1993).
9. *Arimindo V. Padlocker, Inc.,* 11th Cir, 99-4144, April 20, 2000.
10. "Additional Pregnancy Bias Rulings," *Fair Employment Practices* (March 9, 2000), 78.
11. "EEOC Ruling on Contraceptives May Be Costly for Employers," *HR Executive* (February 2001), 10)
12. "Comparing Apples and Apples, Plaintiffs Must Cut To The Core," *Bulletin to Management* (January 11, 2001), 14.
13. *Ryduchowski v. Port Authority of NY and NY,* 20 Cir, 99-7397, February 8, 2000; and *EEOC v. Eastern Michigan University,* E.D. Michigan, 98-71806, September 3, 1999.
14. U.S. Census Bureau, 2001.
15. Howard J. Well, "The Gender Wage Gap and Wage Discrimination: Illusion or Reality?" *The Regional Economist* (October 2000), Available at *http://www.stls.org/publications.*
16. "Mediation, Small Business Initiative Cited in FY2000 Report," *Fair Labor Practices* (February 1, 2001), 16.

# 第 5 章

# 工作设计与分析

## 学习目标

在学习了本章之后，你应该能够：

- 解释生产力与工作设计的关系
- 描述工作分析的重要性
- 讨论工作分析的典型应用
- 列出工作分析的一般方法
- 说明工作分析步骤
- 确定工作描述和工作规范的要素
- 解释 JCAHO 标准与工作描述的关系

## 医疗机构人力资源透视（Healthcare HR Insights）

圣弗朗西斯（St. Francis）医院坐落在纽约的大都市，它主要致力于组织和文化交流并通过工作再设计去创造一个新的病人-医疗模型，从而应对日益增长的财政压力。这个模型主要强调护理人员的权利下放和病人保健的基本团队方法，注册护士（RNs）成为各分护理单元的负责人，负责病人保健的方方面面。护理辅助人员和关怀保健提供者在病人保健方面帮助注册护士。

圣弗朗西斯医院的卫生人力资源管理部门，结合病人保健管理，创造了一个新的模型。这个模型是结合病人数量、劳动力变化情况和市场而设计的。为了应用这一模型，对于目前传统的方法需要在等级和集权化管理方面作一些重大的改变。这种以工作设计为目的的新型模型，在治疗病人时会引起更大的反应。

新的模型实施 3 个月后，从病人的反馈情况来看是比较乐观的。另外，从人们的满意度调查来看，人们对新的护理观念和以团队为方向的治疗方法比较满意[1]。

人力资源专业所提供的工作设计对一个部门甚至一个组织的效率有重要影响。它对于一个部门实施其工作目的、工作进程、各种技术和能力评估非常重要，有助于目标的实现和工作的开展。

卫生保健组织中员工和工作是随时变化的。我们主要通过工作分析、职位描述和工作规范来进一步理解目前的卫生组织。另外，从工作分析中获得的信息是招募、选拔、补偿以及其他人力资源活动的基础。

因为卫生保健组织在不停地变化，而且工作也会因不同的组织而变化，管理者和员工需要对工作的设计和分析做更多的关注。要做到这一点，必须依据事实和材料，而不是根据经理、主管和员工的个人感觉。

## 通过工作设计完成战略性目标

分析员工在工作中实际做了哪些工作对于实施卫生保健组织的战略性目标是十分重要的。工作设计是一个重要过程，如图 5-1 所描述。

当我们计划好组织目标并实施时，单个部门和功能区域就要建立它们相应的目标以达到更高的组织目标[2]。这些部门目标直接影响工作设计，因为工作设计最终规划了部门目标所承担的任务和责任。

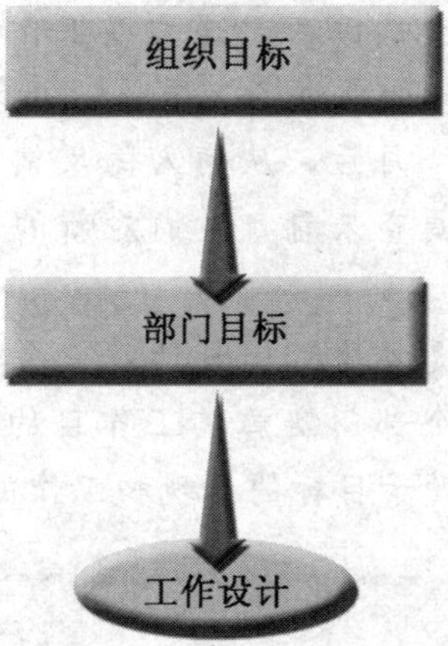


图 5-1 通过工作设计达到组织目标

## 生产力和工作设计

工作设计（**job design**）是指为了使组织更加有效地工作，从而对工作任务、职责和责任进行组织规划。它涉及雇员的工作内容和工作效果，而工作内容是工作设计的一个完整部分。

工作设计可以影响到许多工作的绩效（**performance**），尤其对于雇员的积极性也会产生很大的影响。在卫生组织中，工作设计对于重要的临床人员的保持起着很重要的作用。例如：医院采取了“临床阶梯”计划，主要是鼓励和奖励护士的“床边护理”[3]。这一计划以工作设计为基点，包括在病人护理方面提高护士的主动性。好的工作设计可以通过人员调整来降低成本。工作设计也会影响到工作满意度（**job satisfaction**），因为人们对工作布局的满意胜于其他方面，它对于确认哪些内容组成了一个“好”的工作是很重要的。利用重要工作的特点来设计工作有利于雇员积极接受，这些特点有助于区别“好”的或“坏”的工作，许多提高生产效率和质量的方法反映了在这方面所做出的努力[4]。

**个人工作的适合**　个人工作的适合是一个简单但又重要的概念，它涉及工作特点和个人特征的匹配性。很明显，如果一个人不适合这份工作，这个人要么改变自己，要么调换工作。在过去，让一个“圆”的人去适合“方”的工作是很普通的事情，但是成功地再塑造人并不是一件容易的事情[5]。通过工作重设计，个人工作适合度可以很容易地得到提高。因此，当你第一次确定工作或重新从事某项工作时，应该很好地设计一下你的工作。

工作绩效、员工满意度、健康和许多其他方面是工作设计的效果表现，对此许多组织正在改变或已经改变了一些工作设计[6]。对于已经影响了工作设计和特征的，所采取的一项措施是通过重新设置（**re-engineering**）去影响工作的设计和特点，这样重新思考和重新设计可提高投入、服务及速度。这种再设置的工作包括：创造工作团队的技术，培训雇员的多重技术和工作分析，从而保证他们能够承担多样化的工作，推行尽可能降低组织等级制度的决策，并通过简化工作和提高工作速度来对组织的良性运转进行重组。

## 工作分析

工作分析（**work analysis**）主要研究工作流程、活动、内容和工作产出。这一分析可以由一个部门、临床、管理部门或个人进行。从某一方面上讲，时间和动机的管理实施方法对工作的分析十分重要。从另一方面讲，在某一部门所做的工作可看作与组织中实施的活动有关。分析工作活动和过程要求分析个人需要什么能力，以及他们做些什么工作。如在办公室秘书之类的支持性工作，这种能力是十分重要的。

## 工作分析的特征

工作分析（job analysis），作为人力资源管理中最基础的部分，是一个收集和分析信息的系统方法，其中的信息包括工作内容、人力需要以及工作要求。工作分析通常包括收集有关工作特征的信息，从而区别于其他的工作。下列信息有助于工作分析时做出区别：

- 工作活动和行为
- 设备应用
- 其他交互作用
- 工作条件
- 绩效衡量标准
- 财政和预算影响
- 知识、技术和能力需求

尽管术语工作（job）和职位（position）经常混淆使用，但它们所强调的内容却有细微的差别。工作指普通的任务、职责和责任的组合。而职位是指一个人所做的工作。如两个人操作消毒设备，就会有两个职位（一人一个），但却仅仅是一份工作（消毒技术师）。

## 工作分析的基本任务

工作分析主要是以做了什么工作为基础，包括组成工作的任务、职责和责任。任务（task）是一个比较明确的，由各种动作组成的工作活动；然而职责（duty）是由个人执行的几项任务组成的一个较大的工作部分。因为任务和职责都是描述活动，所以区别这两个概念有些困难也没有必要区别。例如，如果一个管理者的职责之一是负责人员面试，那么与其职责相关的任务就是问一些问题。工作责任（job responsibility）则是负责执行一定的任务和职责。

# 卫生保健组织工作分析的重要性

## 医疗机构工作分析中的能力手段

工作分析中的能力手段（competency approach）主要表现为个人执行某项工作所具备的能力，而不仅仅是以组成工作的任务、职责和责任为基础。我们不应该光考虑个人已有的相当稳定的工作或者一些较好的工作能力，而应该多思考一下方法的应用[7]。这些能力（competencies）是个人或团队提高工作业绩的基本条件，这些能力包括以下几个方面：

- 技术
- 知识
- 能力
- 培训
- 教育
- 执照、证书和/或登记

能力手段也试图说明一些潜在的因素，他们对管理工作的实施起到重要作用。例如，许多管理者经常讨论雇员的态度，但是他们却不能说明态度（attitude）的真正含义。而能力手段就是运用一些方法去帮助管理者说明态度的意义以及那些因素又是如何影响业绩的。一般能力包括以下几点：

- 团队方向
- 技术专长
- 领导
- 适应能力

在许多卫生保健组织中，能力手段鼓励着雇员不断地改进方法，从而可以应用于不同的工作，而不仅仅是一个简单工作。如 JCAHO 所描述，JCAHO 已经意识到在完善员工计划和组织能力系统时工作设计和工作分析的重要性。雇员的发展主要是加强他们的能力，而不仅是去做特别的工作。通过这些方式，发展他们的能力以适应变化的工作。

**美国卫生机构资格认证联合委员会（JCAHO）**

**联合委员会标准和工作分析**

遵循JCAHO标准和评审程序，卫生保健组织必须建立人员计划和能力考核系统。这两方面在工作设计和分析时要特别引起重视。

与人力资源（HR）计划相关的人力资源（HR）和领导标准（**leadership standards**）要求卫生保健组织的领导者分析团队所需要的，从而为他们提供合适的类型和正确的数量，以满足卫生保健组织的需要。与能力系统的建立相关的人力资源和领导标准期望组织中的领导者能够发展和保持一个系统从而确保以下几个方面：

- 招聘、雇佣和保持卫生组织中的能胜任工作的员工
- 团队能力的动态评估
- 组织中组织能力的保持，团队知识的增加

这些所有的人力资源和领导标准的基础就是工作设计和工作分析。工作分析——发现人们如何做自己的工作——是符合JCAHO标准的根本要素。这个标准通过工作是否合格、能力情况和绩效目标来要求对员工的总体素质进行评估和保持。

## 人力资源活动和卫生保健能力的连续性

为提供一个合格的劳动力需要设计一系列的人力资源活动。这些活动从招聘前到人员的使用一直保持连续性。工作分析和工作设计是这一连续性的第一根本要素。有关连续性的每一个活动都依靠于准确和连续的工作设计和工作分析[8]。如图 5-2 所描述。

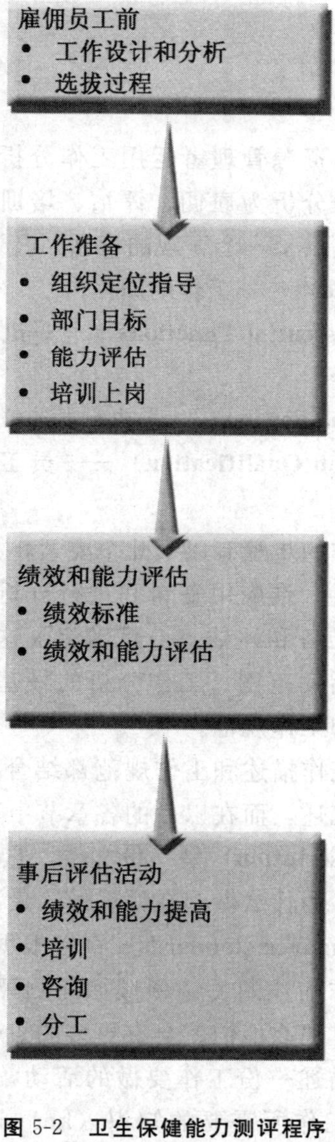


图 5-2　卫生保健能力测评程序

## 工作分析的应用

卫生保健组织人力资源管理者运用工作分析作为一系列其他人力资源活动的基础。例如，工作分析为雇佣、评估、培训和为残疾人提供相关服务以及提高组织运行效率提供了一个客观的依据。其逻辑过程如下：

- 目的（**Purpose**）——工作的原因
- 基本功能（**Essential Functions**）——执行一项工作最根本或基本的工作职责
- 工作环境（**Job Setting**）——执行基本功能的工作地点和条件
- 工作资格（**Job Qualification**）——员工执行基本功能所具备的最低技术

在组织中分析工作的步骤有以下几个要素，如图 5-3 所描述，我们应该考虑如何做，谁提供资料，谁应用资料和进行分析，进而更好地为工作描述和工作规范做进一步的准备和评估。一旦确定了这些内容，那么人力资源活动将有一个更加广泛的活动范围。工作分析的最基本应用就是提供必要的信息进一步完善工作描述和工作规范。

在多数情况下，工作描述和工作规范都结合成为一体，包括几部分内容。在下面的章节中进行综述，而在以后的各章节中进行详细讨论。

工作描述（**job description**）是一份文件，它说明工作任务、职责和责任。它说明应做什么工作，为什么做，在哪里做，最重要的是如何做。

绩效标准（**performance standards**）直接根据工作描述来操作，说明要完成的工作，以及在工作描述的关键领域如何测评绩效。如果雇员知道期望的结果和如何完成绩效，那么他们就会有更多的机会来完成工作。

然而工作描述是描述一份工作要做的活动，工作规范（**job specification**）则列出了很好的执行工作所需要的知识（knowledge）、技能（skill）和能力(ability)，简称 KSAs。KSAs 包括教育、经验、工作技术要求、个人能力和精神物质需求。应该强调的是我们所说的工作规范是员工在工作中的 KSAs，而员工当前的个人条件不是那么重要。

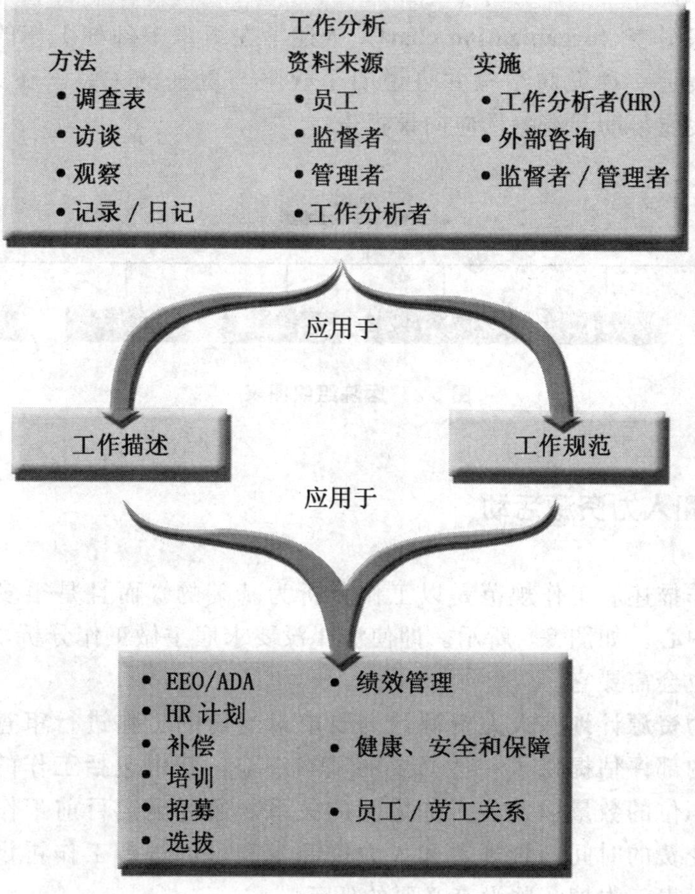


**图 5-3　工作分析过程的决定因素**

## 同类职业、部门和组织系统图

一旦组织中的全部工作已经被鉴定，对雇员的工作归类和组织系统的图表展示有很大的帮助。确定和归成同类职业有几种不同的方法。同类职业（**job family**）就是一些具有相似特征的工作。在确定同类职业时，我们着重强调的是测量工作的相似性。一个部门（**department**）描述的是具有特定组织职责的团体。卫生保健组织有不同的部门结构，图 5-4 描述的是一个传统性结构的组织职责。

组织图表（**organization chart**）描述了在组织中各种工作的关系，传统的组织图表是一种纵向结构并且说明了权限与责任的关系。在大多数组织中，这些图表能帮助弄清楚谁应向谁报告。

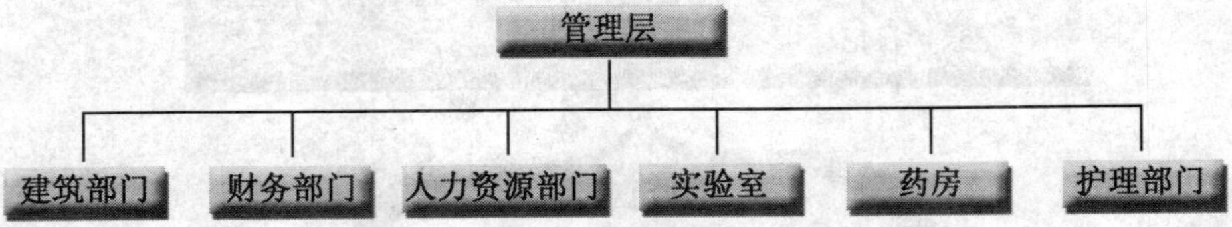


**图 5-4　医院组织图表**

## 工作分析和人力资源活动

工作描述和工作规范是以工作分析为基础的，而且是很多其他人力资源活动的中心，如图 5-5 所示。即使法律没要求雇主做工作分析，有效的人力资源管理也会需要它。

**人力资源计划**　人力资源计划要求对当前的工作进行审查。而工作描述为这种内部评估提供了一些必要的基本细节，其中包括工作的可及性，当前工作和职位的数量以及各工作之间的关系。通过确定目前工作执行的各种功能及其花费的时间，管理者和人力资源专家可以进行工作再设计，合并合乎需要的职责，去掉一些没有必要的任务。

**招聘和选拔**　我们可以通过明确和综合的工作分析来确定合理的招聘和选拔标准。从而使人们都有平等的就业机会。如果不对一项工作进行系统的调查，雇主也许会使用跟这项工作不相关的员工。无论是内部还是外部招聘，组织运用工作分析来确定工作规范对于招募高质量的员工都是必要的。

**EEO 服从**　EEO 服从的许多方面都需要准确的和被证实的工作分析信息。工作分析在确定一项工作的根本功能时非常重要，也决定了工作的必备资格。这一信息在公平的选拔过程中的使用也是很关键的。

**补偿**　工作分析信息是确定补偿的重要条件。工作分析的信息常通过内部（**internal**）的责任比较和外部（**external**）竞争雇主所支付补偿的比较来决定工作的内容，作为确定合适补偿的一部分。从工作分析中获得的信息可以

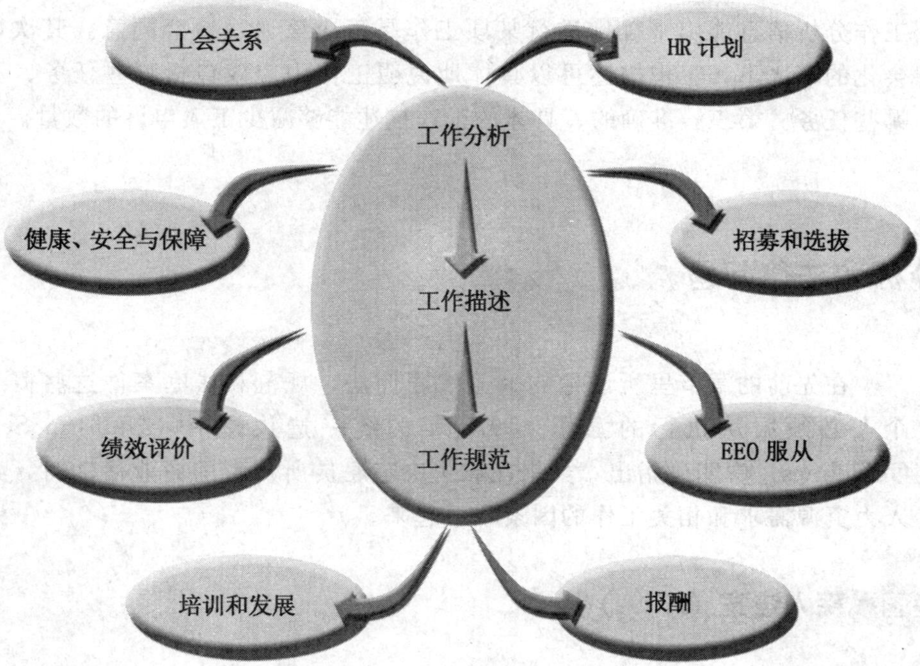


图 5-5　工作分析和其他人力资源活动

用来给予权重，所以，对于承担更加复杂的任务、职责和责任的工作将支付得更多。

**培训和发展**　工作分析确定了工作由哪些活动组成，从而有助于管理者对新雇员进行解释。工作描述与工作规范可以帮助雇员进行职业规划，使他们了解将来可能选择的工作被期望怎样做。工作规范同时指出了雇员为了发展他们的事业所需要提高的领域。

**绩效评价**　主管通过绩效标准，比较一个雇员被期望做的和实际做的工作，就能确定雇员的绩效水平。绩效评价（**performance appraisal**）过程与工作描述和绩效标准密切联系[9]。发展有条理的、实际的绩效标准也能减少经理、主管和雇员在绩效评价反馈方面的一些交流上的麻烦。

**安全和健康**　工作分析信息在确定可能的工作危险和工作条件方面是十分有意义的。通过收集的信息，管理者和人力资源专家可以一起决定工作需要的健康和安全设备，指定工作方法，并且培训工人。

**工会化关系** 在有劳动工会的地方，工作分析被用于几个方面：首先，工作分析信息能用来确定进行某项工作是否应该通过协会同意。其次，在工会化的环境下，工作描述可以具体地说明工作中应该包括哪些任务、不包括哪些任务。第三，准确的、具体的工作描述能够减少工人申诉的数量。

## 工作分析和法律问题

在先前的章节里所讨论的平等的雇佣法、规范和法庭案件这些概念，是个人必须服从执行的工作。1978 年的统一选拔指南（Uniform Selection Guidelines）中明确指出，如果在雇主决定雇员所从事的商业活动时，必须将人力资源需求和相关工作的因素联系起来。

### 美国残疾人法案（ADA）

ADA 使得工作分析、工作描述和工作规范的重要性增加。卫生保健组织中的人力资源管理者必须明确工作活动，进而明确工作责任[10]。ADA 的结果就是雇主越来越强调工作分析，并且要不断地发展和保持目前正确的职务说明和工作规范。

卫生保健组织必须确定工作的体力劳动方面是如何决定的。在卫生保健组织中，假如有许多服务工作者和技术/专业人员进行重要的体力工作，工作分析必须准确地确定基本职能有两个方面的原因：第一，工作分析过程必须准确地确定体力的要求，从而确保进行工作的雇员和接受服务的病人都是安全的。第二，必须正确地确定基本职能的体力要求，从而促进非歧视性的雇佣决定。

在确定基本职能（**essential functions**）时——必须评价一个残疾人拥有或期望拥有的工作职位的基本工作职责。通常的方法是回答以下几个问题：

1. 有哪三项或四项活动组成了这项活动？每一项都是必需的吗？如一位秘书打字、写文件、接电话、记录。

2. 各项任务之间有什么关系？这些任务是否必须遵循一定的顺序？

3. 这些任务是否需要坐下、站立、爬行、步行、攀登、跑、弯腰、跪、举起、挖、写、操作、推、拉、用手指触摸、交谈、听、解释、分析、理解、协调或其他的身体活动？

4. 有多少其他的雇员可以执行这些工作功能？这些功能是否所有的雇员都可以完成？

5. 执行每项特定的职能时需要多少时间？低频率执行的任务和高频率执行的任务同等重要吗？

6. 减少一项功能是否彻底地改变了工作？

7. 如果一项任务没有完成，结果会怎样？

通过工作分析确定了工作的基本职能后，雇主必须随时准备做一些合理的调整。另外还要考虑到核心工作职责和 KSAs，见图 5-6。

| 考虑因素 | 基本职能 | 非基本职能 |
| --- | --- | --- |
| 时间花费百分比 | ▶ 时间花费显著，20%或更多 | ▶ 通常少于 10% |
| 频率 | ▶ 按日、周、月有规律运转 | ▶ 无规律运转或替代其他工作部分 |
| 重要性 | ▶ 任务对工作其他部分或其他工作有影响 | ▶ 任务与其他工作无关或关系不大 |

图 5-6　基本职能因素

## 工资/时间规定和公平劳动标准法案

一般而言，工作分析确定了在工作中每项职责花费时间所占的百分比。这些信息有助于确定雇员的工资在工资/时间规定下是免税的还是不免税的。如在第 12 章所提到的，联邦公平劳动标准法案（FLSA）和大多数州的工资/时间规定说明了，雇员在手工操作、日常工作和办公室工作中所花费时间的百分比，决定了当超过每周 40 个小时工作量时他们是否必须得到额外工作量的补偿。

属于主管（**executive**）、管理人员（**administrative**）、专业人员（**professional**）或者外销人员（**outside sales**）的雇员会被免除额外工作量的补偿。主要的任务应该花费至少 50%的时间，而免税规定说明他们不超过 20%的时间可能花费在手工操作、日常工作和办公室工作上。

在卫生保健组织中，符合工资和时间规定是件十分困难的事情。例如，许多不同专业类别的临床职位，像注册护士、药剂师，将会满足法案中免税性的工资和时间规定。然而很多组织把这些职位的雇员看作非免税性的。这常常是因为注册护士或者药剂师的工作时间的可变性以及激励他们在非正常值班时间工作的需要，而不仅仅是法律上要求这样做。通过合理的设计一项工作是免税性的还是非免税性的，从而达到联邦公平劳动标准法案（FLSA）的要求是十分重要的。错误的分类会导致雇员薪水的错误分配。

## 工作分析的行为部分

工作的详细检查，不管对于管理者还是雇员都是苛刻和危险的经历，但也是必要的。部分原因是由于工作分析可以确定目前正在做的和应该做的工作的不同。

管理者和雇员也常常夸大他们工作的重要性和意义[11]。因为工作分析的信息常用于补偿，管理者和雇员都希望夸大他们的工作，从而获得更高的支付。一些雇员担心工作分析会给他们穿上"短上衣"，通过规章制度限制他们的创造力和灵活性。然而，工作分析和限制工作范围和深度并没有必然的联系。表达明确和交流顺利的工作描述可以帮助卫生保健组织的雇员搞清楚他们的角色是什么，他们被期望怎样工作。或许最有效的解除焦虑的方法就是让雇员参与到工作描述的修订过程中来。许多卫生保健组织使用的工作分析方法中包括在工作分析过程中其工作正在被分析的雇员。这些方法将在下一章节中阐述。

## 工作分析方法

工作分析信息可以通过多种方法来收集，常见的方法有观察法、访谈法、问卷法和专门的分析方法等。这些方法经常根据具体情况和组织结合使用。

每一种方法将在下面的章节中详细说明。

## 观察法

当运用观察法时，管理者、工作分析专家或者工业工程师会观察个人的工作执行情况，并且记录下工作的任务和职责。观察法可以是连续性的资料或间断性的抽样资料。由于许多工作并不能很容易地完全观察到工作的职责和完整的工作流程，所以观察法有一定的局限性。观察法和其他方法的结合对于重复性的工作很有用。

## 访谈法

访谈法的资料收集要求管理者或人力资源（HR）专家要参观每一个工作部门并且与执行每一份工作的雇员进行交谈。标准的访谈形式被用来记录信息。一般地说，对雇员和雇员的管理者都必须进行访谈，从而获得对工作的完整的理解。访谈法可以看成是消耗时间，尤其当访谈者与做同一份工作的两个或三个人交谈时。专业和管理工作更加难以分析，并且需要更长的时间进行访谈。由于这些原因，建议运用访谈法与其他分析方法中的一种加以结合来分析问题。

## 问卷法

问卷法是工作中经常应用的一种收集资料的方法。调查表设计好后由雇员和管理者来完成。问卷法的主要优点就是大量的工作可以方便地在相对较短的时间收集到。然而，问卷法必须确保雇员可以正确地分析和传达有关他们工作的信息。雇员对于工作的理解或许不同，甚至在阅读和理解问卷方面能力也不相同。由于这些原因，问卷法通常结合访谈法和观察法来对问卷信息进行解释和分类。

## 计算机化的工作分析

随着计算机技术的发展，研究者已经完善了一套计算机工作分析系统。

计算机化的工作分析的一个重要特点就是能够收集的数据的特殊性。所有这些特定的资料可以进入工作分析的数据库。计算机工作分析系统通常会减少书写工作描述的时间和精力。这些系统也设置了对应每一个工作任务和问卷内容的各种工作类别。

## 工作分析步骤

工作分析的过程必须以合乎逻辑的方式进行处理，符合合理的手段和专业心理学惯例。不管使用什么工作分析方法，通常遵循一个多层次的过程。典型的工作分析步骤列于下面，但是他们使用的方法和分析工作的数量也许是不同的。图 5-7 描述了这一过程的基本步骤。

### 计划

在收集管理者和雇员资料之前，计划一下工作分析的步骤是十分重要的。其中优先考虑的是工作分析的目标。或许仅仅是为了修正工作描述；又或者，它可能是组织修正补偿计划的一项产出；再一个目的就是为组织的部门重新设计工作；另外，还可以改变组织中的部分结构，构建符合新组织战略的更好的结构。

### 准备和交流

准备由回顾基础上的工作鉴别组成。在工作鉴别阶段的另一个任务就是回顾现有的文件。现有的工作描述、组织系统图、以前的工作分析信息，以及其他的行业相关资源对回顾可能都是有用的。对管理者、受影响的雇员以及其他相关的人，如联盟组织者，沟通和解释这个过程是一个非常关键的步骤。有些人的工作被密切观察时，其期望值提高，我们应该对他们所关心和期望的给予明确的解释。

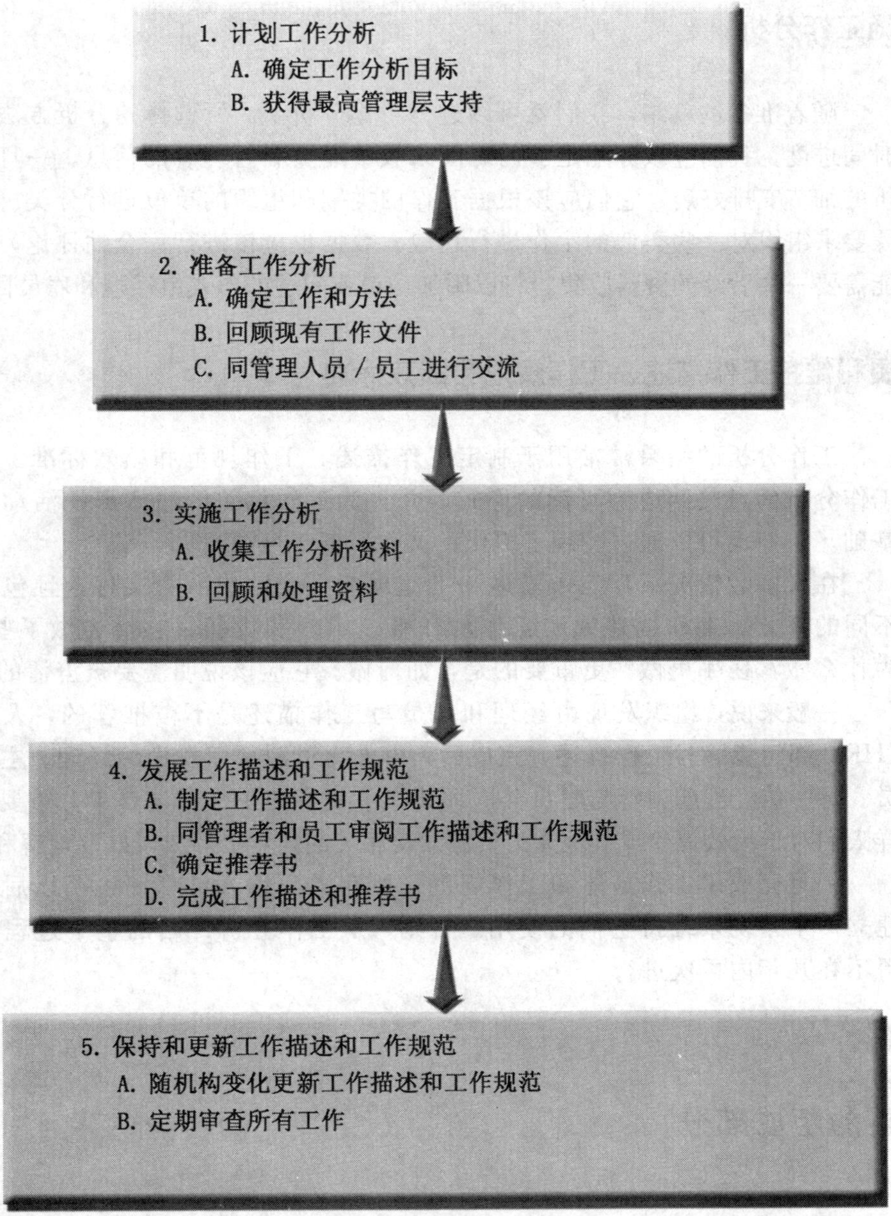


图 5-7　工作分析过程的步骤

### 实施工作分析

随着准备的就绪，我们就可以进行工作分析了。所选择的分析方法决定了时间进度。我们应该分配足够的时间来收集雇员和管理者的信息。一旦工作分析的细节安排好后，它们应该根据工作的类别和组织的单位进行分类。这个步骤要求组织对一些类似的工作进行比较。数据也应该进行完全性评论，并且可能需要一些后续的资料收集，将以附加访谈或问题的形式由经理和雇员回答。

### 发展和维持工作描述、工作规范和绩效标准

工作分析的结果常常用于制定工作描述、工作规范和绩效标准。它们将工作分析信息归纳成为可读的形式，并且为工作相关的法律辩护活动提供了基础。它们也可以通过管理者提供的文件服务于雇员。

在大多数情况下，工作描述和工作规范会合并成一个文件，且包括几个不同的部分。工作描述说明工作的任务、职责和责任。它描述做了些什么？为什么做？在哪里做？更重要的是，如何做。它应该说明需要被澄清的地方。

一般来说，组织发现由经理和雇员写工作描述是不被推荐的。人力资源（HR）部门能够写工作描述，完成后，由人力资源部门发送给经理、主管和雇员。每一位经理或主管与雇员共同评述一下完成的工作描述是十分重要的，这样人们对于绩效评价或其他人力资源活动相关的内容会形成较好的理解和认识。

一旦完成了工作描述和工作规范且所有适当的人员都评论了以后，应该建立一个系统来维持它们的使用。否则，从工作分析开始的整个过程可能不得不在几年内再次进行。

## 工作描述的组成部分

美国残疾人法案（ADA）着重强调的是工作描述措辞的重要性。法律执行要求工作描述准确描述实际的工作。工作主题是对实施工作功能的一种描述。将工作描述表达精确但不繁琐，的确是一门艺术。运用合理的动词去精

确地描述雇员的任务、职责和责任是十分重要的。

工作描述的一般组成包括下面几个部分。

## 证明

工作描述的第一部分就是证明，包括工作主题、报告部门、关系、所属单位以及 FLSA 资格分析。通常，明智的做法是注明一些其他的信息，以便于通过人力资源信息系统追踪工作岗位和雇员。

## 概述

工作描述的第二部分就是概述，它是对主要责任和这项工作区别于其他工作部分的简洁叙述。一个人力资源专家是这样描述概述部分的：用不多于 30 个字的内容来说明工作的本质。

## 根本功能和职责

典型的工作描述中第三部分将列出基本的功能和职责。它包括对主要实施的任务、职责和责任进行精确清晰的描述。这是工作描述中花费时间最多的部分。如图 5-8，描述基本功能的一般格式为：（1）活动相关动词，（2）申请内容，（3）为什么/如何，频度。

当写工作描述时，应用动词来描述任务和职责是非常重要的，并要按照一定逻辑顺序，下面是工作描述时应当遵循的原则：

- 开始应用动词
- 说明动词应用在哪里
- 说明信息如何获得
- 说明如何、为什么和使用频度

应用：

| 活动动词 | 应用在哪里 | 信息如何获得 | 如何，为什么，频度如何 |
|---|---|---|---|
| 应用 | 病人图表 | 来自诊所和执业医师 | 从诊所和执业医师得到病人出院和愈复情况表 |

图 5-8　工作描述中活动动词的用法

美国残疾人法案（ADA）强调工作职责安排的重要性，所以应该先列出最基本的（危险的程度和花费的时间），对于支持性和边缘的内容应该列在后面。在这个框架下，有特定功能的职责应该以某些合理的方式来分组和安排。如果一项工作要求一个财务主管准备几份报告，在其他功能中，与报告的准备有关系的描述应该归为一类。最后列举的各种各样的条款用来保证管理上的灵活性。典型的工作描述，如图 5-9 所示，包括几个主要的内容。

| | |
|---|---|
| 职务：医学档案职员 | 工资等级：非免税，按小时付酬 |
| 部门：医学档案 | 聘用日期：10/10/2002 |
| 监督者：医学档案监督人 | |

工作总结：保持病人病历，提供完整的档案服务

工作责任：

| * E/M/NA | %Time | |
|---|---|---|
| E | 30% | 保证病历保密性，严格控制档案室出入，保证记录病历拿走的时间及返还 |
| E | 30% | 完成病人记录，为诊所和医生提供病历服务 |
| E | 20% | 收集有关进展记录、实验室报告、X 线结果及相关信息人档案 |
| E | 5% | 采用适当的标签和分类创建新的病人档案 |
| E | 5% | 按照已建立的机密程序为相关部门提供信息，回答病人对实验结果的提问 |
| M | 5% | 复印提交指定报告 |
| M | 3% | 将患者信息输入计算机，重新获取其人口学资料 |
| M | 1% | 接听患者电话，并问候他们，制定患者预约时间表 |
| M | 1% | 按照实验室要求的格式检查实验报告 |
| | | 当收到指派或要求时，完成其他有关的任务。组织有保留在任何时候更改或添加任务内容的权利 |

工作规范

*技能：管理*

| | |
|---|---|
| 理解和应用政策和程序 | 处理不同特点项目 |
| 安排组织数据资料 | 阅读手工记录文本材料 |
| 答复电话 | |

*教育和经历*

| | |
|---|---|
| 最低学历：高中以下 | 专业教育：高中或与其相当 |
| 专业经历：6～12 个月 | 专业工作：医学档案 |

**图 5-9 工作描述范例**

* 我们选用字母 E（核心）、M（非核心）、NA（不适用的）来标明所要安排岗位的作用

*身体要求*

| 身体要求 | 几乎不<br>0%～12% | 偶尔<br>12%～33% | 较常用<br>34%～60% | 经常<br>67%～100% |
|---|---|---|---|---|
| 看——阅读报告档案 | | | | × |
| 听——与同事交流 | | | | × |
| 走/站 | | | × | |
| 爬/弯/跪 | | | × | |
| 举/拖/推 | | | × | |
| 手指灵活/抓取/感觉——写、打印、能用电话 | | | × | |

技能：计算机软件 ×　　复印设备 ×

传真 ×

以上陈述了对员工总体特点和水平的要求，并不是对其所有相关责任、职责和技能的要求，而且并不是建立雇佣合同

**签名：**

员工：________________　日期：________________

负责人：________________　日期：________________

**图 5-9　工作描述范例（续）**

## 工作规范

工作描述的下一部分就是制定执行工作的工作规范。一般的工作规范包括以下几点：(1) 知识、技术和能力，(2) 教育和经验，(3) 体力要求和/或工作条件。工作规范的内容提供了一些必要的信息来决定在美国残疾人法案（ADA）中规定哪些条件是可行的或是不可行的。

工作规范可以通过许多方面的信息资源来完成。很明显，工作分析过程提供了一个基本的起始点。但是任何所涉及的 KSA 必须以执行工作所必需的内容为基础。进一步讲，工作规范应该反映为了得到满意的工作绩效需要些什么，而不是说明理想候选人是怎样的。根据 ADA，清楚地界定每一份工作的体力和脑力方面是很重要的。如果举起、弯腰、站、走、攀登或者爬的动作是需要的，应当在工作规范中指出。此外，工作中举起的重物的重量，具

体的视觉和听觉要求都应该具体化。

## 绩效标准

绩效标准可以直接在工作描述中得到，描述了工作达到的目的以及绩效如何在工作描述关键领域方面进行测量。工作描述里包括绩效标准的原因很明确。如果一个雇员知道雇主期望什么工作结果及绩效是怎样测量的，他们满意地完成工作的机会将更大。如图 5-10 所显示了工作描述的职责描述以及在医院消毒中心经理使用的一些绩效标准。

工作岗位：中心消毒管理者
监督人：外科主任

| 职责 | 绩效标准 |
| --- | --- |
| 开发、审查、评价、保证外科消毒工作开展 | ▶ 监控并预测部门工作量，向部门主管推荐能满足岗位要求的人力资源水平<br>▶ 准备部门年度预算<br>▶ 确保对医疗程序和消毒设备的适当审查和升级，使它们适合感染控制 |
| 确认消毒问题、结果、档案等并推荐改进的行动方案 | ▶ 在执行部门技术职能时，遵守相关政策、程序、要求和标准等<br>▶ 对每项部门方针进行常规和非常规适宜性检查<br>▶ 保证新的设备符合消毒和感染控制要求 |

**图 5-10　岗位职责描述和绩效标准**

糟糕的是，绩效标准在工作描述中经常被忽略。即使绩效标准已经被制定且与工作描述相匹配，但是如果工作描述没有被提供给雇员，雇员也不可能得到绩效标准的信息。它们仍仅仅是人力资源部门和管理者的一种工具。这种方式限制了工作描述的真正价值。

## 免责声明和批准

许多工作描述的最后部分包括一个主管经理的正式签名和免责声明。免责声明允许雇主去更改工作职责或要求雇员去执行没有列出的任务，所以工作描述并不认为是雇员和雇主之间的“合同”。

## 案例

圣里吉斯（Saint Regis）医疗中心在它的服务地区接管了3个医务所，来扩大医院提供初级卫生保健的能力。经过广泛的调查，此医院有信心通过巩固和集中商务活动来降低这些医务所的手术费用。这些商务活动包括财务和金融、票据、采购和材料管理以及设备维护。另外，中心将给3个机构增加管理总费用。

运作这3个新机构将近6个月后，圣里吉斯医疗中心的财务分析发现了不好的预算结果。全部3个机构都超过了预算的10%，并且预示着会有更大的缺口。最重要的预算问题是劳动力成本。

进一步分析，主要问题出现在医学博士、注册护士和辅助人员（未注册）这3种雇员的混合使用。当医务所接管前，员工仅是医学博士和未注册的医疗助理的简单组合。当圣里吉斯医疗中心接管医务所时，又加入了注册护士从而改变了原来的组合。这与圣里吉斯医疗中心在目前拥有并运营的其他诊所的员工模式是一致的。预算问题与增加的注册护士工资支出直接相关。

圣里吉斯医疗中心决定评估卫生保健服务过程和在门诊部必要的技术设置来确定人员配备情况是否需要改变。人力资源部门被要求进行工作分析，考虑新的工作设计，从而提出更好的建议。

## 思考题

1. 列出确定合理的员工组合时进行的工作评估的步骤。
2. 哪种工作分析方法对这一任务最有效？

## 参考文献


1. Betty R. Anson, Taking Charge of Change in a Volatile Healthcare Marketplace, *Human Resource Planning* (2000), 21–33.
2. Shari Caudron, "How HR Drives Profits," *Workforce* (December 2001), 26.
3. Deborah L. Ressler, "Experienced RNs Remain at Patients' Bedside," September 12, 2000. *http//www.vitalsigns.com*
4. A. E. M. Van Vianen, "Person-Organization Fit: The Match Between Newcomers' and Recruiters' Preferences for Organizational Cultures," *Personal Psychology*, 53 (2000), 113–149.
5. Institute for Job and Occupational Analysis. Organization Dedicated to Research and Application of Job Analysis and Occupational Analysis Technologies and Methods. *http://www.ijoa.org.*
6. Eric Raimy, "Back to the Table," *Human Resource Executive* (March 2001), 1.
7. David Fine, "Establishing Competencies for Healthcare Managers," *Healthcare Executive,* (March/April 2002), 66–67.
8. *Comprehensive Accreditation Manual for Hospitals: The Official Handbook*, CAMH Refresher Course (January 2002), HR Section—1 to 32.
9. Kathy Gagne, "Using Performance Management to Support an Organization's Strategic Business Plan," *Employment Relations Today* (Winter 2002), 53.
10. Don Caruth and Gail Handlogten, "Avoiding HR Lawsuits," *Credit Union Executive* (November–December 2001), 25.
11. Tammy Joyner, "Staff, Let's Play the Name Game," *Omaha World Herald* (July 1, 2001).

# 第6章

# 医疗机构招聘和选拔

## 学习目标

在学习了本章之后，你应该能够：

- 说明在招聘的战略性方法里的一些必要的决策
- 描述内部招聘和外部招聘所采用的方法
- 讨论用于评估组织招聘效果的标准
- 对照比较工作绩效、选拔标准以及预测因子
- 说明选拔过程中的法律要求，并概述选拔过程
- 解释雇佣前对员工进行背景调查的重要性

## 医疗机构人力资源透视（Healthcare HR Insights）

信息系统和因特网技术正飞速改变着医疗机构人力资源部门招聘和选拔的方法。举个例子，位于西部弗吉尼亚州（Virginia）的查尔斯顿（Charleston）地区的医疗中心保健系统已经发展成为一个把工作公示于网上且在线接收工作申请的系统。这个过程所花费的时间从以前的30天减少到现在的3天，而且时间有待于进一步减少。

在多弗（Dover）的温特沃斯-道格拉斯（Wentworth-Douglass）医院，也把一些工作公示在因特网上和内部网的网站上，从而满足了外部和内部的在线报名，通过扫描技术进一步数字化了选拔过程。卫生人力资源人员扫描履历和申请表，使部门主管可以在线看到报考信息。

在卡森（Carson）市的卡森市立医院已经进行了一项意义深远的在线招聘工作。工作的申请几乎都是在线进行。医院的网页允许应聘者在线申请。现有的雇员可以使用一个单独的系统获悉职位空缺并且在线申请调动。

在得克萨斯（Texas）达拉斯（Dallas）的贝勒（Baylor）卫生保健系统已经开始重大的改革，抛开传统的利用纸质简历或报纸的招聘模式转为电子模式。所有的工作都公示在公司的网站上，且使用以内部网为基础的雇佣服务方式如 Monster. com 去进行外部工作招聘[1]。

所有的这些例子都描述了在医疗机构工作者招聘中运用信息系统和因特网技术的效果。它也暗示着随着卫生保健劳动力市场竞争的不断增强，这些用于招聘工作的方法将被继续利用和完善。

人口学的许多改变正在并将继续影响对熟练、有能力的医疗机构人员的需求。为了进一步强调这一点，请看以下资料：

在美国，每8秒钟就有一个人达到50岁，并且未来的10年中都将如此。在婴儿高峰期出生的人口将近有8 000万，几乎占整个美国人口的三分之一。随着他们年龄的增长，对卫生保健的需求会增加。到2020年，这些人会达到65岁或者更老，平均每个人需要的卫生保健的服务费用是现在的6倍[2]。

在 **American Hospital News. com** 调查中进一步描述了医疗机构首席执行官（CEO）所关心的本行业问题，劳动力和职员成为首席执行官头号关心的问题，财务和执行问题分列第二、三位[3]。有效的招聘和选拔是医疗机构合理地利用劳动力市场的关键。

## 招聘和劳动力市场

实际上医疗机构的雇主雇佣员工不仅仅通过一个劳动力市场（**labor market**），而是几个劳动力市场。劳动力市场分类的方式有几种，包括根据地理领域、技术类型和教育水平等等进行分类。一些具体的劳动力市场部门可能包括经理、文书、专业人员和技术人员以及服务和支持人员。按照市场分类的不同，一些市场是当地的，一些是区域性的，有一些是国家性的，还有一些是国际性的劳动力市场。为了很好地理解作为招聘地点的劳动力市场，我们必须考虑 3 个不同的概念：劳动力人口（**labor force population**）、申请者人口（**applicant population**）和申请者资源（**applicant pool**）。

劳动力人口（**labor force population**）是指如果使用所有可能的招聘策略，有可能选拔到的人。这样，大量的申请者可能从许多不同的途径选拔上来。

申请者人口（**applicant population**）是劳动力人口的一部分，指运用一个特别的招聘办法选拔的人。至少有 4 种招聘决策影响着申请者人口：

- 招聘方法（**Recruiting Method**）——广告媒体选择
- 招聘信息（**Recruiting Message**）——工作内容及如何宣传
- 申请者资格要求（**Applicant Qualification Required**）——教育水平和必要的工作经验
- 操作程序（**Administrative Procedures**）——招聘的时间年限，申请者的后续工作和以前的申请者文件的利用

申请者资源（**applicant pool**）包括所有实际被选拔评估的人。在这里，申请人资源将决定于组织的信誉，即工作的地点、组织的筛选以及对申请者有用的信息。假如有一个合理的候选人，则最后的选择将从申请者资源中得到。

劳动力人口中的供求对组织的配备人员的策略有实际的影响。内部的劳动力市场也会影响到招聘，这是因为许多医疗机构雇主从内部随时提升人员，而仅仅当内部人员不够或者当内部组织需要灌输新鲜血液时才进行外部招聘。

这方面的讨论及其他战略决策将在随后的招聘步骤中涉及。

## 招聘计划和战略性决策

招聘决策的制定不仅有助于说明申请者的类型和数量，而且可以说明招聘的效果可能有多困难或有多成功。如图 6-1 显示了这种招聘决策的概况。招

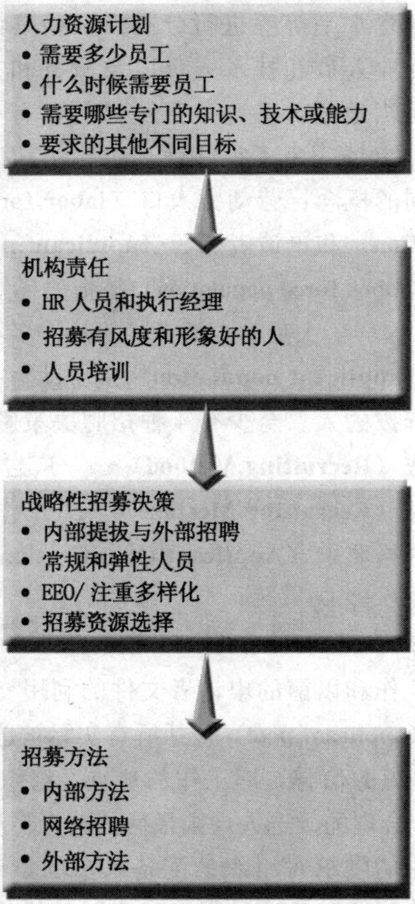


图 6-1 招聘决策

聘（recruiting）包括在哪里招聘，由谁去招聘，工作的要求是什么。另一个主要考虑的问题是要决定外部和/或内部招聘的范围是什么。

## 内部和外部招聘

从内部组织（内部招聘）和外部组织（外部招聘）中招聘雇员来填充空缺职位都存在着优缺点。多数组织运用了内部招聘和外部招聘相结合的方法。历史上，医院一直采用了内部晋升的政策。然而由于环境的快速改变和竞争的增强，医疗机构除了选用内部资源外更加强调招聘外部资源。如图 6-2 列出了各种招聘方法，包括医疗机构所运用的内部和外部的招聘方法，同时也注明了每种方法对招聘何种类型的员工最有效。

| | 服务人员 | 办公室人员/书记员 | 专业人员/技术人员 | 执行董事/管理人员 |
|---|---|---|---|---|
| 1. 内部提升 | * | * | * | * |
| 2. 工作公示和招标 | * | * | * | |
| 3. 考查与员工推荐 | * | * | * | — |
| 4. 执行董事搜寻公司 | | | — | * |
| 5. 网络招募地址 | | * | * | * |
| 6. 媒体广告 | * | * | * | |
| 7. 公共代理机构 | * | * | — | |
| 8. 私人代理机构 | * | * | * | * |
| 9. 学校和大学 | | * | * | * |
| 10. 临床轮转和内部交流学习 | | | * | |
| 11. 临床带教 | | | | * |
| 12. 志愿者 | | * | * | |
| 13. 专业协会 | | | * | * |
| 14. 联谊会 | | | | |
| 15. 军旅服务 | — | — | * | — |
| 16. 以前的员工 | | * | * | — |
| 17. 特殊事件 | | * | * | — |
| 18. 短期帮助 | * | * | * | |

**图 6-2　选择医疗机构招聘方法**

源自：Developed by Walter J. Flynn，SPHR. May not be used without permission

注："*"表示一项好的招聘方式　"—"表示一项可能的招聘方法

## 机动的配备人员

谁应该被重点招聘决定于是招聘传统的全职雇员还是采用更灵活的方法。医疗机构发现需要找到更具有创造性的配备人员的方法来吸引和留住员工。在医疗机构中，兼职是最传统的灵活配备人员的方法。大约有四分之一的注册护士在做兼职工作[4]。

使用临时雇员（**temporary employees**）的医疗机构雇主可以雇佣他们自己的临时员工或者使用代理机构提供的以天数或周数为基础付费的临时工。如果卫生机构的工作是波动的或者作为正式雇佣员工之前对员工评价的一次机会，那么临时员工的雇佣对医疗机构有很大的意义。在许多大型的医疗机构中的人力资源部门已经建立了内部临时员工部门，从而减少了从外部代理机构雇佣临时工的处理费用。

一些医疗机构雇佣了独立签约者（**independent contractors**）去完成合同上的特定的服务，例如医院为 **Y2K** 做准备时雇佣信息技术人员。然而，那些签约者必须是独立的，这是由美国国内税收署和美国劳动局决定的（欲了解详细信息，参见第 12 章）。

## 流动性资源

护理部门是使用注册护士的资源池（**resource pool**）的代表，在这里，注册护士被特别雇佣，当人口或迫切的医疗保健需要超过中心员工的提供能力的时候，他们应该适合流动到任何部门[5]。资源池（或流动性资源 **float pools**）在一名新护士决定哪个部门或哪种形式的护理工作适合自己之前给予他们一个可以在不同岗位进行工作的机会，这无疑是一个好方法。但是，由于护理工作的不断专业化，例如肿瘤学或者心脏保健，流动性护士不能被要求在一所医院或者治疗中心的全部领域都能安全地进行工作。

## 雇员租赁

在医师的医务所和门诊部里，雇员租赁（**employee leasing**）是最近几年才飞速发展起来的一个概念。雇员租赁的过程很简单：雇主与雇员租赁公司鉴定一份协议，在这之后员工被公司雇佣然后又重新回到雇员租赁公司。至于费用，医务所或者门诊部从租赁公司"租约"雇员，然后写下薪水发票，支付税金，准备和实施人力资源（**HR**）计划，并且保留所有要求的记录。

## 内部招聘

内部招聘（**internal recruiting**）指以现有的雇员和一些以前与该组织有接触的人为招聘对象。现有雇员的朋友、过去的雇员以及以前的申请人将是招聘的主要来源。如果不从整个组织来考虑，升职、降级和调任也为部门提供了一些额外的员工。内部招聘优于外部招聘的地方在于管理者准备提升（或调任）某个候选人时，能够通过观察到他在过去一段时间的实际情况来评价他的潜力和特别的工作绩效。而且，组织提供给雇员升职机会，也会激励他们更加努力地工作。

### 工作公示和招标

医疗机构内部招聘雇员的主要方法是通过工作公示和投标（**job posting and bidding**）。雇主发布职位空缺的通知，然后雇员做出反应，申请某一项特定的工作，组织可以通过在自助餐厅、休息厅和组织的网站上张贴通知向雇员公示职务空缺。

### 内部招聘数据库

计算机化的内部人才银行或者申请者跟踪系统，可以用来完成适合组织的 **KSAs** 的列表。需要处理大量的工作申请和职位的雇主们会发现使用这些软件作为人力资源信息系统的一部分的优点。随着 e-mail 和内部网站的发展，越来越多的医疗机构正运用这一方法在内部公示职位。

工作公示和招标系统如果操作不正确是没有效果的。工作一般是在任何外部招聘之前就要公示的。组织首先给予内部员工一段合理的时间来考虑是否可以胜任目前空缺的职位，然后再考虑进行外部招聘。一个医院的有关工作公示的政策内容见：**http：//flynn. swlearning. com**。

## 提升和调任

许多医疗机构选择通过内部雇员的提升和调任来填充空缺的职位。尽管内部的提升绝大多数都是成功的，但是它也存在着一定的缺点。某个人做这份工作成绩很好，但并不意味着在别的工作上成绩也很好，因为新工作也许需要的是不同的技能。而且，如果一个组织没有多样化的人才，内部提升对于加速组织内被保护阶层的个人发展也不是一个有效的方法。

## 现有雇员提名

目前填充空缺职位的一个最可靠的人才资源就是现有雇员的朋友和/或家庭人员。雇员能让潜在的申请人了解这个公司工作的优势，帮他们写介绍信，并且鼓励他们去申请。这便使得外部申请者运用了内部的信息资源。因为使用一般的招聘方法很难招聘到一些具有专业特长的雇员，所以雇主采用了对雇员奖励的办法来吸引人才。举个例子，在美国中西部的一个大的矫形外科和职业健康门诊部里，雇主使用1 000美元的红利奖励来鼓励雇员给空缺的职位推荐合格的申请者。如果诊所内的雇员推荐的候选人被雇佣了并很好地完成了6个月的工作，那么推荐者会拿到一半的红利，当新雇员完成了一年的工作后，推荐者就会得到全额的红利。

以前的雇员和过去的申请者也都是很好的内部招聘资源。这两种情况的优点是，由于雇主对潜在雇员的情况已经有了一些了解，所以节约了时间。

# 外部招聘

如果内部资源不能够挑选出足够多的合适的工作候选人，还有许多可用的外部资源。其中包括一般学校、学院和大学、媒体资源、商业和竞争性资源、职业中介、经理搜寻公司和因特网。

## 学校、大学和学院

高校或者职业/技术学校是许多组织招聘雇员很重要的来源。在这些机构内的成功的招聘是对这些学校的仔细分析和与之连续合作的结果。医疗机构内有许多职位，这些职位需要的适当教育水平是高校的学位或 GED，这些工作包括很多种类的服务人员、办公人员以及临床助理职位。

对于许多医疗机构来说，在大学和学院里招聘毕业学生是一项大规模的活动。大多数大学和学院保留着雇主和申请者进行会见的就业指导处。

## 媒体资源

媒体资源如报纸、杂志、电视、收音机和广告牌等都被广泛应用。无论运用媒体的哪一种方式，它都应当依赖于相关劳动力市场且提供足够的有关公司和工作的信息。当运用媒体中的广告来招聘时，雇主应该回答下面的 5 个问题：

1. 广告的目的是什么？
2. 信息将如何表达？
3. 希望招聘什么样的人？
4. 在什么地方做广告？
5. 广告信息传递什么样的内容？

## 专业协会

很多卫生保健专业学会和协会出版报纸或杂志，其中就刊登职业广告。这些出版物将是招聘特殊的专业人士的理想方法。另外，有许多专业协会在自己的网站上进行招聘，如人力资源管理学会网站（**http：//www. shrm. org**）。

## 职业中介机构

在美国的每一个州都有州立的职业中介机构，这些职业中介机构在本州的许多城市中成立分支机构，并且不收取申请人或者雇主的任何费用。很多城市也存在着私人职业中介，它们会从雇员或雇主（通常是雇主）那里收取一定的费用，这些职业中介为组织进行初步的筛选并使得组织与申请人联系。

### 经理搜寻公司

一些职业中介主要努力方向是经理、管理者和专业职位。这些经理搜寻公司分成两种：（1）成功酬金公司：仅仅在候选人被委托公司雇佣之后收取一定费用，（2）固定费用公司：无论联系是否成功，都要收取委托人固定的费用。这两种类型的公司被医疗机构广泛地使用来为专业、管理和经理职位配备人员。

## 网络招聘

医疗机构第一次运用计算机作为招聘工具是在电子广告服务版（**bulletin board service**）上做工作广告，通过这个途径使得合适的申请者与雇主联系。随后一些组织开始接收电子邮件申请。今天，因特网成为很多医疗机构招聘工作候选人和人们寻找工作的一个基本方法。因特网的爆炸式发展是一个根本原因。据估计，美国大约有1.6亿，全世界有12亿是因特网用户。在美国，估计有74%的年龄不低于18岁的人可以进入因特网，每年使用因特网作为他们寻找工作的一种方式[7]。因特网用户连接网络来寻找工作就像读报纸上的分类广告一样快。而且，大多数因特网用户在因特网上提交或者公示简历。

人力资源专家和雇主也经常使用网络。当问及人力资源雇主运用什么方法能召集到更多的新雇员时，77%的人反映因特网的运用可以召集到更多的雇员，17.5%的人则说是运用了报纸广告[8]。不同的调查发现80%到90%的雇主运用因特网进行招聘。估计有超过10万个招聘网站在发布工作信息，回顾不同形式的工作履历，以供雇主和工作候选人进入。但是因特网招聘的爆炸式增长也意味着人力资源专家将会淹没在因特网招聘的大幅度和大范围的工作中。

## 电子招聘的方法

因特网招聘包括许多不同的方法。最常见的几种是工作招聘版、专业人士/职业网站和雇主网站。

**工作招聘版**　现在有大量的工作招聘版（job boards），雇主可以从中张贴布告或者招聘候选人。最常见的就是 **http：//www. monster. com** 和 **http：//www. hotjobs. com**。另一个广泛被应用的就是与美国卫生保健人力资源管理学会（ASHHRA）联合开设的网站：**http：//www. CareerBuider. com**。

尽管工作招聘版给候选者提供了大量的机会，但是许多进站者仅仅是浏览，他们不是想要换什么工作，而是想对比一下酬金的水平或是看看在他们感兴趣的领域中有哪些合适的工作。估计有三分之一的进站者都是浏览，并没有认真地考虑过换工作的问题[9]。尽管如此，人力资源的雇主发现一般工作招聘版还是能够引起大量申请者的反应。而且，通过工作招聘版，招聘者可以扮演成应聘者，来看看其他的雇主招聘同样的工作人员的要求是什么以及竞争对手酬金方面的信息，从而保持自己招聘的竞争实力[10]。

**专业人士/职业网站**　许多专业协会在他们的网站上都有职业招聘部分。就像前面提到过的，寻找人力资源方面的工作就可以登陆：**http：//www. shrm. org** 或者 **http：//www. astd. org**。而且，许多私营公司也建立了专业医疗机构职业网站来集中一些领域的资源如同护理麻醉师、医生助理或者其他领域。使用这些更有目标性的网站招聘限定了招聘者搜索的时间和效果。而且，在这种网站上发布工作就好像瞄准了对某一工作领域特别感兴趣的申请人，也许会降低实际申请中不合格申请人的数量。

**雇主网站**　当工作招聘版和其他的工作招聘网站都很普遍时，许多招聘者发现雇主网站在招聘候选人时是非常有效果和有效率的[11]。很多雇主把招聘和职业的信息放在机构网站上面。在许多这样的网站上，应聘者都可以使用电子邮件邮寄履历或通过在线申请来寻找工作。

## 有效的网上工作公示

因特网招聘的飞速发展已经改变了许多组织寻找申请者的方法。运用报纸广告进行的招聘已不再是主要方法，而网上工作公示成了大多数招聘的组成部分。然而，发展有效的网上工作公示并不是简单地把报纸广告的形式转为电子的形式。下面是对于准备有效的网上工作公示的一些建议：

- 使公示吸引人（**Make the Posting Appealing**）——它必须抓住人们的兴趣，可以运用一些图形、公司标识和其他简单的艺术效果使公示更加突出。
- 具有可读性（**Make it Readable**）——使用方便阅读的语言，包括尽量避免申请人不容易认识的太多缩写词和术语，也不要全部使用大写或者黑体字母，那样看起来颜色显得比较深。
- 字符越短越好（**Recognize Shorter is Better**）——太多的雇主在线招聘时用了50到60个单词来说明公司并且过度使用一般描述性的单词，例如挑战（**challenging**），进步（**progressive**）等等。
- 以清晰的工作名称和概述开始（**Start with Clear Job Title and Overview**）——工作名称和工作职责的简要描述决定了人们是否会读其他的内容。这些就像新闻中的题目和第一段。如果他们不感兴趣，那么其余的详细内容就不会再读了。
- 简明地描述雇主（**Describe the Employer Concisely**）——关于雇主的简要描述，特别是工作的区域和位置，应该提供有用信息，使雇员对组织产生兴趣。
- 清楚说明必要资格（**State Necessary Qualifications Clearly**）——应该注意准确地说明申请资格，这样不符合要求的候选者会发现资格要求并不低，从而阻止了他们的申请。另一方面，“膨胀”的资格可能限制了那些认为工作要求超出自身能力的候选人。
- 提供工资和福利的信息（**Provide Salary and Benefits Information**）——工作公示应该说明工资范围和强调具有一定竞争性的福利，特别是一些特殊的福利。但是，应当注意避免用“详细的清单”的形式来说明福利。
- 说明如何申请（**Indicate How to Apply**）——建立自动的电子邮件链接或者职位申请链接是十分重要的，这样申请者就可以随时点击使用。作为支持性信息，传真号码、邮寄地址以及联系人或代码都应该提供。一般情况下，如果雇主想提供电话咨询的话，建议只给电话号码，至于其他方面内容很少用到。

把雇主网站的招聘和职业内容看成是公司市场活动的一部分是十分重要的。机构网站的招聘部分必须有效地与市场化的工作和职业相适应[12]。所以网站应该通过提供有关组织概况、组织的发展潜力以及组织的操作信息来使雇主市场化，从而使一些潜在的申请者对雇主有更深的了解。糟糕的是，许多雇主网站并没有有效地将职业和招聘信息结合起来。

## 因特网招聘的优点

雇员发现因特网招聘有很多优点。一个主要的优点是：相对于其他的招聘方式如报纸广告、职业中介和搜寻公司以及其他的方式等，许多雇主在使用因特网招聘时大大节省了成本。一些雇主招聘高级专业人士和管理人员的时候，曾有过招聘每个雇用者节省几百美元到最高 4 000～6 000 美金的经历[13]。

因特网招聘又可以节省相当多的时间。申请者可以通过发送电子邮件的方式来回复工作公示，这比信件邮寄要快多了。招聘者能更快地对合格的候选人做出反应，确定面试的时间或要求得到更详细的候选人信息。

使用因特网招聘能够集合广泛的申请者资源（**expanded pool of applicants**）。由于使用网络资源，许多候选人可能接触到工作。因特网的一个方面的好处在于可以全球张贴工作布告，从而使其他地区或国家的潜在申请人可以从网上看到公示的职位空缺。

## 因特网招聘的缺点

因特网招聘带来优点的同时也存在着一些缺点。通过更广泛的招聘，雇主可能会得到更多的不合格的申请者（**more unqualified applicants**）。一份人力资源招聘者的调查发现，三分之一的人认为因特网招聘给人力资源员工带来了额外的工作负担[14]。因为必须阅读更多的简历，处理更多的电子邮件，许多因特网招聘带来的申请人的增加也需要专业的申请者跟踪软件来处理。

犹如前面所提到的，许多进入网站的人都是浏览者，他们提交简历只是为了看一下将会发生什么事情，而实际上并不是认真地寻找新的工作。因特网招聘的另一个问题就是申请者可能受到因特网访问的限制（**limited internet access**）。对于来自更低层的社会经济人群和特定的人种/少数民族的人更是如此。来自美国劳工部门的一份研究资料发现有一个数字界限（**digital divide**），西班牙裔和非裔美国人的求职者很少或者没有在家访问因特网[15]。因此，雇主就不会通过因特网招聘得到所期望的招聘申请者资源。尽管因特网招聘存在着这些缺点，但是它会继续发展应用下去。雇主会和寻找工作者一样把电子招聘看成外部招聘的一个主要部分。

## 医疗机构招聘的其他资源

考虑到大多数的临床学位和某些管理学位的教育准备具有独特的一面，所以许多保健雇主正准备形成申请者流动资源。临床的转科，辅导实习、实践实习是像护理、药房、医学技术和其他治疗领域的教育和临床发展的一部分。联谊会是保健管理学位的教育发展的一部分。这些教育领域中的人们都在追踪着那些在医院、诊所、护理院及其他医务环境中的“医务人员”，所以他们很容易讨论目前的或将来的职位空缺和职业机会。

### 临床的转科

在所有临床学位预备的过程中，临床转科是为了方便学生学习其专业中“动手”的部分。这些转科一般是由门诊部、医院、疗养院或其他卫生保健提供组织举办。许多举办临床转科的组织充分利用这个机会来招聘在岗的学生。

### 辅导实习和实践实习

类似于临床转科，辅导实习和实践实习通常是教育经历的一部分但往往是出现在医疗机构专业培训后面的步骤或最后结尾时。许多医疗机构已经把实习医师编入他们的正常的招聘体系中——在一些情况下，组织非常依赖于完成了辅导实习和实践实习的学生来填补职位的空缺。

### 联谊会

在医疗机构管理、公共卫生和健康计划中很多大学生和研究生学位都包括毕业后联谊会计划。联谊会使得新毕业生得到管理者、首席执行官或者其他卫生执行者的支持。他们被称为“同事（fellows）”，将通过做一些特别的项目或者研究如为访问 JCAHO 做准备来接受在职训练。一些联谊会使得他们由于这样的经历得到了晋升到中层管理职位的机会。

### 夏季雇佣，遮蔽计划和志愿者资源

许多医疗机构雇主在夏季招聘时依赖于大学生。大学毕业生是一个很好的招聘资源。为了发展卫生职业，卫生职业雇主已经建立遮蔽计划（**shadowing program**）。这个计划是给个人（正考虑一种卫生职业或者教育计划）提供一个机会，也就是在一个工作日协助一位卫生专业人员。这样的经历使潜在的雇员和学生对那些医疗机构的环境和工作职责获得一次大略的独特的认识。

志愿者资源也吸引了很多申请者。以前，医院及广大医疗机构都已经利用志愿者进行一些亲切招待、接收、传递及其他相关服务。很多医疗机构的新的开发计划伴随着数百位志愿者，从而增大了他们的员工群体。除了节省了劳动力成本，志愿者也是职位填充的一个非常好的来源。

## 招聘评估

评估招聘的效果是十分重要的。评估招聘效果的大体领域包括以下几点：

- 申请人的数量（**Quantity of Applicants**）——因为一个好的招聘计划的目标就是能够集中大量的申请者，可以从中进行选择，人的数量必须足够多以便选择和填补空缺职位。

- ▶ **EEO** 目标满足（**EEO Goals Met**）——招聘计划是用来满足雇佣受保护阶层人员这一目标的一项关键性活动。当一家公司为达到这样的目标积极行动时，相关性尤其高。
- ▶ 申请人的资格（**Quality of Applicants**）——申请者的资格是否能够满足空缺的职位，申请者凭什么符合职位规范、执行工作，这也是个问题。
- ▶ 每个申请者的雇佣费用（**Cost per Applicants Hired**）——费用的不同主要决定于工作职位，填补一个空缺职位花费多少钱与预期的营业额和工资水平有关。
- ▶ 填补空缺职位的时间要求（**Time Required to Fill Opening**）——填补空缺职位所花费的时间是评估招聘效果的又一方法。如果空缺职位很快地招聘到了合格的申请者，那么组织的工作和效率不会由于职位的空缺而受到影响。

总之，招聘资源的效果变化，主要决定于空缺职位的特点和填补它所需要的时间。招聘效果并不是显而易见的，除非进行一系列的计算。

## 选拔的性质

选拔（**selection**）是从申请者资源中去挑选合格的人来填补职位的过程。如果没有合格的雇员，那么医疗机构在成功的道路上就处于更不利的位置。JCAHO 特征详细地说明了医疗机构进行综合性选拔的重要性。

**美国卫生机构资格认证联合委员会（JCAHO）**

**JCAHO 的标准、招聘和选拔**

医疗机构遵循 **JCAHO** 评价过程来保证安全地传送信息，竞争者也应该非常了解与招聘和选拔有关的标准。这些标准要求医疗机构维持一个通过有效的选拔来确保员工的公平竞争的系统。

*招聘和选拔过程*

招聘和选拔的政策应该被发展、保持并包括在卫生人力政策手册中，分发给整个过程中的每一个人。这一过程的关键要素包括以下几点：

- 面试
- 在合适的地点进行预雇佣测验
- 介绍信和背景检查
- 安置前的身体检查
- 要求的执照、注册和证明的检查

像前面描述的那样，一直坚持有效的选拔过程，是确保雇佣合格的和有竞争力的候选人的关键所在。不遵循这样的过程会引起卫生组织的一些重大的雇佣和责任方面的问题。

选拔不仅仅是选择最合适的人选。选择合适的 **KSAs** 系列——这能够在一个人身上体现——就是尝试在申请者能够做什么、想要做什么和组织需要什么之间进行平衡。申请者和组织之间的平衡不但影响着雇主的提供工作的愿望还影响申请者接受工作的愿望。选合适的人去做合适的工作称为安置（**placement**）。不同于其他的任何事情，人力资源的安排应该被看作是一个匹配的过程。不管雇主运用了具体的 KSAs 还是更多的一般方法，雇员的有效选拔都要涉及工作绩效理解的标准（**criteria**）和预期因子（**predictors**）。

## 标准，预期因子和工作绩效

有效选拔系统的核心就是什么构成了适当的工作绩效以及雇员的哪些特

征与绩效有关。一旦雇员的成功（成绩）被认可，就可以确定达到成功所需要的雇员规范。选拔标准（**selection criterion**）就是一个人成功地做这项工作的特征。图 6-3 说明了，能力、动机、智力、责任心、适当的风险以及绩效也许就是许多工作很好的选拔标准。为了预知一个选拔标准（像动机或能力）是否存在，雇主需要把预测因子看作选拔标准的可见的指示器。

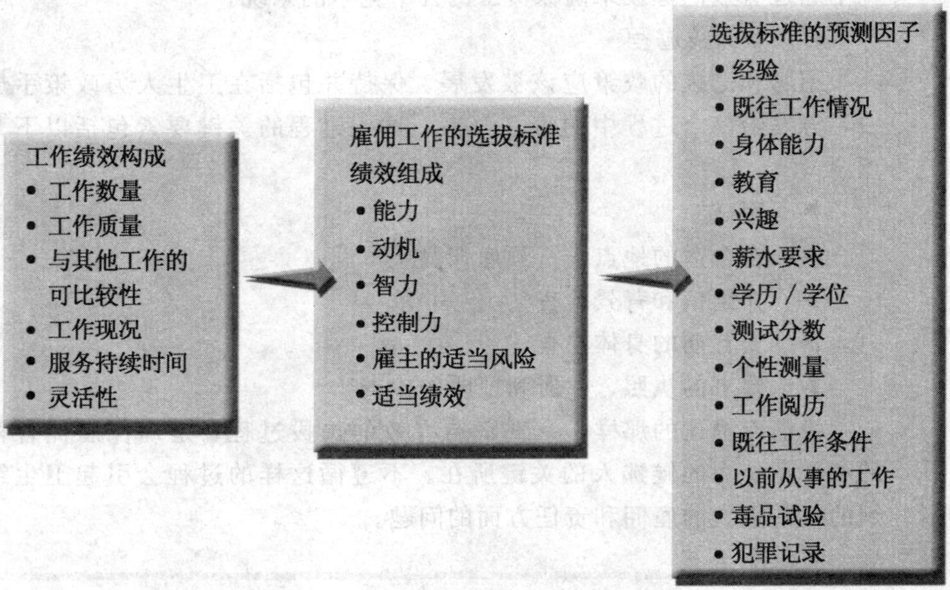


图 6-3 工作绩效、选拔标准和预测因子

## 合法性

通常而言，雇主使用了一系列的预雇佣步骤和预测因子去确保申请者能够适合此项工作。选拔是所有的 EEO 所关心的问题。

雇主准确地确定申请者的范围变得越来越重要，这涉及是否合法的问题。如果没有书面的政策来确定申请者的条件，那么任何投过简历的人也许以后会认为他或她之所以没有被雇佣是因为不合法的歧视。确定申请者（**applicant**）的政策可能包括以下几个方面：

- 只有当职位空缺时，才接受申请者。

- 只有当个人填写了申请表时，才考虑为申请者。
- 过了指定日期，申请者的申请是无效的。
- 只有一定数量的申请者将被录用。
- 人们必须申请特定的工作，而不是任何工作。

**1986** 的移民改革和控制法案（**IRCA**），在 1990 年又被重新修订，要求在雇佣的 72 小时之内，雇主必须确定工作的申请者是美国公民，还是登记在册的外国移民或是非法外国移民。那些在美国工作不合法的人不能被雇佣。雇主常用 I-9 表来区别潜在雇员的地位。

## 选拔的责任

医疗机构如何在人力资源专家和管理者之间分配选拔责任是不断变化的。选拔活动可能集中在一个专业的组织单位里，它构成人力资源部门的一部分。在一些小的机构中，像门诊部（尤其是那些不多于 100 个雇员的），使用一位全职的专家或者单位进行选拔可能是不现实的。

许多组织采用了确定的一般步骤去处理申请工作者。这种基本步骤的不同主要根据组织的规模、空缺职位的特点、选拔人员的数量以及外来的竞争压力而定。图 6-4 是一个典型的大型的医疗机构中的选拔步骤。然而，其中所有或部分的内容也很容易适用于一些小型组织，像内科和牙科诊所。

## 接待和工作预演 / 兴趣筛选

除了为工作匹配合格的人员之外，这个选拔过程有一个非常重要的公共关系尺度。对于医疗机构雇员来说更是如此。歧视性的雇佣的过程，没礼貌的采访者，不合理的测验程序，不必要的长时间等待，缺乏后续的信函等就会产生对雇主的不好的印象。

在一些情况下，简短的面试是十分合理的，这被叫做最初筛选或者工作预演/兴趣筛选（**initial screening or a job preview/interest screen**），让申请者填申请表后看一下他们是否愿意做机构中任何适合的工作。某些特定的情况下，医疗机构雇主通过电话进行工作预演/ 兴趣筛选面试。工作预演/兴趣筛选也可以通过计算机有效地进行。通过计算机进行申请的人也存在着几个不同的

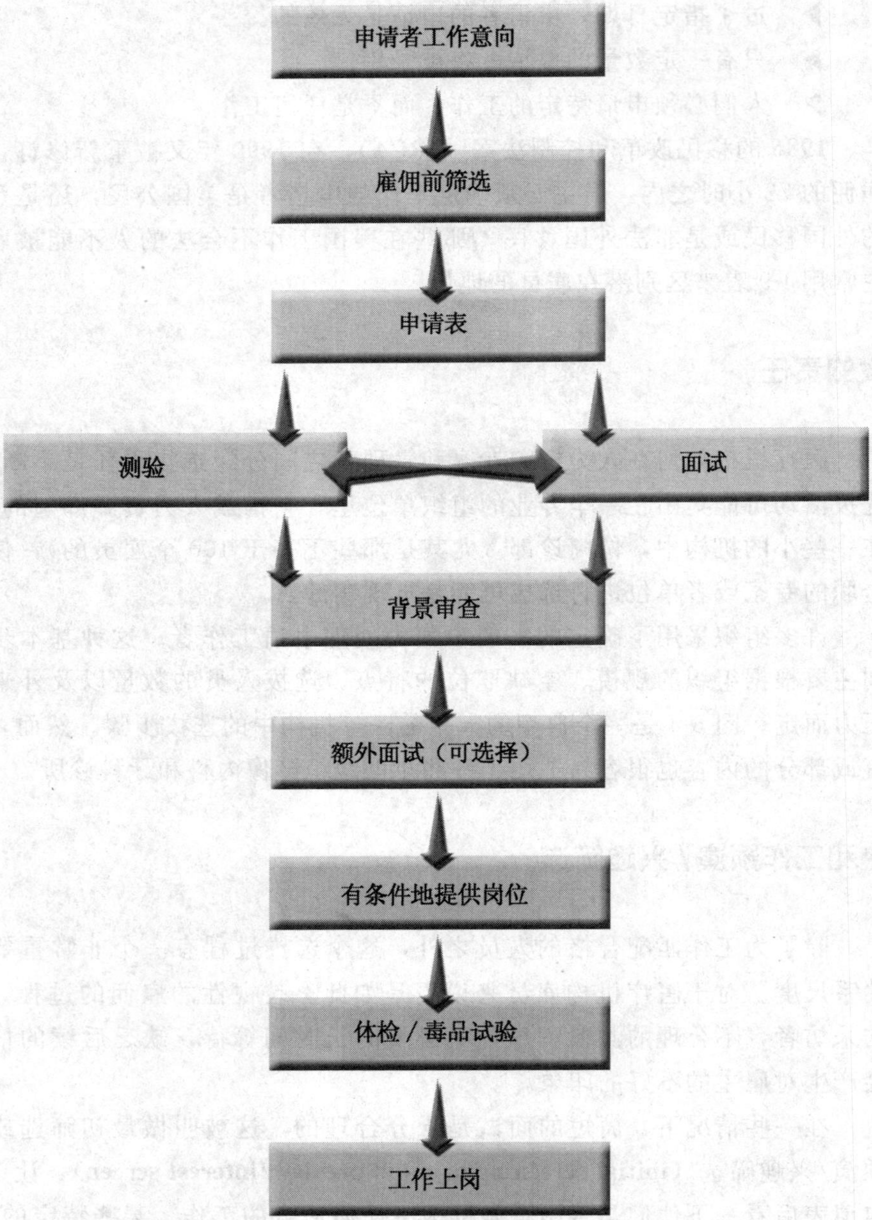


图 6-4 选拔过程流程图

水平。计算机可以通过关键词来寻找简历或申请书。成百个大型的医疗机构就是通过运用人工智能（AI）和文本搜寻（**text-searching**）软件来浏览、评分和寻找申请者的简历。计算机筛选的第二个方法就是电子化地处理最初筛选面试。计算机辅助面试技术可以运用一些工具例如用录像带记录申请者的反应。

实际工作预演（**realistic job preview，RJP**）的目的就是告知候选人一项工作“机构内的现实情况”，以便他们能更准确地估计自己的工作预期。组织希望通过提供给申请者一张清晰的工作图示，降低他们不现实的预期，使得雇员更加清醒，最终减少他们的不满足感。有关 **RJP** 的研究综述发现，实际工作预演的结果是申请者有一个较低的工作期望[17]。

选拔心理（**psychology of selection**）如图 6-5 所示。图 6-5 描述的内容提供了一个非常好的思路，也就是一个选拔应该如何决定，最后如何执行。

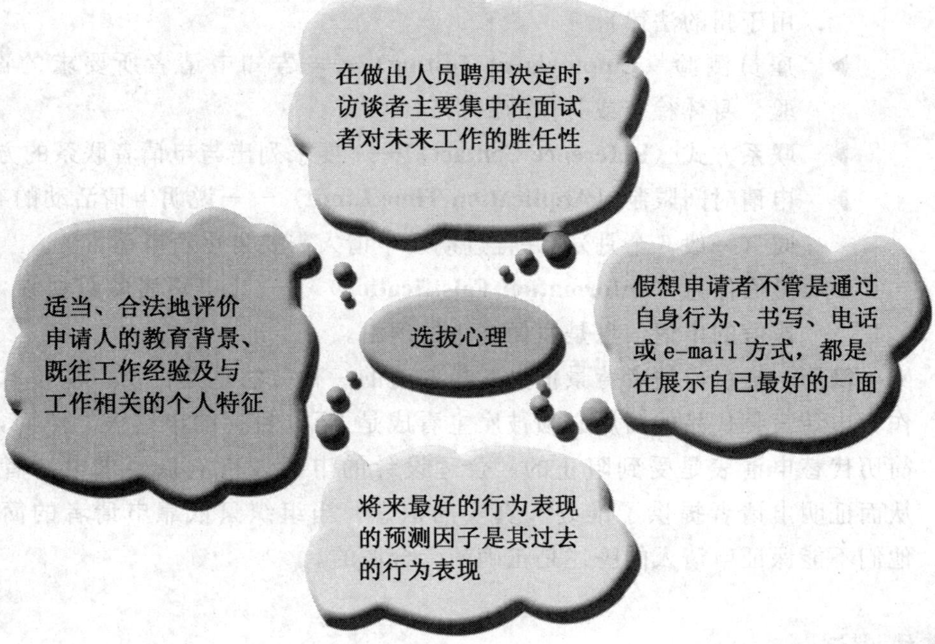


**图 6-5　选拔心理**

## 申请表

申请表被广泛应用。在网站：**http：//flynn. swlearning. com** 上可以获得申请表的样本。一份申请表要适合下面 4 个目的：

- 申请者希望获得某一职位的记录。
- 它给面试者提供了一份可以在面试中使用的申请者的资料。
- 它是雇佣申请者的一个基本雇员记录。
- 它可以用来研究选拔过程的有效性。

**申请表免责声明和通知** 申请表需要免责声明和通知使得雇主能够得到适当的法律保护。推荐的申请表的公告和通知包括：

- 雇佣的自愿性（**Employment-at-Will**）——说明雇主或申请者有在任何时间里有或没有通知和原因的情况下就结束雇佣关系的权利（适用于州的法律）。
- 雇员测验（**Employment Testing**）——告知申请者所要求的毒品试验、身体检查或其他的测验。
- 联系方式（**Reference Contact**）——要求列出与申请者联系的方式。
- 申请时间限制（**Application Time Limit**）——说明申请活动的有效时间（一般 6 个月），并且过期后申请人需要再重新申请。
- 虚假信息（**Information Falsification**）——让申请者签订协议，说明虚假的申请信息是雇佣终止的理由。

**简历** 提供申请者背景信息的最普通的一种方法就是简历。从技术上说，作为申请表替代品的简历必须被雇主看成是 EEO 目标的申请表。然而，使用简历代替申请表是受到阻止的。合理设计的申请表格应该要求申请者签名，从而证明申请者提供了准确和真实的信息。当组织只依靠申请者的简历时，他们不能保证申请人的陈述是正确的、合法的。

## 选拔测试

根据 EEOC 的统一选拔指南，任何雇佣需求都是一次“测试”。一些雇主购买准备好的测试，另外一些雇主则发展了自己的测试。许多人感觉到如果测试的运用和管理合理，在选拔过程中是十分有用的。

即使测验有效，解释测验的结果并不是一件简单的事情。个人在测试中得到锻炼，测试的解释应该考虑到测试系统的建立和保持。进一步讲，测试的角色在整个选拔过程中应该被正确地维持。

**能力和能力倾向测试** 能力测试（**ability tests**）评估个人已经学过的技术。能力倾向测试（**aptitude tests**）测量的是学习或获得技术的一般能力。

许多卫生组织对于要求登记或医学誊写的职位进行数据录入测试。这些测试是能力测试的一种。其他广泛应用的测试包括调节机械的能力和手的灵活性。

智力能力测试（**mental ability test**）主要测验推理能力。其中一些能力测试包括空间方向感、理解和保持的范围以及综合性和概念性的推理。综合性能力倾向测试（GATB）是这种类型的一种常用测试。

**评估中心** 评估中心（**assessment center**）并非必须是一个地方，而是用于选拔和发展评价的一系列练习和测验。评估采用多种练习和多名评估人。在评估中心，候选人要经历综合性面试、笔试测验、个人和小组模拟以及工作练习。然后，候选人的成绩被一个培训过的评估小组来进行评估。对任何评估中心来说，重要的是测验和练习能反映工作的内容以及工作中所要面对问题的类型。

**心理/个性测试** 个性是由影响自身与外界互动的一些特征所组成的独特混合，它有助于描述一个人的基本特点。历史上，个性测试用作工作绩效预测时，其预测的正确性倾向于较低。然而一些研究发现，认真选择的与工作要求有逻辑关系的个性测试，可以有助于预测成功工作中人际关系的那些方面。

**身体能力测试** 身体能力测试测量个人的能力，例如申请者的力量、忍耐力和肌肉的运动。在疗养院，护理助手必须经常抬起或者移动病人。测试申请者的灵活性、力量和其他身体特性是与工作有关的。身体能力测试的一种类型是功能性能力测试（**functional capacity testing**），测试的领域如动作的范围、力量和姿势，心血管的健康和其他方面[18]。但是为了防止与美国残疾人法案（ADA）相冲突，身体能力测试的运用应该加以限制。

各种以技能为基础的测验可以被使用，包括智力操作测试（**psychomotor tests**），测量一个人的灵活性、眼-手的协调能力、臂-手稳定性，及其他方面。

如测试机械能力的MacQuarie测验能够测量生物医学修补技术的手工的灵巧性。

## 选拔面试

选拔面试被设计用来确定候选人的信息并与其他来源的信息区分。这种详细的面试集合了申请表、测试和证明审查的全部信息来进行设计，从而能够制定决策。由于面试的综合性和面对面接触的需要，可以说面试在很多情况下是选拔过程中最重要的阶段。在测试、申请表和证明审查中可能出现矛盾的信息，因此，面试者必须在有限的时间内尽可能地了解到被面试者有关的信息并且根据工作标准评估这些信息。图6-6详述了雇佣面试的“问”和“不问”的内容。最后，必须确定选拔决定，主要以前面的步骤中获得的所有信息为基础。

- 你有身体或其他限制吗？
- 你有残疾吗？
- 你曾经单独或集体申请过补偿么？
- 过去两年内你有多少次因病旷工？
- 你是否曾接受过下列医疗条件？
- 你的家庭成员有健康问题或既往疾病和残疾吗？
- 你为什么用拐杖，怎样受伤的？
- 你曾经去看过心理医心吗？
- 你是什么时候致残的？

- 你能操作你所申请工作的基本功能吗？
- 有无住宿？请描述你对住宿的要求。
- 你怎样完成你所申请工作的基本任务？
- 若被聘用，你怎样完成你看过的岗位描述中所描述的工作？
- 请描述你过去的值班记录情况。
- 请描述你达到一个6英尺高的文件柜顶部所遇到的问题。
- 你既往工作日常包括哪些？对你最有挑战性的是什么？

图6-6 面试问题的问与不问

面试并不能对工作绩效做出特别有效的预测，但它具有很高的“表面正确性”——换句话说，对雇主来说好像是正确的并且他们喜欢运用面试。实际上所有的雇主都喜欢运用面试来雇佣员工。

**结构式面试**　结构式面试（**structured interview**）是使用一系列标准化问题提问所有的申请者。每一个申请者都要被问到同样的基本问题，这样申请者之间的比较就会显得比较容易些。这一面试方式允许面试官提前准备与工作有关的问题，然后形成一个标准化的被面试者评估表。这些表的完成提供了可供任何人，包括 EEO 的实施体，对为什么这个被选中而另一个没有被选中提出质疑的文件。

**行为事件面试**　当进行行为事件面试（**behavioral event interview**）时，申请者要求给出一个特别的例子，即在过去当他们遇到一个问题时是如何操作和处理的。行为事件面试结合以前收集的详细的资料，根据申请者过去处理事件的能力来考察他们将来事件的处理能力。例如，对一个诊所管理职位的申请者的行为事件面试问题是：“你在过去的领导岗位上，对于关系不好的雇员之间你是如何处理的？包括例子和处理的结果。”申请者对这个问题的回答将会对雇主提供重要的依据，即申请者在将来面对类似的问题时会如何处理，他运用的方法是否与组织相容且能够被利用。像其他的结构式选拔方法一样，行为面试比其他的非结构式面试更有效。

**小组面试**　通常，申请者在一定的时间接受一个面试者的面试。但是当一个面试对象必须见几个人时，许多面试都是多余的并且浪费了不必要的时间。而小组面试（**panel interview**）是在同一时间由几个面试者面试一个候选人。所有的面试者听到相同的回答。小组面试的不利的一面是，申请者常常不适应小组面试的形式。

## 背景调查

由于医疗机构的员工要提供医疗保健服务以及与病人、居民或委托人会有亲密的个人和身体接触的这一特征，医疗机构有对员工背景进行调查的特殊的责任。这项责任是为了保证雇佣的员工以前没有包括暴力犯罪和性侵犯在内的纪录[19]。

背景调查可以在详细面试之前或之后进行。它虽然花费了组织的一些时间和金钱，但通常这是值得的。遗憾的是，有些申请者不如实地说明他们的资格和背景。

**法律限制条件** 现在已经通过了许多联邦和州立法律，保护那些在预雇佣筛选时期背景可能被调查的个人的权利。各州允许雇主调查的情况是不同的。在一些州，雇主可以直接向执法机构索取有关申请者的信息。例如，在俄亥俄州，医疗机构和日护理中心必须提交申请人的指纹来确认申请者是否有使他丧失资格的犯罪历史。

**公平信用报告法案** 一些保健雇主调查申请者的信用史。这样做的逻辑就是有不好的信用史的人往往是不负责任的。这种假定可能受到怀疑，而且，调查申请者信用史的公司必须符合公平信用报告法案。这项法案主要的要求是公示信用调查正在进行，从被调查人那里获得书面同意，并且把报告复印件提供给申请者。一些州的法律也禁止雇主获得某些特定的信用信息。

对于那些基本工作职能是使用、接触和管理钱财的工作的申请者，应该做信用史调查。一般来说，医疗机构调查那些掌管金钱或负责敏感的财务信息的雇员，例如会计师或者业务办公室人员。

**前雇员的证明书给予** 在许多法庭案例中，因为以前雇主告诉将来的雇主不要雇佣某些雇员，所以这些雇员以诽谤、诋毁或者中伤罪名将他们以前的雇主告上法庭。由于这些问题，律师建议被前雇员控告的组织仅提供雇员的名字、雇佣日期和头衔的证明。一些组织已经调整了政策来限制证明信息的发布。

根据 1974 年的联邦隐私法案，政府雇主在把一个人的信息提供给其他雇主时必须得到雇员这个人的签字许可。建议所有的雇主在员工离职时的会见中取得员工的签名，从而为雇主将来提供证明信息获得授权。

很明显，雇主处在劣势。他们必须获得未来雇员的信息但是由于诉讼的威胁又不能任意地发布信息。为了解决这些问题，35 个州已经建立了法律来保护雇主，当他们所提供的证明信息是客观和真实的时候，将免于民事责任[20]。

**消极雇佣的风险** 证明信息调查的失败所花的费用是十分高的。一些组织已经成为诉讼的目标，人们控告他们由于雇佣员工过程的疏忽而雇佣了曾在工作中具有暴力行为的员工。律师说一个雇主的责任在于他是怎样调查申请人的背景的。之前的罪行和雇佣过程中频繁的更换工作应该是更进一步询问的暗示。雇主对申请人所详细填写的申请表应该尽可能多地去调查，从而说明雇主付出了足够多的努力和勤奋。另外，雇主也应该努力证明他们通过注意到雇员和谁联系，什么时间，提供什么信息和没提供什么信息来调查雇员的背景信息。这样的文件在应对消极雇佣的诉讼时有一定的帮助。

## 体格检查和询问

申请者的体格检查用来确定个体的执行工作的身体和心理能力。工作的身体标准应该实际、有正当理由并且与工作要求相符合。残疾人可以很好地完成很多工作。然而，在许多地方，他们由于残疾而被拒绝，而不是通过筛选并且把他们安置在合适的职位上。

**ADA 和医学询问**　在工作已经有条件地提供给申请者之前，美国残疾人法案（ADA）禁止使用除毒品检验之外的预雇佣体格检查。同时 ADA 也禁止公司由于残疾而拒绝申请者，并且在工作有条件地提供给申请者之前，禁止问申请者任何与现在和过去病史相关的问题。假如已经有条件地提供给申请者工作机会，那么组织会要求雇员去完成预雇佣健康检查表或者给予体格检查，费用由雇主支付[21]。

**毒品检验**　毒品检验可能是体格检查的一部分，或者独立进行。在选拔过程中进行毒品检验是过去几年刚刚发展起来的，尽管一些雇主面对人才紧缺的劳动力市场已经中断毒品检验。如果使用毒品检验，雇主应该知道毒品检验的准确性因为检验类型、检验目的、检验实验室水平的不同而有所差别。由于处方药对检验结果的潜在影响，在检验之前申请者应该完成一个详细的问卷。如果一个人毒品检测为阳性，那么应该有一个独立的医学实验室进行第二次更详细的分析。不管使用的样本是尿、血、唾液还是头发，获得样本、贴标签以及把样品转移到实验室的整个过程应该清晰地设计出来并且制定出方针和步骤。

**遗传学测试**　另一个引起争论的体格检查就是遗传学测试。雇主运用基因筛选测试有以下几方面的原因。第一，这个测试与工作场所对健康的危害和具有某些遗传学的特性的个人有联系。第二，遗传学测试可以使工人了解能在一定工作情况下可能发生的遗传学问题。第三点是最有争议的：如果某些人的遗传学情况在一些特定的工作中会增加健康危险，就阻止他们参加相应的工作。由于人们并不能改变他们的遗传特性，所以他们的工作也就相应地产生了一种不平等。

## 进行工作提供

选拔过程的最后一步就是进行工作提供。通常通过电话提供，许多工作提供使用正式的信函并且寄给申请者。需要注意的是，工作提供的文件应该由法律顾问进行审查，使得雇用的条款和情况确定清楚。在声明和涉及奖金、工作时间及其他以后可发生变化的事项的条款中，应避免使用模糊不清的、概括性的主要言语。这些文件应该提供给个人签名后再交给雇主，雇主把它放在个人的员工文档中。一旦选中，新雇员也许需要迁移帮助。

## 迁移帮助

医疗机构雇主可能为居住地远离工作地点的新雇员提供迁移帮助。这些迁移帮助包括现有房屋的销售，搬家的花费，寻找住房的路程花费，汽车运输和新住宅抵押贷款帮助等。不论迁移帮助是什么类型，迁移帮助的性质和内容为新雇员看待他们的新工作确定一种基调。这些帮助有助于雇员家庭成员的适应。迁移帮助使得新的雇员更快地适应工作岗位，工作效率更高[22]。

## 案例

精益求精护理和保健中心（Excelsior Nursing and Care Centers）是一家85个床位的老年卫生保健中心。跟很多护理和保健机构一样，中心为许多空缺位置努力地吸引申请者。当前关键位置的空缺率包括：①20％的 LPNs，②40％的护理助手，③20％的家务管理助手。

在过去，它的外部招聘是利用报纸广告和通知地方高校和商业学校的传统方法。在内部，中心公布全部空缺职位并且鼓励雇员监督职位公布的情况以及推荐他们的朋友和亲戚。然而，空缺职位申请者的缺乏已经非常严峻，为了新入院病人，中心不得不成立一个延期偿付机构。此外，为了新入院病人，中心已经利用了 LPNs 的暂时人员在晚上和周末担任空缺职位。

为了处理这种危机，由部门主管组成的一个特别工作组已经建立。特别工作组的任务就是评估招聘形势和提出建议。

## 思考题

1. 确定完善招聘过程的一种战略性方法。
2. 特别工作组应该考虑用其他的什么招聘方法。

## 参考文献


1. Jan Greene, "The Goal: Helping Employees Help Their Careers," *Hospitals & Health Networks* (Winter 2002), 44–47.
2. David B. Friend, "Healthcare.com RX for Reform," *Watson Wyatt Worldwide* (2000), 2.
3. "Labor/Staffing Issue Now CEO's Top Concern," *AHA News Now,* (August 2, 2001). *http://www.AHAnews.com.*
4. Bureau of Labor Statistics, U.S. Department of Labor, 2002–03 *http://www.BLS.gov.*
5. Kennard T. Wing, "When Flex Comes to Shove: Staffing and Hospital Census," *Nursing Management* (January 2001), 43–46.
6. Mary Chris Jaklevic, "Wanted: A Few Good Leaders," *Modern Healthcare* (October 2, 2000), 38.
7. John R. Hall, "Recruiting Via The Internet," *Air Conditioning, Heating & Refrigeration News* (April 9, 2001), 26.
8. Internet Recruiting Newsletter, (March 9, 2001). Available at *http://www.recruitersnetwork.com.*
9. Kate Dale, "Making the New Work," *HR World* (May–June 2000), 32–36.
10. Bill Leonard, "Online and Overwhelmed," *HR Magazine* (August 2000), 37–42.
11. C. Glenn Peace and Tracey L. Tuten, "Internet Recruiting in The Banking Industry," *Business Communications*

*Quarterly* (March 2001), 9–18.
12. Peter Cappelli, "Making the Most of Online Recruiting," *Harvard Business Review* (March 2001), 139–146.
13. Skip Corsini, "Wired to Hire," *Training* (June 2001), 50–54.
14. "Online Recruiting: What Works, What Doesn't," *HR Focus* (March 2000), 1+.
15. Peter Kuhn and Mikal Skuiterud, "Job Search Methods: Internet Versus Traditional," *Monthly Labor Review* (October 2000), 3–11.
16. "Red Carpet Clinical Rotations," *Health Care Advisory Board: Competing for Talent Recovering America's Hospital Workforce* (2001), 309–320.
17. Jean M. Phillips, "Effects of Realistic Job Previews on Multiple Organizational Outcomes," *Academy of Management Journal* 41 (1998), 673–690; and *Peter W. Horn, et al.*, "An Exploratory Investigation Into Theoretical Mechanisms Underlying Realistic Job Previews," *Personnel Psychology* 51 (1998), 421.
18. Craig S. Philson, "Functional Capacity Testing," *Occupational Health and Safety* (January 2000), 78–84.
19. Walter J. Flynn, "Pre-employment Background Checks," *Employment Benefits Planner* (Third Quarter 2001), 18–19.
20. Carolyn Hirschman, "Laws Protect Reference Checks," *HR Magazine* (June 2000), 91.
21. Peter J. Petesch, "Popping the Disability Related Question," *HR Magazine* (November 2000), 161–172.
22. Thomas Philbin, "Give Your Movers A Performance Review," *HR Magazine* (January 2001), 81–84.

# 第 7 章

# 医疗机构中的组织关系和员工保持

**学习目标**

在学习了本章之后，你应该能够：

- 解释影响员工和医疗单位关系的各种因素
- 讨论医疗单位员工保持的重要性
- 鉴别员工主动离开单位的常见原因
- 定义各种单位保持的决定性因素
- 阐述如何计算组织补缺员工的成本

## 医疗机构人力资源透视（Healthcare HR Insights）

位于科罗拉多州的福特柯林斯市（Fort Colins，Colorado）的波德尔山谷卫生系统（Poudre Valley Health System）报道了650多个护理点的注册护士空缺率是4.6%，这低于全国平均水平的50%，而波德尔山谷还要和附近的丹佛（Denver）和格里利（Greely）的医院竞争。波德尔山谷的护理人员保持计划主要包括了以下五方面的内容：

- 波德尔山谷每年投入100万美元用于保持病人/护士比——每个护理人员白班2到3个内科/外科病人，晚上则达6个病人。
- 每年向一所附近的医学学校捐赠35万美元作为奖学金。相应的，该系统承担了每年在它的单位中安置10名刚毕业的护理人员的任务。
- CEO和理事会的董事通过鼓励内科医生和护理人员的有效交流来打击那些具有破坏作用的医生的行为。
- 有经验的护士会因为帮助新聘的员工而得到额外的奖金。
- 还有若干护士，如果他们充当了临床上的协调者或病人的协调者，也会得到更高的奖金。

波德尔山谷的努力不但获得了一个低的注册护士空缺率，而且它还被美国护士协会（American Nurses Association）认证中心认可为“富有吸引力的医院”[1]。

对于所有医疗单位来说，保住有能力的临床职员是至关重要的。因为很难从年老的工作人员和数量日益下降的新毕业生中招募，所以医疗单位迫切需要集中于保持他们现有的临床人员[2]。

## 个人/组织关系

过去有一段时间，忠实而长期为一家医疗单位服务被认为是最适合的个人/组织关系。最近，随着员工更快的变动，情况发生了改变。另外，各种调查表明在美国的单位中仅仅有约一半的工人对他们的工作满意，这一数字比 5 年前下降了 10%。下降最多的是 45～54 岁间的员工。更引起人们注意的是一些调查表明大约有五分之一的员工是如此厌倦他们的工作以至于负面影响了其他的员工[3]。

医疗机构的长期经济健康依靠有能力和有动力履行好职责的员工的努力。过去成功了的组织已经认识到个人关系的重要，应加强管理。

### 心理合同

在讨论雇员和机构关系时一个有用的概念就是心理合同（**psychological contract**）。它是指无法写明的雇员与雇主对他们工作关系的实质期望。因为心理合同本质上是个性化和主观化的，它集中于“公平”的期望而不能被雇员清楚地定义。

在各种类型的医疗机构中，雇员和雇主之间的心理合同既包含了有形的条款（如：工资、津贴、雇员的工作效率和出勤）也包含了一些无形条款（如：忠实、公平对待、工作安全）。

**不断变化中的心理合同**　多少年过去了，这种心理合同已经改变了。在“过去那个辉煌时期”，员工们用他们努力的工作和能力在单位中换来一份工资在不断提高，又有可观的津贴和好的职业前途的工作。但随着医疗单位的规模的萎缩，裁掉了那些长期忠诚工作的员工，越来越多的员工开始怀疑他们是否应该忠诚于他们的雇主。与心理合同紧密相关的一个概念是心理所有权（**psychological ownership**）当个人感到他们在组织中能有一定程度的控制权，拥有一定权利的时候，他们就可能对他们的组织有更强的责任感[4]。

这种心理合同的转变正是一种进步的反映：由最初的雇佣员工仅仅为了

干完工作到希望能得到好的结果，越来越多的雇主希望他们的员工用他们的技能和才能获得单位的成果，而不是仅仅花钱让他们执行命令和按时出勤。如图 7-1 所述，雇主和员工受到的心理合同的影响。

| 雇主提供 | 雇员付出 |
|---|---|
| ▶ 竞争的补偿与收益 | ▶ 技能不断提高 |
| ▶ 职业发展的机遇 | ▶ 合理的机构工作时间 |
| ▶ 平衡工作和家庭生活的灵活性 | ▶ 需要时给予额外努力 |

图 7-1 新的心理合同

## 影响单位/个人关系的因素

个人和医疗单位之间的关系受到外力的影响。最大的四个影响因素是经济变化、各年代个体的期望不同、忠实度和妇女职业期望的改变。这些因素在很多角度影响心理合同。

**经济变化** 影响员工期望的一个主要的因素是经济的起落。下面思考一下在这个网络商务和技术浪潮大行其道的时代的就业情况。许多人，尤其是有技术背景的年轻人，期望得到令人吃惊的高工资，令人羡慕的奖金，舒适的工作，令人放松和非固定的工作场所，以及不断进步和变化的职业[5]。这些期望通常与医疗单位工作场所中的现实相抵触。现实是 24/7 的工作制，需要一些高技术水平、接触频繁的护理工作且工作环境紧张。

**代沟** 关于处于不同年代的个人（对职业）不同的期望值已经报道了很多，应该认识到其中许多观察资料是来源于轶事而归纳到了不同年龄群体中的个人。常见的一些年龄分类有：

▶ 成熟者（生于 1945 年以前）
▶ 婴儿繁荣时代（1945～1965）
▶ X 代（1966～1980）
▶ Y 代（1980～1990）

不必列出每一代人的各自特征，现在最重要的是要强调就像同一时代中的不同的人一样，不同年代人们的期望也是不同的。对于雇主来说，不断变化的期望带来了挑战。例如，许多出生在成熟和婴儿繁荣时代的人关心安全和工作经验，而那些被视为“为什么”一代的年轻人的 Y 代则希望能很快得到报酬，也习惯于对管理者和单位负责人所做出的决定进行提问[6]。

同样，从动力学角度考虑一个在指导 X 代和 Y 代员工的成熟的管理者，或要指导更年长的有经验的出生于婴儿繁荣时代的员工的管理者。由于不同时代人期望值的不同，在单位中可能不断地带来挑战和冲突[7]。最常见的一个区别是，如何看待对单位的忠实。

**忠实**　员工的确相信心理合同，并希望雇主履行他们的承诺。许多员工还渴望得到安全感、稳定感，希望得到令人感兴趣的工作，有一个他们尊敬的管理者，竞争性的工资和奖金。当得不到的时候，员工就会降低对单位贡献的内在要求。当单位合并，解雇大量的员工，工作外包，使用大量的临时工、钟点工时，员工们由于工作安全感的丧失，相应的，也就没有对单位忠实的理由了。医疗单位的雇主们发现在所有类型的劳动力市场，尤其是紧密型劳动力市场，当员工忠诚度低的时候，关键人员的转换就会更加频繁。他们得出结论，忠实和有责任感的劳动力是重要的。

一个重要的影响员工忠诚度的单位价值是信任（**trust**）。那些认为他们能够获得管理者、同事以及单位公平系统信任的员工更不愿意离开他们现在的单位。一个调查人数超过 600 人的研究发现，信任和单位价值是最能够影响员工留在现有单位的因素[8]。

**女性的职业期望**　与时代差异紧密相连的是女性职业期望的不断变化。许多妇女拥有了在传统的教育和护理以外途径的许多就业机会。医院和家庭护理不再被视为有吸引力的工作。工作时间不固定，工作可能有危险性和体力上的负担，工人不再得到内科医生和政府工作人员的尊敬[9]。工作的计划和性质与雇主的特征一样影响着女性在医疗单位中找到工作的意愿。

## 工作满意和单位责任

从最基本的意义上说，工作满意（**job satisfaction**）是产生于对工作经历评价过程中的一种正面的感情状态。工作不满意（**job dissatisfaction**）发生在当工作期望没有得到满足的时候，例如，如果一个实验室技术人员希望得到清洁安全的工作条件，当实验室污浊又不安全的时候，这个技术人员就可能不满意了。

工作满意有很多方面，通常重要的是：对工作本身、工资、被认可度、与上司和同事关系融洽程度、升迁的机会。每个方面都对个人对工作的整体满意度起作用。

没有简单的公式来预测个体员工的工作满意度。而且，生产力和工作满意度之间的关系并不是非常明确的。关键性的因素是员工到底希望从工作中得到什么，以及他们正在从工作中得到什么样的回报。虽然工作满意度本身是有趣和重要的，但是可能“底线”是要引起我们非常注意的，即工作满意度是建立在单位承诺的基础上的。而单位承诺影响员工的转换和单位的表现[10]。

如图 7-2 所述，个人的能力、动力和支持都作为工作中的一部分被购入。

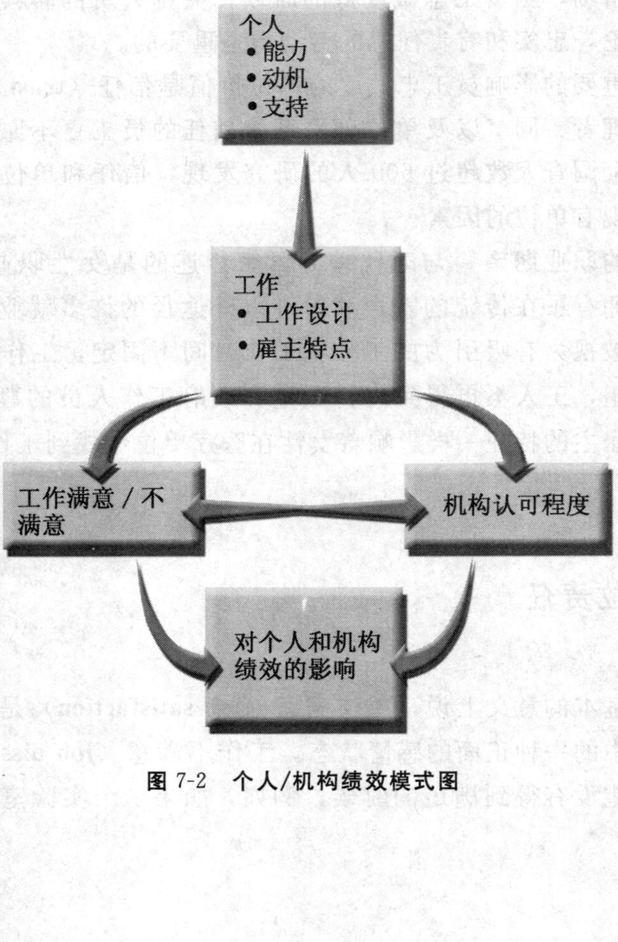


**图 7-2 个人/机构绩效模式图**

基于个人和工作的不同，产生了各种水平的工作满意、不满意和单位承诺。这两方面的因素一起影响着个人和单位的运行。

如果员工被机构认可，他们能够为机构创造更多的产出。机构认可（**organizational commitment**）是指员工相信机构、接受机构目标、愿意留在机构工作的程度。不同调查表明：工作满意度高的员工更容易对机构认可；对机构认可程度越高，工作满意度就越高。

机构认可的逻辑上的延伸意义尤其集中在持续认可（**continuance commitment**）因素，这一点表明，决定最终留下还是离开一个单位可以通过员工缺勤率和工作变动的统计数字反映出来。那些不满意他们工作或对单位不负责的个人很可能会退出这个单位，这一点有时可以通过旷工情况或者长期不变的人员更替数上表现出来。

## 人力资源的保持

员工的保持（**retention**）变成医疗单位的头等大事有几个原因。每个医疗单位保持的员工即意味着少对一个员工进行招募、选择和培训。而且，那些了解他们的工作、认识他们的同事、熟悉单位服务内容以及病人/居民或顾客的员工具有连续性，也就有助于单位和个人的工作运营。员工的延续性也成为吸引和保持其他员工的更好的参照。病人满意度也与员工保持有一定的联系。员工不足会增加病人的抱怨并降低病人的满意度。全国最好的 100 强公司中员工保持都在一个很高的水平。每年，《财富》杂志都发布“最适于工作的 100 家公司”，每次都有许多新公司上榜。其中包括排在 18 位的东阿拉巴马（East Alabama）医疗中心，这里员工在病人满意度方面被授予了最高奖。“他们并没有在员工休息室安装热水淋浴和撞球桌。相反，他们发现不断提高对病人的服务质量会营造更愉快的工作氛围”[12]。

### 员工保持的重要性

员工保持的重要性可以通过许多方面表现出来。医疗机构主要负责人的一项调查发现未来5年对单位成功最有助益的就是激发并保持员工的个人才能[13]。例如，位于北肯塔基（Northern Kentucky）的圣伊丽莎白医疗中心（St. Elizabeth Medical Center）被美国医疗顾问委员会授予全国5所护士“目标医院”之一。评价这一荣誉的标准包括低的护士流动率和空缺率，在竞争的市场中的位置，管理的战略计划，病人中的声望，以及是否被同行看作是一家杰出的医院。顾问委员会的评价包括了对圣伊丽莎白医疗中心护士的一项调查，将其结果与全国满意度平均水平加以比较。圣伊丽莎白医疗中心与附近的俄亥俄州的辛辛那提医疗中心比较，不但提供了高质量的病人服务，在引入员工和病人竞争机制方面都非常成功，而且赢得了很高的声望[14]。

**员工保持是个长期持续性的问题** 随着员工的转换和紧缩，劳动力市场越来越制约着医疗事业的发展，医疗单位的管理者面临着如何用更少的员工来照顾更多的病人这一越来越严重的危机。医疗人员的短缺正好发生在一个特别的糟糕的时间。老年人在人口中的比例增长是最快的，而通常意义上说老年人比其他年龄段的人需要更多的医疗服务。

而且，病人越来越要求得知自己的健康状况并在接受治疗过程中提出更多的要求。这导致了更大的对医疗人员的需要，尤其是与病人接触最为密切的护士。这种增大的需求会引起非常紧张的工作环境，也就增大了医疗人员去寻找工作紧张程度轻一些的工作的可能性[15]。因此，可以肯定地说，医疗单位及管理者们，应该认识到员工保持是一项长期性人力资源工作的重点。

**员工保持可以作为一项监督和管理的计量指标** 另一个员工保持重要性的标志是越来越多的机构雇主把员工保持作为他们的高级管理人员的责任。各种类型和规模的医疗机构越来越把他们监督和管理的重点放在了员工保持上。

甚至更直接，一些医疗单位把员工保持作为评价管理监督人员业绩的部分指标。越来越多的医疗管理者的业绩总结不但包括预算、安全和运行情况的标准，还包括了管理者在招募和保持员工方面所做出的成效。一项对HCIA-SACHS（一家医疗信息公司）列出的美国顶尖的100家医院的调查显示。所调查的医院都有量化的计划，计划中包括到2010年减少员工自主流动率15%。总之，调查发现，医疗机构都有可计量的关于工作变动率的目标，让管理人员来降低工作变动率[16]。

**工作官员的保持** 通常人力资源部门会指派一个人负责监督员工保持，

他的工作在于确定员工保持是否享有优先权，以及是否做出了在促进员工保持时需要的努力[17]。一些医疗单位对员工保持非常重视，甚至专门指派一个员工保持官员。根据《Modern Maturity》杂志，全国最好的 50 家医院之一，位于明尼苏达州圣保罗市（St. Paul，Minnesota）的联合医院已经设立了这样一个员工保持的专家职位[18]。如图 7-3 所述，员工保持专家工作的目的和职责主要集中在战略保持、计划和测量。

**员工保持专家**

**职位目的：**

提供全医院范围和特定工作的员工保持战略，制定计划和进行员工保持评价和形势预测，以达到使所有员工和关键位置的员工的保持工作取得进展。

**职责：**

- 与领导和员工一起制定和更新部门的员工保持计划。
- 协调领导和员工团体合作制定和更新特定职位的员工保持计划。
- 帮助招募人员理解能够促进新员工保持的各因素并对招募人员提供反馈，以帮助吸收有能力的员工进入组织。
- 负责对员工的全面招募过程、资料编辑、报告和反馈。
- 分析员工补缺职位数，对员工补缺职位数的统计资料进行详细的诊断。
- 评价职业阶梯机会和教育、培训执行的必要性；负责与领导一起工作评价，提供顾问，监督员工促进计划的执行。
- 与员工关系专家一起工作促进员工保持并给他们的合作报告提供新的资料。
- 当员工保持计划涉及选择问题（可能包含与政策和/或联合合同）时与员工关系专家一起合作。
- 与领导一起合作，找出最有可能辞职的员工，并且找到降低员工缺失的有效方法。
- 利用员工调查结果，重点群体和个别会见的方法，找出促进员工留在医院的因素和促使他们离开的因素。

**图 7-3　员工保持专家**

## 员工选择留下或者离开医疗机构的原因

员工留在本身所在的医疗机构或者离开的原因很多，很明显，那些被解职的人是由于单位的要求而离开的。但是许多医疗机构面临的问题是：为什么员工会主动离开。

不同的研究得到了一些一致的结论。一项研究发现，最重要的因素是工作机遇和有竞争力的报酬。在以下所涉及的方面，很多是个人的原因而较少是雇主方面的（如搬迁、进修）。

一家国际性的公司麦科恩斯（Mckonsey）所做的调查强调了吸引人才和留住人才的重要性，其结论是雇主面临一场人才战争[19]。

## 吸引人才、留住人才的决定因素

回顾一下大量的研究和卫生行业雇主与员工的处境，很明显，在吸引人才、留住人才上有一些共同点。图 7-4 描述了吸引人才的决定性因素。该图表

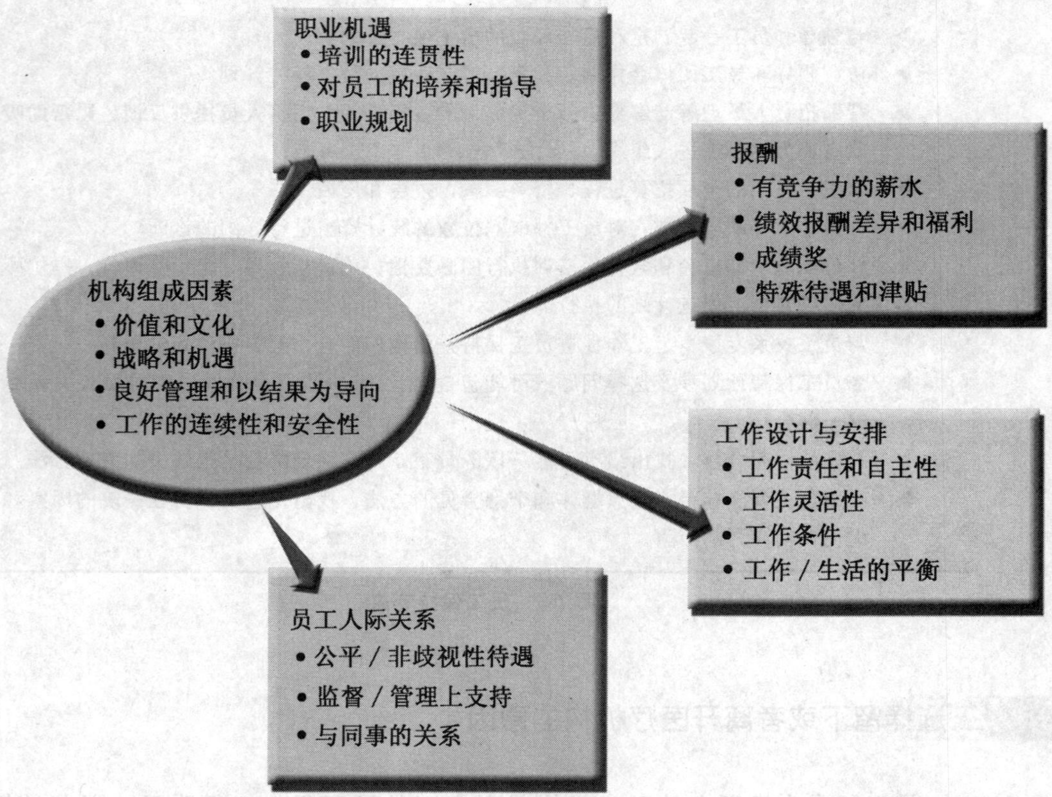


图 7-4 员工保持的决定因素

明很多机构的组成因素是很重要的。假定这些机构因素能恰当地赋予员工，那么还有其他一些影响人才吸引的因素。对员工的调查一致表明，职业机遇和报酬是最重要的因素。最后工作设计和工作因素以及内部公平互助的同事关系都影响人才的吸引。如果所有部分都能满足员工的期望，那么自愿的、可控制的跳槽就会减少，从而增加员工的稳定性。

## 机构组成

很多机构内部因素影响员工去留的决定。研究表明拥有积极、独特文化和价值观的单位很少出现跳槽。前些时候提到《财富》排名前 100 名的最好公司，也证实了这一点。

**机构文化和价值**　机构文化（**organizational culture**）是一种分享价值和信念的模式。它赋予员工组织观念和行为准则。这些价值体现在员工如何看待自己，如何界定机遇，以及如何确定发展策略。机构内部文化形成于员工，它决定该机构可以作什么，愿意作什么，就像人个性的形成一样。

有很多顶梁柱的员工由于单位在文化上的不尊重人的价值或者为个人能力的发挥设置障碍而选择离开。相反，一些医疗机构通过创造尊重人自身价值的文化从而成功地吸引并留住了人才。

梅奥（Mayo）诊所因为其文化和价值而成为一个有名的医疗机构。该机构投入大量的精力，在为病人服务和员工参与中培养高质量的服务和优秀员工素质的价值观。这些努力的回报体现在该机构能留住人才的表现上。同时其也在卫生行业被视为首选雇主。

**工作连贯性和稳定性**　过去 10 年，很多医疗系统员工注意到工作稳定性的下降。所有的精简机构、裁员、合并、纳新以及机构重组都影响员工的忠诚度，以及是否能留下。并且，随着裁员和缩减职位影响到原来的工作伙伴，在职员工的焦虑程度上升[20]。因此，员工们也考虑在被炒之前离开。那些工作连贯性和稳定性好的单位，就会有更多的职工留下来。

## 机构工作机遇

对不同工作类型的员工的调查表明，经常影响员工稳定的因素是机构提供的工作机遇和单位为个人发展而做出的努力。AON 的一份年度劳动力评估调查表明，个人发展机遇（**opportunity for personal growth**）是员工从事当前工作并留下来的原因，超出了待遇和工作/家庭平衡[21]。这在专业技术人员和30 岁以下人群中更为普遍。作为留下来的理由，他们把提高技术和晋升看得比待遇更重要[22]。

**个人职业上的发展** 不同机构以不同的方式解决员工职业上的机遇和发展。很多医疗机构允许员工接受继续教育并给予费用上的支持。我们发现，那些接受单位帮助的员工更倾向于留在原单位。然而仅仅这种资助是不够的，还应该在单位内部充分利用员工所学到的新知识、新技能。否则，员工就很容易跳到另外的单位，因为他们觉得自己的新知识没有得到认同[23]。总的来说，应当满足员工关于职业发展的愿望，他们希望单位能够负责地使员工的知识、技术和能力不断更新。

一个有效的职业发展的例子表现在塔姆帕斯（Tampas）综合医院，该院设计并实施了临床阶梯计划，激励注册护士们用专业知识继续做临床护士工作。临床阶梯共分四个水平，每个水平又包括四项专业知识领域。该计划既加强了医院提供专业服务的能力，同时又激励注册护士们继续从事临床护理[24]。

**职业规划** 医疗机构同样通过正规的职业规划增强员工的吸纳。员工和管理者互相探讨单位内部的职业机遇，并且探讨什么样的职业发展活动有助于员工将来的发展。工作岗位计划被证明是有效的人力计划。它能使这些项目促使员工追求新的机会而不必离开现有单位。

## 报酬与员工保持

通常，可见的工作报酬是工资、奖励和津贴的形式。这种报酬在经济上满足员工的需要。许多调查和卫生人力资源专业人员的经验表明，留住员工的关键一条是有竞争性补偿行为（**competitive compensation practice**）。许多管理者相信薪水是最重要的因素（89％），很多离开原单位的人也将高薪水和更好的待遇作为跳槽的原因[25]。然而，现实却相对复杂一些。

工资和待遇必须有竞争力，这意味着要提供与其他单位相近或与员工个人能力、资历、业绩一致的待遇。如果待遇与员工预期相距甚远——“市场”上这种情况通常不到10％，那么跳槽就很容易发生。

这对那些收入较低，比如年收入在 25 000～30 000 美元之间的员工更突出。简单地说，他们的生活花费和经济需要使得年薪变得很重要。因此，如果这些低收入员工每小时的报酬增加 1 美元或给予家庭健康福利，他们就很可能因此离开现有工作。然而对那些较高收入，尤其是 60 000 美元或更高的员工，只有相对有竞争力的报酬才会让他们动心。其他方面的考虑也容易影响员工的去留。实际上，钱的问题是很多人跳槽的原因，而其他方面的考虑则使他们留了下来。

**有竞争力的福利条件**　另一项影响员工去留的待遇是福利措施。健康保险、退休、学费资助以及其他一些竞争对手能够提供的福利是很关键的。一项关于卫生人力管理者的全国性调查表明，医疗机构为员工提供广泛的福利。大多数医院提供基本福利，比如，为差不多所有的职工建立群体健康、残疾以及牙科保险[26]。

雇主认识到，弹性福利（**benefits flexibility**）有助于留住人才[27]。员工可以选择福利的多少和种类，根据单位所能提供的福利总数，结合自身需要而做出选择。例如某一已婚男性职工，通过其配偶所在单位已经获得医疗保险，他可能更希望得到 401（k）或 403（b）计划（一种退休计划）或购买额外群体保险。通过给予员工多项选择，员工们会感觉他们是独特的个体，而且能掌握自己的选择，从而降低跳槽的愿望[28]。

**特殊的福利和津贴**　一部分医疗机构雇主运用一系列特殊福利和津贴吸引员工并留住员工。比如，在迈阿密教会医院，员工可以得到托儿所、美发沙龙、邮局以及干洗店的服务。从而让生活变得更轻松[29]。通过这些措施，院方希望减少员工们下班后耗费在家庭生活琐事上的精力，使员工对单位更满意，从而待的时间更长。对医疗机构管理者的调查表明，尽早的、全面的津贴包括停车位费用、俱乐部会员费等等管理人员待遇，灵活的时间制度，考勤奖，安家费等经常提供给那些人才缺乏部门的员工，如注册护士、治疗师、药剂师、计算机人员。

**与绩效挂钩的报酬**　许多员工希望根据业绩分配不同数目的薪水，例如，如果一个员工与那些产出低、旷工多、工作时间短的人员同酬的话，这种报酬上的无差别性，会使他产生不公平的感觉，并可能会使他转向另一份不同工、不同酬的工作。

当医疗机构对其员工调查时，很多都会发现，员工们对他们的工资水平往往比对制定工资的过程更满意。这就是为什么医疗机构内业绩管理系统与业绩评价过程必须与报酬挂钩的原因。如果一些员工业绩评价很高，而报酬的变化与其他人相似，他们就很可能不会继续待下去。

为了将个人的业绩与报酬挂钩，越来越多的医疗机构实行浮动工资和激励措施。这种以现金奖励和总报酬为形式的措施是奖励额外业绩的一种机制。对非盈利性医疗机构引进浮动工资措施，有不同的看法。反对者认为，管理者与医生在浮动工资上差距悬殊，可能会增加卫生成本。然而医疗机构要经常同私人公司竞争同一人才，这些私人公司在报酬的选择上却很灵活，甚至可以包括股票。

**员工认同** 作为报酬的一种，可以是有形的或无形的。有形的认同有多种形式，比如每月最佳员工、最佳考勤或者其他荣誉。认同也可以在形式上是无形的或精神的。即使不给予物质上的奖励，管理者或监督者将对员工额外努力和业绩的肯定反馈给本人也是一种认同。例如，许多小型医院利用有形或无形的认同，作为留住人才的一部分，得到住院医生或同事认同的员工会被以通报或宴会的形式进行表彰。

## 工作设计，员工的选拔与保持

影响人员保持的另一基本因素是工作的性质。首先，选拔过程能影响人才的保持，该过程试图完成员工与其所从事的职位的完美搭配。即个人的知识、技术与能力符合将要从事的工作的要求。

许多机构发现，员工们最初几个月的高跳槽率缘于对选拔过程的重视程度不够。图 7-5 表明良好的选拔过程的重要性。圣路西（St. Lucie）医学中心是佛罗里达圣路西市一个有 150 张床位的医院。该医院总结，良好的业绩始于严格的人员选拔过程，选择那些具有优秀潜质并适合医院的人选，从而增加他们长期留在医院的可能性[30]。

一旦员工们进入各个职位，一些职位或工作上的因素就影响人员的去留。由于员工在工作上花费大量的时间。考虑到工作的性质，他们希望工作条件（**work condition**）比较好，像办公场所所在位置、光照条件、温度、噪音、内部布置等，物理和环境因素也影响员工的去留。另外，员工们期望在现代设备技术条件下工作。

| 员工选拔 |
| --- |
| ▶ 机构要采用标准的选拔工具。 |
| ▶ 管理部门以现有优秀员工为标准选拔新的员工。 |
| ▶ 管理者接受有关选拔标准、面试过程、评价等方面的培训。 |
| ▶ 管理者通过电话面试求职者并评分。 |
| ▶ 只有那些达到要求分数线的求职者才能进入下阶段面试。 |
| ▶ 医院只聘用那些满足要求的应聘者。 |
| ▶ 我们的期望是每一位新员工能保持或提高业绩水平。 |

**图 7-5 设置高的标准以留住人才**

源自：Adapted from Competing for Talent，Recovering America's Hospital Workforce，Healthcare Advisory Board (2001)，473

另外，需要一个安全的工作环境（**safe work environment**），这是指可能出现的事故和意外事故的风险。这对医疗机构尤为重要。因为其中有很多安全风险，比如，对疾病、有害化学品和射线的暴露。

**工作灵活性** 增加工作制度和工作方式的灵活性变得越来越重要，延伸到卫生人力政策的灵活性[31]，比如允许穿休闲服饰上班，也有助于吸引和留住人才。

医疗机构重组或缩减而导致工作压力增大时，工作的灵活性就显得尤其重要。因为这会导致在职职工工作量增大，时间延长，个人和家庭生活时间减少。在美国大约 1/3 的被调查者说，他们经常感到工作过度、负荷过度。女性职工更是过度负荷。管理者和专业技术人员与其他人相比更容易感觉工作过度[32]。医疗机构如果想留住员工，那么监督员工的工作负荷水平是很关键的。如果这种需要变得很迫切，那么员工们就更容易跳槽以减轻工作负荷。

医疗机构提供灵活的工作进度计划，可以运用多种工作计划备选方式（**work schedule alternatives**），比如通过电信手段，足不出户或在其他地方就可以工作。灵活的安排包括在工作时间上的灵活性，压缩每周工作日，比如每周工作 4 天，每天 10 小时，每周工作 3 天，每天 12 小时。图 7-6 描述了工作计划弹性。

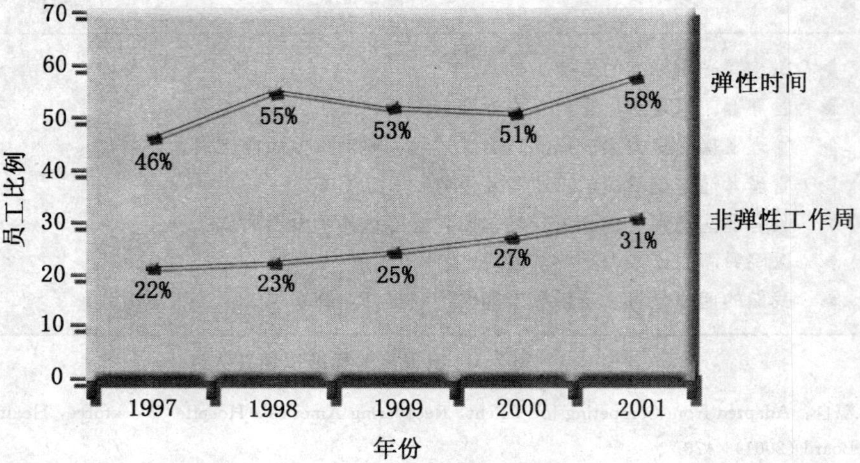


**图 7-6 工作计划弹性**

源自：Based upon data in 2001 SHRM Benefits Survey（Alexandria，VA：Society for Human Resource Management，2001）

许多研究表明，工作的灵活安排有助于留住员工。例如，一项为期两年的研究发现，76％的管理者、80％的员工认为灵活的工作安排有助于使他们留下。该研究表明，灵活的工作安排能提高工作质量和产量[33]。可能灵活工作安排的最大好处是有利于员工工作/家庭生活的平衡。

**在病人需要与灵活工作安排之间保持平衡** 卫生管理者非常清楚，保持病人需要与灵活工作安排之间平衡的重要性。对病人的照料是首要的，但是像住院护理部、急诊这些地方很难预测病人的数量，就需要非常灵活的工作安排。经常有卫生专业人员因为这个原因而离开，选择一些工作稳定的单位。

有些医院、诊所、内科、牙科门诊、护理院在处理这些问题上非常有创造性，其策略如下：

- 配备兼职和临时员工（**Staffing with Part-time and Casual Time**）配备多个兼职或临时工来代替一到两个全职员工，能满足必要的灵活安排。兼职员工每周安排 16～32 个小时，如病人需要可增加工作时间。
- 完善病人数量的预测和工作模式（**Developing Patient Census Prediction and Staffing Models**） 尽管很难做到100％的准确率，很多医疗机构在预测病人数量和医护人员需要上是很精通的，可使两者实现平衡。基于季节、手术需求量，以及有更多影响因素的季节性疾病发病模式等变量，这类模型能预测一个科室、诊所或部门的人力需求，如果以前有详细的资料，这些预测能精确到令人吃惊的地步。

**工作/家庭平衡**　美国劳动力数量一直变化，使得很多人必须在工作责任、家庭需要和个人生活需要之间保持平衡。更多单亲家庭、双职工家庭、年老家属的出现，使工作/家庭的平衡有时很难保持[34]。

有雇主提供的工作/生活规划可以包括广泛的项目，一些属于工作/职位选择，比如，灵活工作安排，工作分摊，电子办公。其他的有收入计划组成，比如灵活的奖金，工作场所的健康，儿童看护，老人照料服务，宠物兽医服务，灵活的请假制度等。所有这些目的在于告诉员工，老板关心员工并意识到工作/生活需要之间的平衡所面临的挑战[35]。

## 机构与员工关系

影响人员保持的最后一组因素是机构与员工的关系。医疗机构早就注意到：一项蹩脚的管理技术或态度是如何影响员工保持的。图 7-7 描述了管理者可以做些什么去留住员工。

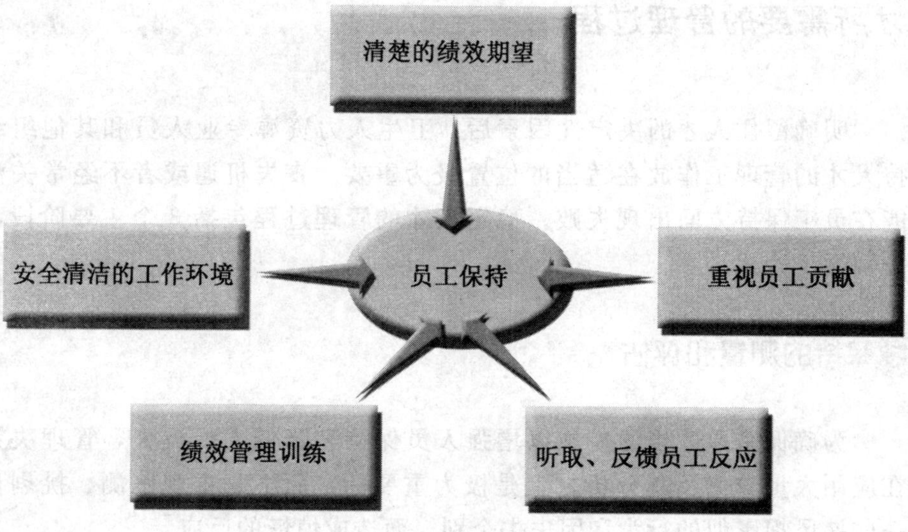


图 7-7　管理者的员工保持工作

员工的期望之一就是在工作中被一视同仁，比如合理的卫生人力政策、公平公正的纪律以及用来约定工作任务和工作机会的方式。这些领域都影响员工的去留，假如员工觉得政策有不合理的限制或者是应用不协调，他们极有可能去寻找其他工作。

尤其重要的是，随着快速增加的形形色色的工作岗位，所有的雇员无论其民族、年龄等其他因素，都应当得到公平待遇（**nondiscriminatory treatment**）。不同雇员的组织一致性和工作满意度可能会受到可察觉的歧视性待遇的影响[36]。

其他值得关注的影响员工去留的方面是监督、管理、支持和员工之间的关系。许多员工和他们的同事建立起了密切的关系，在一项关于不同年龄、不同单位职工的调查中，最值得关注的因素就是员工之间的关系[37]，与员工关系密切的同事能起到支持性监督和管理作用[38]。一个管理者通过提供明确的行为期望，提供安全、清洁的工作环境，评估员工的贡献，提供指导，可建立起积极关系并留住员工。而且就像个别员工所说的那样，拥有一个好的老板意味着交流更为开阔，管理者更愿倾听并回应员工的心声[39]。

## *保持人才所需要的管理过程*

明确留住人才的决定性因素后，卫生人力资源专业人员和其他组织把保持人才的管理工作放在适当的位置极为重要。丧失机遇或者不经常关注就可能在员工保持方面出现失败。稳定人才的管理过程包括 3 个主要阶段，下面分别做出论述。

### 人才保持的测量和评估

为确保采取适当的措施以增强人员保持和降低人员流失，管理决策建立在应用大量数据及其分析之上是极为重要的，而不是主观臆测、挑剔员工的一些捕风捉影似的行为和因失去个别人而造成惊慌的反应。

**雇员流失的测量**　一个组织的雇员流失率可有多种计算方法，下面摘自美国劳工部的公式在员工离开组织的部门中应用：

雇员流失率＝（某月离开该组织的雇员数/该月月中该组织全体雇员数）×100％

雇员流失率每年可能以几乎为零开始到超过 100％之间波动。正常流失率在不同行业之间有所不同，技术要求不高的组织雇员的流失率明显高于专业人员占很大比例的组织。通常收集一部分人力资源信息和人员流失资料，用以下几种方法分析：

- 工作和工作水平
- 部门、单位、地区
- 离开的原因
- 工作时间的长度
- 人口统计学的特征
- 教育和培训
- 技术和能力
- 绩效等级

几个事例阐述了为什么要详细分析雇员流失数量的重要性。一个长期的医疗组织，在一定范围内雇员流失率有所波动，并不严重，但是一个单位发生了 80％的流失，这种失衡其实就需要我们采取措施去解决种种问题。在一个家庭实用诊所里，每年有 20％的流失率，有 60％的流失发生在开始的 60 天里。通过服务期限分析雇员的流失率，诊所管理者了解到必须改变招募、筛选和训练过程，通过降低经过培训后不能成功完成训练和性能欠佳的雇员数量，雇员流失数量会明显减少。一个医疗中心发现注册雇员数变动最大是发生在雇用 24 小时到 3 年内。因此该组织制定了一个两年雇员认知计划，并为服务期限至少是两年的雇员拓宽职业发展和训练措施。在所有的事件中，由于采取建立在雇员流失率分析基础上的措施，雇员流失率降低了。

**雇员流失的成本**　决定流失成本计算是以相对简单还是以复杂的方式，依赖于操作的性质和应用的数据。图 7-8 是一个简单化的雇员成本计算模式。在此模式中，假若工资 25 000 美元（A），奖金支付是 30％（B），那么每个雇员每年的总额费用是 32 500 美元（C）。假定 10 个雇员在前年辞职（D），每个雇员需花费 3 个月才能进行全面生产。由（公式）F 计算可得每年每个流失雇员的损失为 3 217.5 美元。这表明 10 名流失雇员造成的损失共 32 175 美元。应该注意到的是这个简单化的模型看起来是非常保守的，但是它得出结论：雇员流失的成本是非常昂贵的。例如，如果在一所大的护理医院中1年内有150名护理人员流失，这个保守的模型得出的结果是流失成本为每年超过500 000美元。

| 工作岗位 |
|---|
| A：一年的岗位基本工资 |
| B：奖金占工资的百分比×年工资 |
| C：一名员工全年所有的薪水（A+B） |
| D：过去1年中有多少名员工流失 |
| E：培养一名熟练员工需要几个月 |
| F：每名员工的损失：（E/12×C×30%*） |
| G：此岗位每年的员工流失损失：（F×D） |

**图7-8 简单化雇员流失成本计算模式**

注：* 假设员工在学徒期的生产能力为熟练工人的30%

更为详细和复杂的雇员数成本计算模式考虑了一系列的因素。一些大众领域中主要考虑了以下方面[40]：

- 雇佣成本（**Hiring Costs**）：包括招募费、广告费、研究费、卫生人力面试费、工作人员时间和薪水、介绍费、重新安置和搬迁费、监督和管理人员时间及薪水、雇佣试验费用、仲裁费，以及试用期医疗费。
- 培训成本（**Training Costs**）：包括目标时间、培训职工时间及工资、培训材料的费用、监督者和管理者的时间和工资、员工间的咨询时间和工资等。
- 生产成本（**Productive Costs**）：包括由于新雇员加入而丧失的生产力、客户信息和联系的丧失、由于对组织产品和服务不熟悉导致的对组织资源和体系的更长时间的占用等。
- 整合成本（**Separation Costs**）：包括预防分裂的卫生人力及管理人员时间及薪水、退出面试的时间、失业救济、应对分裂挑战的法律纠纷费用。

**雇员调查** 雇员调查可以用来诊断具体的问题领域，确认其需要和喜好，揭示卫生人力活动在哪些领域被广泛接受，在哪些方面被视为起负面作用。例如，调查问卷可以发放给雇员去收集修正绩效评价体系的信息或是了解雇员是否对补贴项目感到满意。不管调查的主题是什么，收集到的员工信息可以为管理者和人力工作人员提供组织中雇员稳定的“晴雨表”。

一个被许多组织应用的特殊调查是态度调查（**attitude survey**）。它将焦点放在雇员对工作和组织的感受及信仰上。这类调查除了可以获得员工对工作上司、同事及组织政策和措施的看法等信息外，还可以成为组织减少人员流失，促进队伍稳定的起点。有些老板定期进行态度调查，而另一些则不那么经常，随着因特网的普及，越来越多的人进行网上调查。

态度调查可用于公司咨询、学术活动和其他发展的调查实施。他们可以习惯性地设定去表达组织中具体的事项和关注点。但无论何种类型，只有信度和效度都高的调查才能精确测量员工态度[42]。通常，通过“闭门造车”产生的调查问卷会结构混乱、语言晦涩、诱导员工回答问题。

通过让雇员们坦诚地回答调查问卷，管理部门将建立起雇员期望，将在雇员关注点上采取行动。因此，实施一项态度调查研究的关键一环是给参加调查的人提供反馈，尤为重要的是即便是负面调查结果也应通过交流避免隐藏恶果的滋生出现或归咎责任。一般来说，值得推荐的是雇员的反馈应该通过与管理者、监督者及雇员的面谈来获得。它经常以小组的形式去鼓励相互交流和讨论[43]。这种手段与实施态度调查最常见的原因相一致——诊断其优点和缺点以提高医疗机构的人力资源活动。

**退出访谈**　在人力流失数据收集中，最广泛应用的方法是退出访谈（**exit interview**），也即询问为何离开机构。对雇主的调查表明，87％的雇主曾做过退出访谈，一半以上应用收集到的信息使人员保持产生了变化[44]。在退出访谈中可检验很多争议。

## 人员保持干预

以测量和评估的资料为基础，可对卫生人力资源活动进行一系列的干预以提高人员的保持。人员的流失可以通过几种方式来控制和降低[45]。在人员的招募过程（**recruiting process**）中，要对工作进行概括和现实性的预览，以保证工作与期望值相一致。通过提供员工的这种潜在的期望与机构的一致性，员工自动退出的比例就会降低。

另一种消除人员退出的方法是提高选拔过程（**selection process**）以更好地

与申请者的工作相适应。通过很好地实施选拔过程，能够发现员工纪律、绩效和历史性问题以帮助雇主降低人员流失比例。一旦做出选择，员工就要接受有效的指导和培训以降低退出的可能性。

其他人力资源因素也很重要。补偿（**compensation**）是很重要的，因为一个公平竞争、平等性的支付系统能够降低人员退出比例。福利不足也能够导致人员自动退出，特别是在其他雇主对同样的工作提供高的报酬。职业发展和规划（**career development and planning**）能够帮助机构留住员工。假如员工感到有很少机会接受业务提升，就会有更大的可能离开机构。员工关系（**employee relations**），包括公平/非歧视性待遇，人力资源政策的加强，也能够提高人员的保持。

医疗机构可采取下列手段来提高人员保持。招募一定比例的女性来影响男性的保持是很重要的。

人员保持的典范是迪洛特 & 图什（Delotte & Touche）国家会计咨询公司。该公司人力资源调查发现，几年来，流失了很多优秀的女性员工。因为公司投入了大量的时间和资金来培训女性员工，于是公司就采取了一系列的特殊措施来保留员工，特别是高流失比例的女性员工。项目实施的关键措施是“男女皆同事”，提高工作经历上的补助，修改家庭/工作政策和选拔，建立女性领导阶层[46]。

卫生保健专业人员应当应用那些人员保持的决定因素和评估信息来辨别提高人员保持的各种变化。通常，要应用多方面的手段而不是单一的手段。例如，只改变福利而不考虑招募和选拔过程并不能吸引和雇佣员工久留。这就是为什么通过评估和随访来揭示防止员工流失的措施是否真的降低了流失率、稳定了队伍是非常重要的。

## 评估和随访

一旦人员保持干预措施开始实施，就要进行评估和适当的随访及调整。根据不同的工作时间、教育、工作部门、性别和其他因素来对员工进行分类，当流失的比例提高或下降时，要进行常规的人员流失资料的审查（**review of turnover data**）。

跟踪干预结果（**tracking intervention results**）是评估的一部分。许多医疗

机构应用调查项目来观察在对整个机构做出改变之前的人员流失情况。例如，验证弹性时间对员工流失情况的影响，一个诊所可以在一个部门采取弹性时间进行实验。如果一个部门的流失比例与另一个相比下降，实验项目表明弹性计划能够降低员工流失比例。其次，诊所可以推广弹性工作计划在其他部门中的应用。

## 案例

Clarion 医学诊所（CMC）是一个拥有 14 名医生 185 名员工的家庭医生诊所。CMC 的病人保健模式包括聘用医务助理人员，他们与那些提供病人评估、诊断、护理的医生及护士协作。

CMC 的管理一直以其提供良好的工作环境、以市场为导向的薪水制和福利以及弹性工作时间为荣。这些管理措施产生了很高的人员工作价值和低的人员流失比例。管理人员跟踪调查了整个诊所的人员流失情况和根据历年资料主要部门需要合并的情况。最近的关于人员流失情况的研究分析如下：

| 机构单位 | 人员流失比例 |
| --- | --- |
| 护理部门 | 10% |
| 实验室 | 16% |
| 商务办公室 | 7% |
| 医学记录处 | 8% |
| 注册和规划处 | 5% |
| CMC 整个机构 | 8% |

管理人员已经注意到实验室部门的一些问题，但是仍对报告中这么高的人员流失比例感到吃惊，人力资源部经理被指责要找出导致高流失比例的各方面因素。

## 思考题

1. 与机构其他部门相比，导致实验部门高人员流失比例的可能原因是什么？

2. 人力资源部经理应当怎样做才能找出实验部门的决定因素并进行革新？

## 参考文献


1. Terese Hudson Thrall, "Skipping Gimmicks, Keeping Nurses," *Hospitals & Health Networks* (September 2001), 18–20.
2. Jodi Spiegel Arthur, "Curing a Crisis," *Human Resource Executive* (August 2001), 61–65.
3. "Disengaged at Work," *The Wall Street Journal* (December 2000), 7; and Shari Caudron, "The Myth of Job Happiness," *Workforce* (April 2001), 32–36.
4. Jon L. Pierce, Tatiana Kostova, and Kurt T. Dirks, "Toward a Theory of Psychological Ownership in Organizations," *Academy of Management Review* 26 (2001), 298–310.
5. Joan Hamilton, "The Harder They Fall," *Business Week* (May 14, 2001), EB14–16.
6. "Generation Y Brings Challenges to Workplace," *Bulletin to Management* (May 10, 2001), 145.
7. James B. Lathrop, Jr., "Employers Can Expect Greater Conflict in Four-Generation Workforce," *HR News* (February 2001), 23.
8. "Survey Says that Trust is the basis for Employee Retention," *HR Focus* (February 2001), 8.
9. Clark W. Bell, "Our Valuable Caregivers," *Modern Healthcare* (March 5, 2001), 28.
10. Daniel J. Koys, "The Effects of Employee Satisfaction, Organizational Citizenship Behavior, and Turnover on Organizational Effectiveness," *Personnel Psychology,* 54 (2001), 101–114.
11. Jeff Tieman, "A Grim Outlook," *Modern Healthcare* (February 4, 2002), 18.
12. Jan Greene, "A Happy Workforce," *Hospitals and Health Networks* (April 2002), 22–26.
13. Shannon Reilly and Keith Simmons, "What Are CEO's Thinking?" *USA Today* (May 3, 2001), 1B.
14. "St. Elizabeth Ranked One of Five Destination Hospitals for Nurses," *The Cincinnati Enquirer* (January 2, 2002).
15. Michael Abrams, "Employee Retention and Turnover: Holding Managers Accountable," *Trustee* (March 2002), T1–T4.
16. Rita E. Numerof, "Retaining Employees: Lessons From the Best," *Healthcare Executive,* (March/April 2001), 62–63.
17. Jodi Spiegel Arthur, "Title Wave," *Human Resource Executive* (October 2, 2000), 115–118.
18. "50 Top Hospitals," *Modern Maturity,* see *http://www.AARP.org.*
19. *War for Talent* (New York: McKinsey & Company, 1998).
20. Steve Gibbons, "Down to a System: Keeping Employee Morale and Retention High," *The Journal of*

*Quality and Participation* (March/April, 2000), 20–22.
21. *United States @ Work*, AON Consulting, 2000, *http://www.aon.com.*
22. "Survey Finds Top-Performing Employees Want Opportunities for Advancement and Skill Development," *Watson-Wyatt Worldwide Global News & Issues* (December 18, 2000). *http://www.watsonwyatt.com.*
23. Maureen Hannay and Melissa Northam, "Low-Cost Strategies for Employee Retention," *Compensation and Benefits Review* (July/August 2000), 65–72.
24. Deborah L. Ressler, "Experienced RNs Remain at Patient's Bedside," *Vital Signs Magazine* (September 12, 2000), *http://www.vsigns.com.*
25. Hara Marks, "Money—That's Not What They Want," *HR-eSource Newsletter* (May 7, 2001).
26. Jerry Kinard, "An Examination of Employer Provided Benefits in the Healthcare Industry," *The Healthcare Manager* (June 2000), 55–62.
27. David Kelly, "When It Comes to Benefits, One Size Does Not Fit All," *HR-esource* (May 14, 2001), *http://www.hr-esource.com.*
28. Christopher Ryan, "Employee Retention—What Can the Benefits Professional Do?" *Employee Benefits Journal* (December 2000), 18–22.
29. Maureen Glabman, "Nurses Needed—STAT," *Trustee* (June 2001), 8–23
30. *Competing for Talent, Recovering America's Hospital Workforce,* Healthcare Advisory Board, 2001, 473.
31. Crayton Harrison, "Flexible Programs Help Companies Maintain Talent," *Dallas Morning News* (April 1, 2001), 11L.
32. Ellen Galinsky, Stacy S. Kim, and James T. Bond, *Feeling Overworked: When Work Becomes a Burden* (New York: Families and Work Institute, 2001).
33. Margaret M. Clark, "More Companies Offering Flextime," *HR News* (June 2001), 1+.
34. Jeffrey R. Edwards and Nancy P. Rothbard, "Mechanisms Linking Work and Family: Clarifying the Relationship Between Work and Family Constructs," *Academy of Management Review,* 25 (2000), 178–199.
35. Daniel B. Moskowitz, "Care Package," *Human Resource Executive* (May 1, 2001), 1, 30–36.
36. Ellen A. Ersher, Elisa J. Grant-Vallore, and Stewart I. Donaldson, "Effects of Perceived Discrimination on Job Satisfaction, Organizational Commitment, Organizational Citizenship Behavior, and Grievances," *Human Resource Development Quarterly,* 12 (2001), 53–72.
37. "Worker Dissatisfaction Rising, Studies Indicate," *Omaha World-Herald* (May 20, 2001), 5G.
38. Paul R. Bernthal and Richard S. Wellins, *Retaining Talent: A Benchmarking Study* (Pittsburgh, PA: Development Dimensions International, 2001).
39. Mark Enger and Laura Beeth, "Survive or Thrive," *Minnesota Physician* (October 2000), 1.
40. Wayne F. Cascio, *Costing Human Resources* (Cincinnati: South-Western Publishing, 2000), 73–75.

41. David Zatz, "Create Effective E-Mail Surveys," *HR Magazine* (January 2000), 97–103.
42. For information on books on attitude surveys, see David W. Bracken, "Designing and Using Organizational Surveys . . . " *Personnel Psychology* 53 (2000), 206–209.
43. Kevin Sheridan, "Making the Most of Your Post-Survey Action Planning and Communications Process," *New Solutions* (Winter/Spring 2001), 3.
44. *SHRM Retention Practices Survey* (Alexandria VA: Society for Human Resource Management, 2000), 10.
45. D. Mitchell, "How to Reduce the High Cost of Turnover," *http://www.ijob.com/news*, October 30, 2000.
46. Charlene Marmer Solomon, "Cracks in the Glass Ceiling," *Workforce* (September 2000), 86–94.

# 第8章

# 医疗机构培训与开发

## 学习目标

在学习了本章之后，你应该能够：

- 讨论怎样将工作中的培训和业绩有机结合
- 找出组织管理和培训策略之间的联系
- 能够界定各种学习类型
- 描述 JCAHO 的定位、培训和人力资源开发需求
- 解释医疗机构人员发展的独特方面

## 医疗机构人力资源透视（Healthcare HR Insights）

犹太护理医院（Jewish Home and Hospital），在纽约是一个有150年历史的家庭护理机构，它拥有惊人的员工保持率。他们不但能留在犹太护理医院，而且能常长期留住。员工的雇佣年限一般为20年，但该家庭护理机构也有报道雇佣长达40年这样的服务的员工。

使犹太护理医院如此非同寻常的是作为家庭护理行业来说这么高的人员保持率和长期雇佣率确实不多见。通常这项工作是劳动密集型的，它既有身体又有精神上的要求。居民多数是体弱多病而且对自己的病情状况含糊不清。许多员工获得的是廉价报酬和低于标准的福利。所有这些因素和其他一些相关原因经常会导致许多家庭护理机构内人员更换频繁，只能保证雇员短期留在家庭护理机构，从事这方面的工作。

犹太护理医院将其能长期将员工稳定在他们这里工作的成功经验归功于多种因素，关键的几个方面包括：

- 尊重和激励员工
- 具有竞争力和相对公平的工资
- 培训和教育机会
- 职业指导和晋升机会
- 员工和管理层的有效沟通

针对此种状况，犹太护理医院的首席执行官，谢尔登·戈德堡(Sheldon Goldberg)指出：培训和教育护理保健工人是很重要的，应该说是稳定团队所必需的，另外也创造了学习工作所需知识是很有用的这样一种良好的气氛。我们鼓励自己的员工上学，或回到学校接受更高水平的技术培训，去学一些能提高他们技能和提升他们能力的课程和广泛接受一些能提高他们职业能力的指导。

另外，犹太护理医院通过学校奖学金或贷款为员工提供经济援助，允许员工根据自己的情况设置课程表以便能适应最新的课程需要。研究者也鼓励在进行有关的研究工作时使用机构的各种设备和设施。医学教育、护理、社会工作、治疗还有各种人类相关的服务性工作在这里都受到鼓励[1]。

培训和员工的发展对保证医疗机构人员具有竞争力是很重要的，它也是保证机构具有工作竞争力的一个主要因素。本章我们将全面学习医疗机构培训和人力资源开发的各个主要方面。

培训和开发在医疗机构中对保障其进行安全有序的和竞争性的保健工作具有重要作用。培训（**training**）是人们获取能达到实现自己组织目标的成绩的各种能力的学习过程。这个过程通常与多种组织目标相联系。培训有广义和狭义之分。从小的方面来说，培训为员工提供了在当前其工作中用得到的专业性知识和技能。人力资源开发（**employee development**）在范围上要更广些，它主要是指个体在当前和将来工作（**future job**）中获得新的有用的各种能力。

## 医疗机构培训的本质

现在，美国的公司每年大概要花 600 亿美元用于工人的培训。来自美国培训和开发协会的资料，在它的数据库中，所有公司对员工的平均花费为 650 美元，条件好些的大公司则是每人 1 966 美元。遗憾的是，卫生行业排在最后面，每个人的平均花费仅为 345 美元，培训费用占到工资额的 1.2%。相对而言，像摩托罗拉和通用电器公司培训费用占到工资额的 3%和 4%，他们和一些大集团公司已经充分认识到培训和开发对于完善组织有效性的重要作用[2]。提供给医疗机构的培训有许多领域和许多方式，见图 8-1。

| | |
|---|---|
| ▶ 新员工的定位 | ▶ 性骚扰预防 |
| ▶ 指导业绩评价 | ▶ 选拔面试 |
| ▶ 个人计算机课程 | ▶ 病人安全 |
| ▶ 团队构建 | ▶ 操作新设备 |
| ▶ 客户服务 | ▶ 多元化意识 |
| ▶ 领导技巧 | |

图 8-1　医疗机构培训的常规培训类型

作为策略性竞争，员工当前的能力和接受的常规培训最好能够应对卫生保健领域发生的挑战和各种变化。拿今天的卫生保健环境和 5 年前相比，大量新技术、网络技术涌现，成本压力增加。如果没有继续培训教育，医疗机构很难拥有能满足KSAs需要，能提供卫生保健服务和管理组织的员工。

培训也能帮助提高机构的竞争力，使员工自愿增加工作年限。如先前所强调，许多人愿意留在和离开机构的一个最根本的原因就是看有没有职业培训和发展机会。医疗机构的领导层对员工的培训和开发部分原因就是为了达到这一效果。

还有一些事情也正在发生着变化，传统的人力资源管理有一个格言，“时间紧张，培训是第一个要砍掉的花费项目”，相应的，随着时间的推移，培训费用常常是显著缩减。但是，越来越多的医疗机构领导层开始认识到培训不仅仅是成本花费问题，它是对机构组织长期效益有益的人力资源资本投资。虽然当机构核算成本削减时，培训花费也会降低，但许多先进的医疗机构很少会减少在培训上所做的各种工作和努力。

## 工作业绩、培训和学习的有机结合

工作业绩、培训和员工的学习必须有机结合才能更有效率。首先，为达到接近工作的实效学习，培训干预是最好的，所以培训和工作需要有机联系就显得很重要。来看以下这个例子，当一个新呼吸内科医师进行ICU定位时，学习者跟随一个经验丰富的呼吸内科医师，经验丰富的呼吸内科医师在这里就是扮演指导老师的角色，为这个新呼吸内科医师提供指导和手把手的培训。学习者能看到指导老师正确操作处理的全过程，尝试安全地复制这些行为，达到在实际工作环境中获得实效的反馈。

再者，机构更喜欢接受培训的员工学到真正的培训经验，从机构实际存在的问题中提高员工的学习能力。指导教师能够把实际的工作和自己所拥有的培训经验分开，把每天的手术等操作都当作学习样本，提高培训练习和书本讲义的真实性。许多医疗机构，像在佛罗里达的海湾风医院（Gulf Breeze Hospital）已经开始为员工进行顾客服务培训。海湾风医院顾客服务培训的目的是通过模拟实际顾客情况教会员工怎样对待和处理。培训过程中提供讨论讲义。这些讲义已经成了学习各种顾客服务场景最好的实践途径。这就是将工作实际、培训和员工的学习进行更佳的结合的另一个很好的途径[3]。最终结果是培训和工作实际更加贴近。

## 工作咨询培训

工作咨询（**performance consulting**）培训是机构内外部的指导者和机构代理一起为提高员工工作能力而进行的工作[4]。工作咨询依据的是预期设想和相比较设想机构能达到的实际效果以及员工的实际工作情况。将这三方面进行比较后，工作咨询者将工作中的各个因素概括如下：

- 重中之重是识别和陈述工作问题中的根本原因。
- 承认个体和机构方面的相互作用影响员工的工作业绩。
- 比较业绩较佳者和榜样员工的工作和表现[5]。

无论指导者是内部机构还是外部的培训咨询师，他的培训并不能解决所有员工的工作中存在的问题。

相对来说，培训只是大的许多解决问题方案中的一个方面。比如，许多员工工作中的问题需要通过为他们建立一个培训项目来解决，而其他情况下则需要人员补充或调动工作来解决。

接下来谈谈工作咨询的主要途径。假设你是一个大的医疗中心的人力资源培训方面的专家，保健科主任请你为各个科室的为病人做护理服务的护士们搞一个卫生培训项目。过去的 6 个月里，科主任听到很多关于护士们和许多辅助科室进行交流和互动的抱怨，主任请你设计一个能进行有效沟通和提高工作中协作能力的培训项目。设计培训项目时，设计培训的专家要搞清楚下面这些问题：①出现交流沟通障碍的根源；②各种个人和组织因素在其中所起的作用；③科室中高效率的注册护士和工作业绩差的注册护士之间存在差别的本质原因。获得以上的这些信息有助于决定采用哪种培训形式来解决工作中问题。也许病人需要的变化对注册护士来说已经导致更高的工作需求，但无论原因是什么，找出交流沟通中的根源和问题中的交互关系是解决的一个合适和综合的途径。

## 共建培训职责

工作咨询途径隐含的最重要的一个方面就是卫生人力资源人员、培训指导者能和操作管理者像同伴一样地工作，从而使培训完整、鼓舞士气、提高组织绩效。典型的培训职责划分见图 8-2。HR 的每个部门可以作为专家培训辅助和协作的资源。相对单个操作管理者来说，员工在那里有更长的职业生涯和发展空间，所不同的是在机构中工作没有那么严密。

然而，管理者可能是最好的在技能培训中使用技术信息的人，他们也是决定什么时候员工需要培训和再培训的最合适的人选。由于他们最了解员工，让他们和员工一起制定职业职责和计划是比较妥当的。因此，在培训中卫生人力资源人员和操作管理者必须发展一种伙伴关系。

**HR 部门**

- 准备技能培训材料
- 指导机构新来员工的定位
- 协调培训效果
- 指导和界定离岗培训
- 协调职业计划和员工的勤奋发展
- 为机构发展输入专业技能
- 作好机构培训记录［安全和联合委员会（Safety and Joint Commission）］

**医疗机构管理者**

- 指导部门新员工的定位
- 提供技术信息
- 测算培训需求
- 指导在岗培训
- 不断探讨员工的发展和未来的潜力
- 参与机构改革
- 决定本领域的继续培训需要

**图 8-2　HR 职责的典型划分：培训**

## 培训中的法律问题

设计培训时必须考虑其中的法律问题。要选择和员工的实际工作经验和实践相关的人员进入培训项目，兼顾公平性。另一个问题是能否有平等的付费机会来参与培训，还有一个是当有些人没有充足的机会参与培训，而又把培训应用情况作为员工晋升先决条件的问题。给员工提供参与培训方面的失利也会导致 EEO 法律诉讼。

当前另一个法律上的问题是培训合同（**training contract**）的使用问题，雇主会和参与费用比较高的培训的员工签订一个合同以保证其时间花费成本上的投资。例如，一个医院花 15 000 美元让医师获得资格证书，通过签订培训合同，虽然每年四分之一的花费用在医师在机构的相应的培训中，但在不久的将来，医生即使要离开该机构，医院也可以通过签订的合同减少经济上的损失。

## 策略性培训

将培训策略与机构宗旨、目标和商业策略联系起来，培训可以给机构创造价值。策略性培训（**strategic training**）致力于发展每个员工的竞争力和使机构产生持续价值和竞争优势。其最根本的意旨是培训必须依据组织计划和人力资源计划。策略性培训也要求卫生人力及培训专业人员要考虑组织变迁和战略规划，这样可以更好地发展培训计划和实施支持高层管理层决策的行为。因此，培训必须帮助机构创造竞争优势。最终，从某种程度上来说，机构培训成果对竞争者来说，很难模仿和复制，培训可以说是一种策略资源。

策略性培训倾向也可以减少培训能解决大多数员工或机构问题的认识。早先，病人保健服务处的主任劝说他的员工们需要沟通技巧培训，对于操作管理者，人力资源专业人员和培训指导者对工作问题的反应就是“我需要在某某方面的培训”。通过策略性培训，可以很好地对工作中问题是否需要培训来解决进行需求评价。该策略鼓励将工作和培训期望值结合，随之而来就会产生达到培训效果的措施。

## 培训过程

有效的培训需要使用系统的培训程序，见图 8-3。培训程序可以描述为 4

个阶段：评价（**assessment**）、设计（**design**）、传递（**delivery**）、评估（**evaluation**）。使用这么一个程序减少了可能严重影响学习的无计划的、不协调的和易发生混乱情况的培训工作的可能性。接下来讨论培训程序的这 4 个阶段。

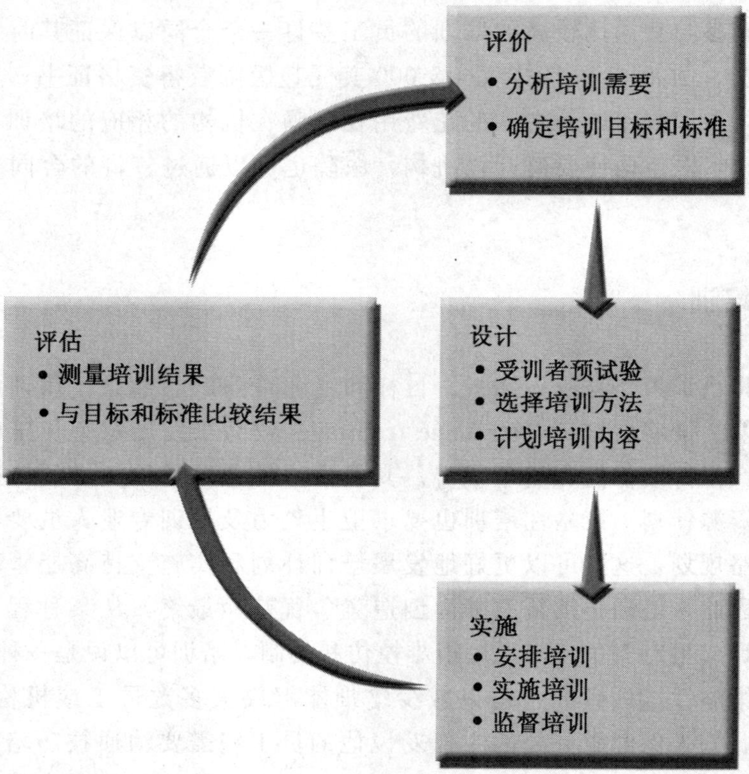


**图 8-3 培训过程**

## 评估培训需要

培训是为了帮助机构完成它的目标，故评价机构需要是建立培训目标的诊断阶段。评价充分考虑培训是否对员工和机构中存在的工作问题能有所帮助。运用前面早先提到的工作咨询方法，管理者必须考虑补偿、组织结构、工作设计、工作环境等这些非培训因素。但一旦培训是必需的，评价就能分析出培训需要和特殊的培训目的[6]。例如，让我们观察一下药房的工作，管理者可以认为他们员工的数据输入能力和键盘能力很差，他们可以从这方面的培训中收益。作为评价的一部分，可以对员工进行一次键盘输入测试以测量他们当前的实际水平。我们必须确立一个每分钟准确无误输入 60 个字的这么一个提高员工键盘输入速度的目标。那么每分钟无误输入的字数就是测量培训成功与否的标准。图 8-4 展示了建立培训需要评估分析的 3 种方式。

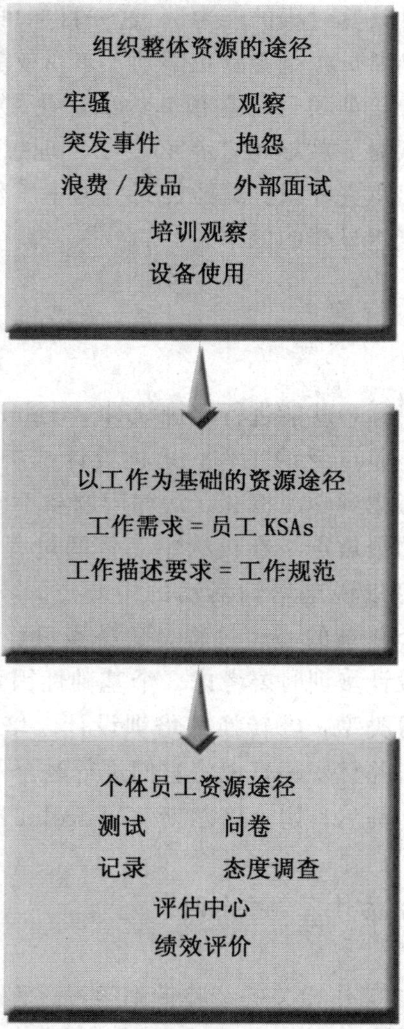


图 8-4　培训需要评估的途径

**建立培训目标和优先权** 一旦培训需要通过各种分析得以确立，那么就要考虑优先培训和培训目标的问题。收集的所有资料汇编成距离分析（**gap analysis**），它可以帮助分析机构员工的能力和需要之间的差距。培训目标和优先权的建立就是要缩短这一距离。

成功的培训应当通过建立的培训目标进行测量。实用的目标是可以量化的。例如，对一个新医疗保险制度的演算员的目标就是具有“两周内在其部门能展示解释各种演算过程的能力”。这一目标可以检验能力是否发生了内在化，或者说帮助判断员工是否真正学到了东西或能否应用培训所学知识。

因为绝大部分培训项目都有预算约束，往往在一个机构中有多种培训需要，所以确立培训需要就显得非常必要了。理想的情况是培训需要依据机构组织的目标来分出重要等级。最能提高机构中工作业绩的培训需要首先进行，这样才能更快地产生显著的效果。

## 培训设计

确立了培训目标，就能进行培训设计（**training design**）。无论在本质上培训的是专业性强还是广泛的工作，培训设计都决定了怎样陈述评价需要。有效的培训设计要考虑到学习概念、法律问题和不同的培训类型。

**学习：培训的聚焦点** 在机构中工作的过程实际上也应当是一个不断学习的过程。学习可以说是培训活动的中心点。不同的学习途径都是可行的，学习可以说是一个复杂的心理过程，这一点已经被行为心理学者和研究性心理学者所认同。设计培训时要考虑3个基础性因素：①决定初学者准备情况，②理解不同的学习类型，③转换的培训设计。培训设计要充分考虑这些因素中的每一个因素，并且要很好地将它们进行融合[7]。

**成人的培训** 马尔科姆·诺尔斯（Malcolm Knowles）在为成人培训设计上提出5大原则[8]：

1. 要知道他们为什么学些东西。
2. 自我指导性。
3. 把更多的与工作相关的经验带到学习过程中。
4. 把解决问题能力的学习经验带到学习中。
5. 内外因都能对学习起激励作用。

由于在医疗机构中最多的就是成人参加的培训，来自马尔科姆·诺尔斯(Malcolm Knowles)的培训设计就有更多的内涵。例如，培训人员不愿意在被培训者不了解培训背景或者不知道为何要进行培训的情况下把知识一股脑地塞进其脑海。这就是所说的全面培训（**whole training**）或称哥斯塔学习(**Gestalt learning**)。该方法应用于工作培训中，意味着要对培训进一步分类，但要给员工提供机会判断其适合性。

**强化和立即构建**　强化（**reinforcement**）这一概念依据于法律上的收效，主要讲述人们倾向于那些能给他们带来正性作用，避免出现消极结果的重复反应。最接近的另一个学习概念叫立即构建（**immediate confirmation**）：如果强化和反馈在培训完后及时实施，学习效果最佳。

**培训转化**　最后，设计培训干预要注重最佳的培训转化。转化通常是发生在接受培训的人在实际的工作中怎样运用他们的培训。对企业培训转化的评价是相当令人沮丧的，因为有 100 个或更多的员工的组织每年要直接花掉600 亿美元用于培训，但是在这个总数中，也只有 60 亿美元，大约 10%被认为可导致正性的培训转化[9]。

有效的培训转化（**transfer of training**）需要两个条件。首先，接受培训的人能够掌握培训材料并且很好地应用于工作环境中，再者，所学的东西不会过时。

有很多方法能提高培训转化[10]。一种有效的途径是确保培训和工作的一致性。培训中，接受培训的人能够很好地将培训中的各种情况和工作中相近的实际情况有机结合。比方说，有关医疗机构管理者成为更好的面试专家的培训就应该包括模拟真实应聘者应聘的角色扮演。当然还包括给接受培训的人对培训有一个总的认识和把握，知道怎样更好地有助于短期和长期的培训转化[11]。

## 培训类型

需要针对很多不同的目的进行培训设计，相应的，必须进行不同类型的培训设计。一个实用的经典工具是视培训为以下各类型：

- 需求和常规培训（**Required and Regular Training**）——用于完成各种指定委托管理的合法需求（如 OSHA，EEO），为全体员工进行的培训（新员工定位）。
- 工作或技术培训（**Job/Technical Training**）——用于使员工更好地完成他们的工作、任务和职责（例如，客户服务、文字处理和机器操作）。
- 人际间和问题解决培训（**Interpersonal and Problem-Solving Training**）——用于指导操作性的和人际间的问题及提高机构工作协作能力（如团队建设、冲突解决）。
- 发展和革新培训（**Developmental and Innovative Training**）——长期关注于提高未来个体和机构能力（如机构改革、创新性思维）。

下一节将描述美国卫生机构资格认证联合委员会（JCAHO）特征。人员定位、培训和发展是确保竞争卫生保健效能的重要因素。

## 定位：新员工的培训

所有新的被雇佣到医疗机构的员工必须注意定位问题。所有的日常轮转于不同卫生设施的员工也应当考虑在每个领域定位。这些员工包括注册护士、呼吸治疗师、护士和其他可能机构的员工。另外，重新被雇佣、转岗和提升新职能的员工和受部门和机构重新设计影响的员工定位是非常需要的。

**美国卫生机构资格认证联合委员会（JCAHO）**

**JCAHO 标准、定位、培训和发展**

美国卫生机构资格认证联合委员会（JCAHO）标准重点集中在全体员工的定位、培训和发展。就像下面的描述，标准需要的是一个通过定位、培训和发展以及鼓励自我发展来持续和不断地努力以确保群体竞争能力的过程。另外，这一标准也要求雇主收集员工能力方面的数据，以明确对员工学习需求的回应。这些因素的综合作用就保证了群体的竞争力。

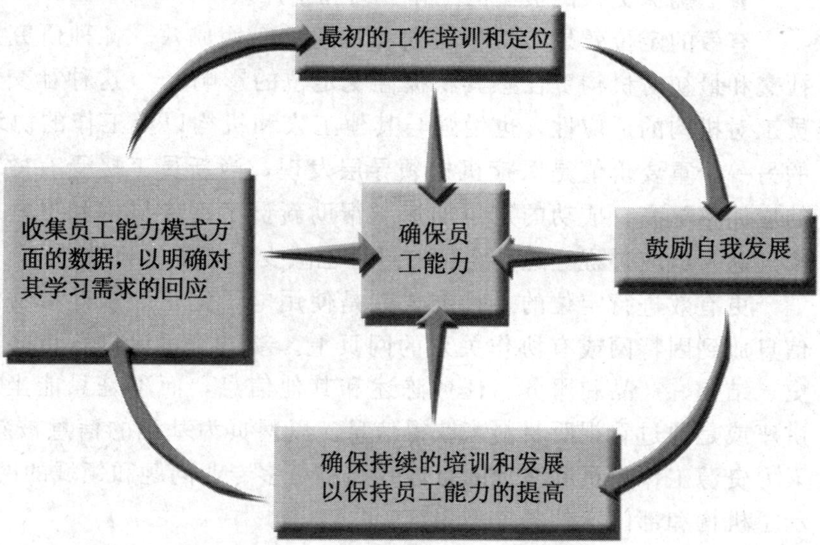


*界定能力趋势和对员工学习需要的反应*

为了描述上面提到的培训，JCAHO 也需要机构监测病人保健和安全事件来决定员工学习的需求。举例说明，一个医学中心评价病人保健部门大量的针灸疏忽事件，通过比较其他部门决定是否需要特定培训。在 JCAHO 中加强竞争能力的培训是最重要的。监测趋势和最初的培训计划设计在共同联合回顾中将建立很好的档案和演示示例。

定位是机构人力资源培训策略的重要组成部分。它需要人力资源部门的员工个体和其他管理者的通力协作。在没有卫生人力资源部门的小的机构中，像小诊所，新的员工管理者对定位具有重要的责任。在大的机构中，管理者像人力资源部门一样，应当在员工定位上作为一个团队来工作。许多机构使用花名册使人力资源人员和操作管理者协调新员工的定位。

有多种主要定位目的，其中最重要的是：

- 建立一个员工对机构和工作的良好的印象。
- 提供机构和工作信息。

- 鉴定新员工的社会和机构融合能力。
- 确保更快的员工的工作业绩和生产效率。

有效的定位效果归功于短期和长期的雇佣成效。各种研究发现新员工的社交和最初对机构责任感其积极性受定位的影响[12]。这种社交能力帮助提高员工对机构的适应性，也增强与其他工人和机构以及工作的协调性[13]。定位的另一个重要价值是医疗机构领导层发现，当新员工接受有效定位时，员工的雇佣率更高。成功的定位加速了帮助新员工适应机构和更好地提高工作效率的这一适应过程。这一定位的过程也减少了员工的流动[14]。

更有效进行定位的一种方式就是使用电子定位。领导层将总的员工定位信息放到因特网或有协作关系的网页上。新员工可以浏览更多有关的机构历史、结构、产品和服务、任务陈述和其他信息，而不是只能坐在教室里接受讲座或是通过看视听材料来获得信息。以网页为基础的信息被新员工接受后，人力资源工作人员和其他人可以登陆有更多专业问题和领域的网页。图 8-5 展示了机构和部门定位的典型内容。

不幸的是，许多新员工定位会议被新的领导层和他们的部门管理者看成是繁琐、无关和浪费时间的事情。许多医疗机构正重新考虑新员工的定位的途径而使其更有趣和有联系。例如，某大型家庭护理机构在早餐会议上借助视听设备，向新员工传递风趣而真实的信息。

| 机构定位 | 部门定位 |
|---|---|
| ▶ 任务和价值 | ▶ 部门结构 |
| ▶ 机构道德规范 | ▶ 病人/工作流程 |
| ▶ 机构结构 | ▶ 活动领域 |
| ▶ 客户服务需求 | ▶ 工作职责 |
| ▶ 病人安全 | ▶ 业绩标准 |
| ▶ 有害物质及垃圾处理 | ▶ 部门联系 |
| ▶ 保持信任 | ▶ 特殊部门的安全 |
| ▶ 感染控制实践 | ▶ 部门政策 |
| ▶ 病人权利 | |
| ▶ 利益、补偿和人力资源政策 | |
| ▶ 安全性和火灾安全 | |

**图 8-5 人力资源定位的典型内容**

## 鼓励自我发展

不是所有医疗机构人员的培训和教育需求都是通过机构、部门和管理的指导培训。员工的培训需求经常是个性化的并需要员工面对自己的需要。机构必须鼓励和提供各种资源鼓励追求自我发展。鼓励和有利于自我学习的方式包括以下方面：

- ▶ 资源图书馆或学习实验室，在那里员工可以以一种自己的方式研究信息和加强实践操作。
- ▶ 可以通过卫生机构提供设备或家中电脑进行的计算机基础培训。
- ▶ 能有参加提供各种教育研讨会这样职业会议的机会。
- ▶ 用给予学费退还或奖学金的方式来鼓励参加技术和学院水平的课程。

除了鼓励自我发展来确保集体的竞争力这一重要作用外，以上医疗机构在自我发展的努力中所做的投资还将有助于稳定员工们。比如位于康涅狄格州德比（Derby，Connecticut）的格里芬医院（Griffin Hospital），根据《财富》杂志被排为 100 强公司之一，其员工建设是员工稳定工作的一个重要方面[15]。而员工的稳定工作更有利于安全和高质量的病人保健服务。

## 持续培训和发展

在医疗机构培训和发展有很多种形式。包括上级或别的熟练工人在工作中的指导，以及新的流程、政策和程序的演示培训；参加培训班或研讨会进行继续教育课程和职业相关发展培训。这些培训和发展总的目的是不断确保员工的竞争力和提高与他们的工作职责、部门和机构有关的整个知识水平。

具体目标概括如下：

- ▶ 正确树立工作目标和找准竞争劣势
- ▶ 提供在新技术、工艺和流程方面的培训
- ▶ 常规安全要求
- ▶ 为员工准备新工作任务和提升机会

确保医疗机构员工持续培训和发展是技术指导员和部门领导的责任。另外，在全组织水平的教育活动如安全培训中，人力部门可以发挥的重要作用

是帮助管理者监测培训的参加情况并提供证据。

## 实施培训

依据不同机构的策略计划、资源和确定的需求，机构进行着各种培训。其中最重要的和典型的常规培训是新员工的定位。

一旦培训设计好，实际上培训网络已经建立。总体上建议培训要进行小规模的预试验确保培训设计的正确合理性，有很多可使用的不同的培训方法和方式，培训技术的不断发展增大了有价值的选择。

在选择培训方法和方式时，要考虑平衡各种因素。这些因素是：

- 培训的本质
- 课程特征
- 接受培训的人数
- 个体对团队
- 自我学习安排与指导
- 培训资源
- 经费
- 地理位置
- 时间分配
- 实施时间表

举例说明，为一个有 3 个地理位置但地址邻近的大诊所进行指导员培训，可以每季组织指导员在一起进行两天的研讨培训，而一个大的多州的护理系统可以在整个国家使用网上课程进行培训。

有很多不同的培训途径，相应的，有内部培训指导，也有一些充分利用外部和技术培训资源的培训方式。

## 内部培训

内部培训被看成在工作中很有实用价值。它也是一种很普遍的培训，其原因是为节约了送员工去培训的成本和为指导者提供的报酬。通常，技能性技术培训是机构的内部培训。这种技术培训以技能为基础（如培训实验室仪器的操作）。由于技术工艺的飞速变迁，技术技能的构建和更新成为重要的培训需求。联邦条例中 OSHA、EPA 等机构要求必须进行基础技能培训。网上培训和局域网培训也作为内部培训工具不断增长。

- 非正式培训（**informal training**）学习——许多员工所学是通过向别的员工或技术指导员询问工作相关的问题和获得好的建议，而不是进行一些正式的培训项目。
- 在职工作培训（**on-the-job training，OJT**）工作培训——与非正式培训的随机性不同，它是有计划进行的。指导员或管理者培训教材必须易于教授，便于展示，员工们被指导如何去做。这一培训因为灵活和更接近员工的实际工作而广为运用。

## 外部培训

外部培训也被各类机构广泛应用。在大的机构中，因为内部培训能力有限和处于对大量员工的培训需求，需要进行外部培训。外部培训也是那些小公司人力资源人员缺乏而公司又需要各种类型的专业培训的一个最好的选择。

**培训的外部资源**　许多管理层也使用外部培训公司的培训资源、顾问和实体。从 ASTD 得到的数据，大约 20%培训花费用于外部培训资源（**outsourcing**）。有趣的是，在过去 3 年中，外部培训资源一直在缩减，特别是那些小于 500 人的公司[16]，原因可能来自于成本问题和过多地强调内部培训等等。

一个普遍使用的外部资源就是用厂家资源来培训员工。各种不同计算机软件开发商能提供员工不同的技能证书。例如，一个微软资证产品专家能给员工发放能证明其技术熟练水平的证书。证书对员工情况有个概括，领导层可以据此雇佣员工和达到提升员工的目的。

## 网络学习：在线培训

网络学习（**E-leaning**）被定义为使用因特网和机构的局域网来指导在线培训。许多人都相当熟悉因特网。它已经影响到人们从事商务、获取信息和交流的方式。局域网跟因特网有些相像，是制约外部使用者的有防火墙软件的内部机构网络，员工们也可以在局域网上进行在线学习。

大量的统计数据可以证实网络学习的增长趋势。已进行的一项前瞻性研究中，美国在网络学习上的花费每 3 年正以 400%的速度增长。到 2004 年预计达到 150 亿美元[17]。另一迹象来自 ASTD，他们发现公司监测网络大约 8.4%培训使用网络学习。虽然小公司不太使用网络学习，但大的公司则十分注重使用网络进行学习，几乎它们的 14%培训是网络学习。由于大公司有丰富的资源，另外，它们可以通过网络学习节省像差旅费等费用。埃可德药店（Eckerd Pharmacy），是一个零售药店连锁，已经发展了一个网络培训系统以便使药剂师和配药技师能够通过继续教育学习来保障他们的资格能力[18]。

有很多使用技术的培训方法：

- 指导教师课堂培训和会议培训（**Instructor-Led Classroom and Conference Training**）——这种培训仍然是最盛行的培训方式。雇主指导的短期课程、讨论会和会议通常组成了教室培训，然而，由职业机构、协会和教育研究所提供的大量员工发展教程是会议培训的很好的样本。在教室培训中特别重要的是承认成年人比年轻的学生在教室培训中有更多的需求和学习类型。
- 远程培训和学习（**Distance Training/Leaning**）——培训部门提供的网络学习与远程培训和学习很相似。越来越多的学院和大学课程使用网络课程为基础。Blackboard 和 WebCT 是两个成千上万的大学教授在给学生进行讲座时使用的最盛行的课件。这些课件能通过参与者重要的交流和电子文档的交换提高授课者和学生的沟通。许多学院和大学正使用双向视频进行授课。指导者在一个地方可以看到在不同地方的多个学习者的反应和情况。如果一个系统忙，员工们可以通过世界上其他任意地方获得课程学习。
- 技术和培训（**Technology and Training**）——过去的几年里在培训这个大舞台上，培训技术正稳步提升[19]。信息技术正改变着人们的工作方式。今天，计算机基础的培训能够包括一系列多媒体技术（**multimedia technologies**），包括声音、动画、图像和各种多媒体学习场景。以调动受培训者的各种感官。**Video streaming** 可以将培训的多媒体资料放在公司网络服务器上。员工可以通过局域网获得培训资料。互动的视频培训（**interactive，video training**）需要各种光盘、CD-ROM 和 DVD。通过培训指导者操作来让受培训者作答。互动的视频培训在教授面试和表达能力上被发现是非常有用的。

计算机模拟（**simulation**）也可以用在机构进行心理和行为问卷上，可以为培训指导者提供用于演示的工作场景。通过模拟外科手术各种止血场景可以减少在实际操作中因失败率高所带来的风险[20]。计算机基础模拟也可以增强即兴反馈，进行自我导向学习和解决工作相关的问题。

新技术正融合在培训信息传递、培训设计、管理和培训工作的各项支持活动上，例如，医疗机构正在购买电子注册和记录保持系统，培训指导者可以注册为参与者，记录考试结果和监测学习进度。为了支持培训，计算机有些应用程序能提供需求信息、建议和技能培训，它们被称作电子操作支持系统（electronic performance support system，EPSS）。这些以计算机为基础的系统可以进行在岗培训和培训转化。例如，当使用一个诊断系统确定和修复仪器错误时，医院使用一个电子系统来给临床工程师提供额外的支持。

总的来说，当技术融合在学习和培训中时，正在发生的是一场由技术在培训中占据中心位置到以技术为后盾的转变运动[21]。当学习和工作在将来融合得更紧时，技术将更可能融合在更多的员工的工作环境中。这种融合将使培训指导者、培训管理者和培训设计者更加关注学习而不是技术，因此员工将来很少的时间用在怎样使用技术，而是将更多的时间用在学习内容的安排上。

## 培训评价

培训评价通常把管理者、培训者及受培训者期望的结果与以前的培训结果相比较。更多的情况是，进行培训时并没有考虑任何测量和评价，而在培训之后才去测量和评价其效果。由于培训是耗时和花费成本的，评价就显得很有必要。

**成本效益分析**　评价培训效果的一条途径是检验与培训相关的成本和通过成本效益分析收到的效益。图 8-6 展示的就是培训所产生的各种成本和效益。虽然一些效益（像态度变化等）很难进行量化，但进行和培训相关的成本与效益比较仍是决定培训是否值得的一种方法[22]。比方说，一个医院评价一项传统的安全培训项目，发现这个项目并没有降低事故率，因此，培训就被重新设计以达到更安全的实践效果。然而，对其成本和效益进行仔细的测量确实是非常困难的。

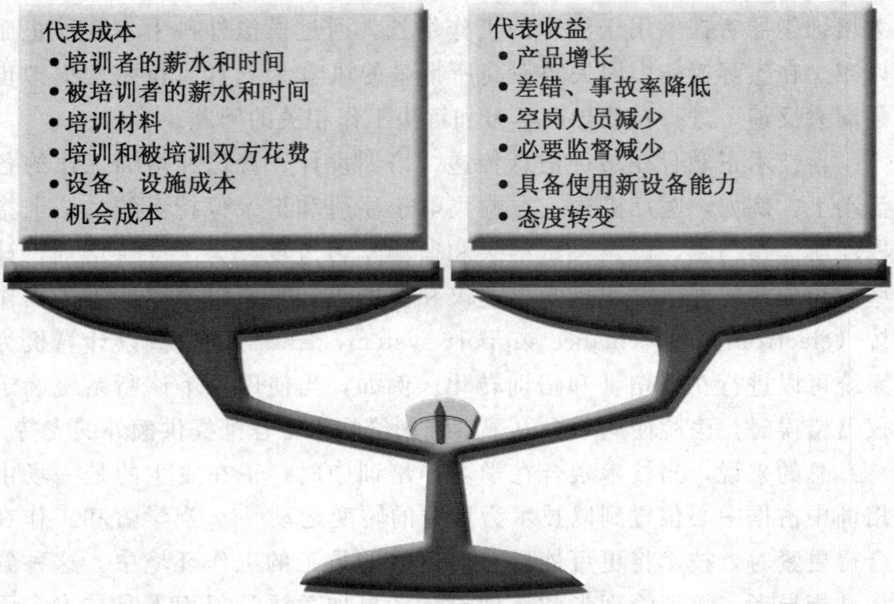
代表成本
•培训者的薪水和时间
•被培训者的薪水和时间
•培训材料
•培训和被培训双方花费
•设备、设施成本
•机会成本
代表收益
•产品增长
•差错、事故率降低
•空岗人员减少
•必要监督减少
•具备使用新设备能力
•态度转变

图 8-6 平衡培训中的成本和效益

**投资回报** 在今天的机构中，培训能变成是培训成本的返回性投资。像组织的其他部门一样，人力资源和培训也必须因培训投资能带来价值增加而被证明是合理的。但不幸的是，在很多环境中，培训被认为是恰当的仅是因为员工喜欢培训，而不是因为资源的有益利用[23]。

**基准培训** 相对于机构内部进行评价，一些机构通过机构之间的比较使用水准基点进行培训测量。要进行这种评价，人力资源专家收集培训中的数据并把它和其他工业机构的进行比较。通过美国培训与发展协会（ASTD）得到的比较数据是有价值的。这一服务拥有相关的来自 1000 多个参与的员工的数据，这些员工每年完成具体的问卷。美国的生产和质量中心还有萨拉特格（Saratoga）研究所也能进行这样的工作[24]。另外，有大量的私人保健基准服务机构为个体医院、诊所等提供这种研究服务。

**评价设计** 如果因为基准数据无价值而需进行内部评价，那么有许多的方法可以通过设计培训评价项目来测量有无改善。依靠事后措施和事前/事后措施提供的材料或项目的本质特性也许是可以考虑的途径。

- 事后措施（**Post-Measure**）——最显见的评价培训有效性的方式是培训后看个体的工作方法是否更加有效率或是他们掌握的知识是否明显增多。例如，一个有 20 年保健单元协调（HUCs）工作经历的护理管理人员需要提高数据输入能力。给他们一天的会议培训然后测试他们的输入速度。如果经过培训后他们能按各种输入速度进行输入，那么是否说培训是有效的呢，很难这么讲，或许他们中的很多人在培训之前就做得很好了。很难断定是否输入速度就是培训的结果。
- 事前/事后措施（**Pre/Post-Measure**）——由于设计数据输入评价很困难，就要考虑预试验。如果护理管理人员培训前后都测了数据输入速度，她就能知道培训是否有困难。然而，还有一个问题就是，如果有速度上的变化，是培训的结果吗？会不会有人意识到测试所以她的输入上就快些了呢？

## 开发人力资源

开发（**development**）代表着提高员工解决各种工作任务和培养超越当前工作需求的能力。这种开发对于机构和员工来说都会受益。拥有这些经验和能力的员工和管理者可以提高机构的竞争力和适应环境的能力。这一开发过程代表着员工的事业有新的发展和获得新的不同的关注[25]。

开发不同于培训。培训很多人去操作设备、计算机和回答病人的服务要求是可行的，但在不同领域的开发，如做决定、反应和交流等则代表着更大的挑战。这些领域可能或不可能通过个体的生活经验发展。一个经过设计的开发经验系统可以帮助卫生保健组织提高这一能力标准。

开发应起始于机构的人力资源计划，因为这些计划分析、预测和确定当前和将来机构在人力方面的需求。人力资源开发参与了机构人员的退休、提升和转岗。进一步讲，它帮助确定了机构在将来需求的能力以及人们为能够应对这些需求而进行的必要的开发。

## 开发特殊能力

显然，个体进行什么样的开发来提高他或她的能力取决于这个人本身和所需的能力。然而，许多重要的普通的管理能力通常包括行为定位、质量决定、道德价值和技艺技能。团队建设、开发下属、指导别人、处理不确定因素等能力也都一样重要，但是对于成功的管理来说，这些能力都得到强化。

关于开发有一点是清楚的，研究指出询问员工工作之外想要什么，这一点培训和开发是很接近的。因为个体所拥有的是知识、技能和能力（KSAs）。许多人把发展他们的 KSAs 作为机构建设的重要部分[26]。

## 开发需求分析

相对于培训，员工开发首先考虑对机构和个体需求的分析。有证据表明这一个体需求的分析在许多机构并没有得到足够的重视。

通过开发，机构或个体能够分析一个人到底需要什么。当然目标是辨别其优点和缺点。机构评估开发需求的各种方法包括评价中心的使用、心理测试和绩效评价。

## 可持续计划

可持续计划是指为主要执行官员、管理者和其他管理层制定的培训，它是人力资源开发的重要组成部分。可持续计划（**succession planning**）是保证主要的管理者发生变动时开发能长期开展的一个必不可少的过程。职位的替代由提升、转岗、退休、死亡、残疾和其他原因造成。可持续计划主要集中在高级管理层，像确保一个 CEO 的继承者。然而，只是针对高层执行工作的有限的持续发展计划可能是最大的错误来源之一。例如，为管理层、IT 人士、内科治疗师和其他重要工作确定继承者像一个卫生保健研究机构为高层执行工作进行可持续计划一样重要。再比如说，某大型诊所当它的护理部主管要退休时，它必须意识到在移交出色的护理工作和领导权时，这名主管的退休对保持延续性意味着什么。计划和最终替代这个主要管理者的需求即是一个战略性人力资源方面的事情。图 8-7 描述了可持续计划过程。

实际上，接下来的规划过程始于两个并列的行动。基本替代图的发展确保了在适当的时候（我们）能找到胜任某项工作的个人。这些图都为每一个岗位提供了"候选人"和确定当前没有合格"候选人"的职位。该图能确认如果有人离职、退休、无故死亡或有一个空缺需要有人去干时谁最适合这个位置。

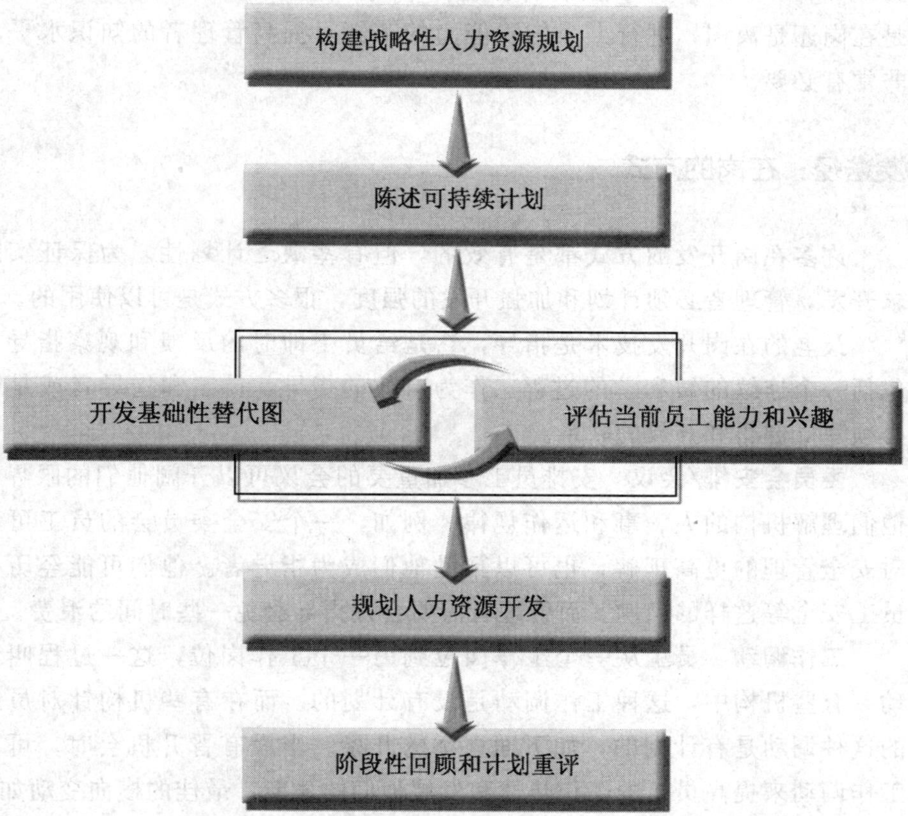


图 8-7　可持续计划过程

## 开发途径选择

普通的开发途径分为两种：在岗开发（**job-site development**）和离岗开发（**off-site development**）。两者对管理者和其他高层人员都是比较合适的。无论是在岗还是离岗，进行人力知识能力的革新对提高管理者的知识水平就显得非常有必要。

### 开发途径：在岗的方式

许多在岗开发的方式都是有效的，但有些缺乏计划性。为保证实际的需求开发，管理者必须计划和加强开发的强度，很多方式是可以使用的。

最老的在岗开发技术是指导，它是给员工即时的反馈和观察指导。指导包括一个连续的做和学的过程。作为有效的指导，员工和指导者或是管理者必须建立健康和开放的联系。

**委员会安排/会议** 安排员工参加重要的会议可以开阔他们的眼界，帮助他们理解机构的人、事和运作规律。例如，一个安全委员会的员工可以获得对安全管理的更高理解，也可以帮助他们成为指导者。他们可能经历一些像员工安全等这样的问题。而管理者需要会议指导避免一些时间的浪费。

**工作调动** 员工从一个工作岗位到另一个工作岗位，这一过程叫工作调动。有些机构中，这种工作调动是没有计划的。而在有些机构针对员工开发的这种调动是有计划的，如下面列举的几条。当没有晋升机会时，可以通过工作调动来提高员工的工作热情和发展他们的才能。最佳的横向变动如下：

- 把他放在商业中心位置
- 提供与病人/居民/代理人最近的联系
- 教他新技能或新观点

虽然这样做是很有收益的，但工作调动的费用是很贵的。而且，当受培训者变化岗位，他要花大量的时间去熟悉每一个新部门的不同的人和工艺。

**助理职位** 一些公司设立助理职位。通过这一举措使受培训者可能与其他时候很难遇到的杰出的管理者一起工作。有些组织建立了受培训者可以任职的“第二托管人董事会”或“管理内阁”，如果组织能提供富有挑战性的任命，对受培训者会非常有用。

## 开发途径：离岗方式

离岗，开发技术给个人离开工作岗位专注于学些想学的东西的机会，而且，可以结识不同的人，他们面临不同的问题，来自不同的机构，从而为员工带来新的观点。有各种离岗方式被使用。

**课堂课程和学位**　多数的离岗开发项目包括一些课堂的课程指导。很多人熟悉课程培训，它有很大的可接受优势。但是在教室里讲座也会导致学员消极地去听，减少了学员的参与，学员很少有机会就讲座内容进行谈论。有效的课堂指导依赖于多个因素：团队规模、学员的能力、指导者的能力、类型，还有科目等。

机构也经常送员工参加一些进修班和像美国医院协会提供的职业课程培训。许多医疗机构也通过给员工报销上学的课程费用鼓励他们进行继续教育学习。通过工作之外的夜校或周末课程学习，员工可以获得像 MHAs 这样的高级学位。

**人力相关培训**　这类培训是解决“人的问题”。培训集中在人与人之间更好地工作这种人力相关技能的开发上。许多典型的人力相关培训项目是针对那些新的或没有经验的一线领导者和中层管理者的，内容包括激励、领导能力、员工交流和其他行为能力建设上。

管理者没有被提升的最普遍的原因是他的团队协作能力差且互相猜疑。另外的原因就是不能达到预期目标，很难调整管理责任和义务，不能够很好地平衡工作和家庭生活的关系。

**阶段性休假或离职**　阶段性休假可以使人调整身心，精神焕发。这在很多研究部门很多年来就已经很时兴了，在医疗机构里它也同样可以采纳。一些机构给员工 3 到 6 个月的时间离开工作环境参与到社会需要的项目中去。这些项目包括到城市少数民族居住的贫民区教育培训或参加非赢利组织的志愿服务。

这里有一个例子，United Way and Community Chest Organization 有“为

执行官设立贷款”项目，对医疗机构执行官员和医疗机构来说都是绝好的机会。执行官们可以学和做一些新的不同的事情，机构也对社区有了独一无二和高价值的回报。

为提高教育目的的离职可以提供薪水，也可以不提供薪水。有些医疗机构给员工一定的空闲时间，这使员工接受教育成为可能，也为员工将来回到单位将所学用于工作成为可能。

## 管理层的开发

虽然对所有员工来说，开发是很重要的，但对管理者来说，更是必不可少的。有效的管理层的开发给管理者以知识和决策能力。没有合理的开发，管理者就缺乏在机构中部署和管理资源的能力。管理层开发包括的必需能力建设有：管理能力，应对变化的能力，指导下级、控制运营和提供业绩反馈的能力。

在管理层开发中，经验（**experience**）占据着重要位置。的确，在对中层管理者开发中经验要比课堂培训作用大得多，因为许多经验都是在不同的工作环境中总结出来的。尽管有对优秀的管理者的需求，要为中等类型的工作找到好的管理者还是很难的。在中层中，很多人不愿意做管理工作。许多有才能的医疗机构技术人员像注册护士、呼吸科大夫和药剂师，他们能成为很优秀的管理者，但却拒绝这么做，因为这样会使他们减少与病人的接触机会。有时候多给予补助并不足以弥补增加的工作责任与负担。许多对这些出力不讨好的工作也不感兴趣，认为他们可能周旋于情绪不高的员工之间，背上得不到支持的中层管理者的名声。

**管理的模式化** 管理层开发中有一个很流行的格言是当管理者被管理时，他们就愿意去管理人。换句话说，管理者学习行为模式化，或模仿别人的行为。这种倾向并不奇怪，因为人们的多数行为是通过模式化建立的。儿童通过模仿家长和大孩子的行为来学习。管理层开发可以通过比较年轻的和具有很好管理能力的管理者的行为，并且加强对这些行为的正向刺激。注意，这种模式化过程包括了更多的直接模仿和复制，并且更加复杂。例如，一个人可以通过观察一个对象他什么做的不对而学会了什么不能做，所以说，先进和落伍者身上都有一个管理者要学的东西。

**管理层的指导**　指导包括观察和建议，像建立模式化，就是人类学习的本质方法。一个好的指导者可概括如下：

- 能正确解释行为
- 清楚为什么要这样做
- 准确的观察力
- 提供可能的警惕和建议
- 追随/加强

在医疗机构管理开发中，指导包括两个管理者在一段时间内工作经历所建立的联系。高效的指导需要耐心和良好的沟通技巧。

### 良师指导

良师指导是有经验的管理者在新手早期阶段给予支持和帮助的这么一种关系。这一关系为从丰富经验管理者向缺乏经验的管理者传递技术、人际间关系和组织间技能提供了一个环境。不光是新人会从中收益，这些良师从新人身上也会学到不少东西。

然而，良师指导也不是没有问题。年轻的管理者经常抱怨找不到良师，而且，男士相对于女士而言更不愿做这种良师。另外，那些不满意自己工作或工作领域很窄的良师可能对年轻管理者的发展没有什么帮助。幸运的是，很多管理者在他们的事业中有很多的良师和指导者，从他们身上受益匪浅。例如，高明的顾问会帮助缺乏经验的管理者明确管理成败中的关键行为。同时，这些管理者们也会发现顾问们对人际网的建立是非常有帮助的。

## 医疗机构员工开发中的特殊问题

医疗机构是一个由多种类型多规模机构组成的多元化的大集体。从员工雇佣角度，这个部门的工作和职能就更加多种多样。从内科大夫到助理医师，CEO 到一线的主管人，建筑师到仪器维修人员，每一个想像得出的工作职位在医疗机构都能找到。医疗机构员工开发要考虑很多方面，包括机构大小和社会地位、学术和认证需求和机构战略。

依据医疗机构的组织或实体，员工开发要么是无计划无序的，要么通过计划很好地开展。在一些小的机构中，像诊所和农村护理室，提升的机会非常少，就不用过多地考虑员工开发问题。一些大的系统像凯撒永久系统（Kaiser-Permanente）、山际卫生保健（Intermountain Healthcare ）和亨利·福特医院（Henry Ford Hospital）员工开发计划则瞄准在他们机构内寻找和发展最好的未来的诊所管理的执行官上。

## 学术和认证需求

许多医疗机构环境的提高依赖于学术获得和认证。例如，护士因为没有合适的教育背景所以不可能提升为内科大夫。虽然这说起来有些荒唐，但在医疗机构员工开发中这一现实和其他类似情况也是需要考虑的一个重要因素。虽然内科大夫很少提供管理方面的技能，但他们在本领域拥有领导地位。他们在诊所、医院等医疗领域的指导、业务领导和拥有的实践能力使他们也在非医疗领域具有领导作用。

他们领导角色的主要资证是有一个医学博士层次（MD）作为学术准备，没有它他们很难在其位置上。在许多临床和管理角色中，同样的情况也会发生。图 8-8 提供了通常需要特殊的学术准备和信任的其他医疗机构管理位置的例子。

| 职位 | 学历/证书 |
|---|---|
| 临床 | |
| 药剂科主任 | 药学博士 |
| 护理部主任 | 注册护士，MSN |
| 呼吸保健主任 | 呼吸专业本科，注册呼吸治疗师 |
| 管理 | |
| 家庭护理管理 | 家庭护理管理证书 |
| 设备科主任 | 专业工程师 |
| 财务部主任 | 公共认证会计 |
| 卫生信息主任 | 注册医疗机构信息管理者 |

**图 8-8 医疗机构职位和学历/证书要求**

## 人力资源开发和机构重建

医疗机构战略包括重建和裁员，很难知道一个事业到底是什么，怎样发展。一些雇主也很困惑当机构内外部运动频频而且未来对个体也很少有内部的提升机会时，为什么他们要考虑针对员工的职业开发。更有甚者，这些观点更极端，最近员工开发已经变成了 3 种主要形式：

1. 医疗机构中层管理梯队现在更多的是水平而不是向上的运动。
2. 许多机构努力的目标集中在核心竞争力上。
3. 基础项目工作的增长产生了一系列职业项目，不仅是在规定机构中的有序增长。

传统上讲，职业开发目标是超越机构当前的工作为将来的各种工作做准备。但是，针对所有的员工，而不是仅对管理者进行开发，对机构来说为适应未来的变化和发展而掌握一些人力资源开发方面的能力是必需的。

融合、重建和下岗等所有这些都影响着医疗机构看待职业和发展的方式。在这个“新的职业”中，个体，而不是机构，管理着他或她的发展。自我开发包括了个体自己的教育经验、培训、机构经验、项目和职业领域的变换。在这种情况下，个体定义职业成功，可能与机构定义的成功一致或是有出入。

## 案例

美国社区联合保健中心（ACHC），是一个拥有 250 名职工和 9 个医疗点服务于城市社区居民的家庭医学机构。现在该机构正面临着人力资源问题。为评价问题、促进提高，人力资源管理部经理决定实施一次人力资源审查。她将其结果分为四类：①人员保持问题；②员工抱怨；③病人关注；④医疗事件。

- 人员保持问题（**Retention Issue**）——主要集中在 ACHC 关键位置之一的注册护士。当前注册护士的人员流动率是 26%，职位空缺率是 20%。
- 员工抱怨（**Staff Complaints**）——通过调查，人力资源经理发现员工主要关注的问题是绩效评价迟缓，缺乏晋升机会，监督层和员工缺少沟通。

- 病人关注（**Patient Concern**）——人力资源经理仔细研究了病人反馈表，发现存在的主要问题有：对病人行为粗鲁，接收病人的人员对病人不关心，病人候诊时间太长又没有必要的解释。
- 临床事件（**Clinical Incidents**）——为了评价对病人的服务质量，人力资源经理审查了过去发生的临床事件，并将其分为重要的两类：
  - 由于服务质量问题，20%的X光片须重新拍摄。
  - 15%的实验报告丢失或错编，需要重新实验或推迟报告。

人力资源经理非常关心她的发现，但她有信心通过采取有效措施来详细解决上述问题。

## 思考题

1. 通过定位、培训或人力开发项目，ACHC的哪些问题可以得到改善？
2. 根据你对问题1的回答，详细列出有效解决上述问题的途径？

## 参考文献


1. Sheldon L. Goldberg, "Keys to Retaining Staff: The Jewish Home and Hospital Experience," *Nursing Homes* (May 2000), 24–28.
2. Steven Berger, "Training Shouldn't Be the First to Go," *Modern Healthcare* (February 21, 2000), 35.
3. Brenda Paik Sundo, "Results Oriented Customer Service Training," *Workforce* (May 2001), 84–90.
4. For example, see James Robinson, *The Evolving Performance Consultant Job* (Pittsburg, PA.: Partners in Charge, Inc., 2000).
5. Michael Wykes, J. March-Swets, and L. Rynbrandt, "Performance Analysis: Field Operations Management," in J. Phillips (ed.), *In Action: Performance Consulting and Analysis* (Alexandria, Va.: American Society of Training and Development, 2000), 135–153.
6. Elwood F. Holton III, Reid A. Bates, and Sharon S. Naquin, "Large-Scale Performance-Driven Training Needs Assessment: A Case Study," *Public Personnel Management,* 29 (2000), 249–267.
7. Jennifer J. Salopek, "The Young and the Rest of Us," *Training and Development,* February 2000, 26–30.
8. Shawn B. Merriam and Rosemary Caffarella, *Learning in Adulthood: A Comprehensive Guide,* 2nd ed. (San Francisco: Jossey-Bass, 1999).
9. Kathryn Tyler, "Hold On to What You've Learned," *HR Magazine* (May 2000), 94–102.
10. For a detailed discussion on transfer of training, see Raymond A. Noe, *Employee Training & Development* (New York: Irwin McGraw-Hill, 1999, 109–128.
11. Marvin L. Schroth, "The Effects of

Type and Amount of Pre-training on Transfer in Concept Formation," *The Journal of General Psychology,* 127 (2000) 261.

12. Howard J. Klein and Natasha A. Weaver, "The Effectiveness of an Organizational-Level Orientation Training Program in the Socialization of New Hires," *Personnel Psychology* 53 (2000), 47–66.
13. Daniel M. Cable and Charles K. Parsons, "Socialization Tactics and Person–Organization Fit," *Personnel Psychology* 54 (2001), 1.
14. "Successful Orientation Programs," *Training and Development* (April 2000), 59.
15. Thomas C. Dolan, "Do You Still Walk the Halls at Night?" *Healthcare Executive* (March/April 2001), 4.
16. Mark E. Van Buren, *ASTD State of the Industry Report, 2001* (Alexandria, Va.: ASTD, 2001) 11–12.
17. Rob Eure, "On the Job: Corporate E-Learning Makes Training Available, Anytime, Anywhere," *The Wall Street Journal* (March 12, 2001), R33.
18. Simone Karp, "E-learning and The Enterprise," *Health Management Technology* (December 2001), 32–34.
19. For a more detailed review of Training Technology, see Larry A. Pace, "Technological Advancements in Training Design, Delivery, Support and Administration." In Burke, *High-Impact Training Solutions* (Westport, CT: Quorum Publishers, 2001).
20. Cinda Becker, "Students Can Learn at High-Tech Surgery Lab," *Modern Healthcare* (November 6, 2000), 94.
21. H. W. Hodgins, *Into the Future: A Vision Paper,* American Society for Training & Development and the National Governor's Association Commission on Technology and Adult Learning (Washington, D.C.: American Society for Training & Development, 2000.)
22. Robert W. Rowden, "A Practical Guide to Assessing the Value of Training in Your Company," *National Productivity Review,* (Autumn 2000), 9–13.
23. Ben Worthen, "Measuring the ROI of Training," *CIO* (February 15, 2001), 128–136.
24. For information, go to the following Web sites: *http://www.astd.org, http://www.apqc.org,* and *http://www.saratogainstitute.com.*
25. Scott E. Seibert, *et al.,* "A Social Capital Theory of Career Success," *The Academy of Management Journal,* 44 (2001), 219–237.
26. Kevin Sweeney, "Top of the Class," *Employee Benefit News* (March 2001), 33–35; and Harley Frazis, "Correlates of Training," *Industrial and Labor Relations Review,* 53 (2000), 443.
27. Scot T. Fleischmann, "Succession Management for the Entire Organization," *Employment Relations Today* (Summer 2000), 53–62.
28. Vicky Uhland, "Sabbatical Is Icing on Cake," *The Denver Rocky Mountain News* (August 20, 2000), J1.
29. Monica C. Higgins and Kathy E. Fram, "Reconceptualizing Mentoring at Work: A Developmental Network Perspective," *Academy of Management Review,* 26 (2001), 264.
30. Gail L. Warden and John R. Griffith, "Ensuring Management Excellence in the Healthcare System," *Journal of Healthcare Management* (July/August 2001), 228–237.

第 9 章

# 医疗机构绩效管理

## 学习目标

在学习了本章之后，你应该能够：

- 讨论绩效评价过程的重要性
- 比较和对照绩效评价的行政和开发用途
- 回顾非正式评价过程与系统评价过程
- 识别出应该由谁开展评价
- 描述绩效评价的不同方法
- 识别评价过程中发生的不同的评价误差

## 医疗机构人力资源透视（Healthcare HR Insights）

位于中西部地区城市医院和诊所的主要卫生系统过去不得不面临一些重要的员工的绩效问题，这个卫生系统在过去几年里经历了一系列变化以提高医疗机构的质量。这些变化促使卫生系统中的员工主动提高知识、技能和能力（KSAs）。

其中被称为"追求卓越"的主动变化包括开发一套新的员工评价系统，这个新的评价系统分为三个步骤：就绩效标准达成共识、全年的非正式评价和一个基于数据的全年的正式评价过程。因为管理者和员工平等地参与工作准则的开发，这个复杂的评价方式代表着一种积极的变化。在这个评价系统内，绩效评价会每年开展一次，而且，在需要的情况下，管理者被鼓励进行非正式的绩效评议。

一个新的举措要求完善每一个职位的工作标准，以期达到卓越品质（包括合作、团队精神、责任感、公平和尊严）。除了责任感，其余的卓越品质都有相同的分量，因为在主动追求卓越成绩的过程中责任感（**value of accountability**）显得尤为重要。在绩效评价过程中还需要明确工作标准以便为需要提升知识、技能和能力的员工评估绩效和职业发展良机。

**评估表格**

修改后的评价表包括五部分：员工人口学资料、职业先决要求、优良品德、管理者和员工的描述性评论和员工确认签名。评价过程的核心是衡量员工的绩效，修改后的绩效评价表是分级量表，将员工业绩分为三个绩效水平：角色模范（最高）、高效能和需要提高。

卓越品质通过运用行为范例来描述职业期望从而支持绩效评价程序。卓越品质之一是尊严，在评价系统中被定义为：尊重病人、探访者以及同事的尊严，那么我们要问"员工在多大程度上体现尊严的价值？"这就为管理者提供了员工品德的具体描述和行为评估的导向。

这种新评价方法的结果一直是积极的。员工对职业期望有较深的理解，这可以导致更高水平的职业满意度，并且职工缺失比例显著降低。评价体系还帮助员工识别职业发展良机。其结果是，随着这一评价方法的实施，员工已经参与了一些职业发展课程。

员工的表现对于医疗机构是很重要的，因为医疗机构是依靠员工去实现组织目标的。获得满意的员工绩效是有效的绩效管理系统。人力资源部门实施绩效管理系统以识别、鼓励、衡量、评价并改善员工的工作业绩。

绩效管理是组织策略和它的工作成果之间的重要联系。例如，如果一个诊所里的一名执业护士具备履行职责的能力，但是她所在的机构却不为她提供相应的设备和技术，那么她在自已的岗位上是不会获得成功的。在很多情况下，一些工作业绩的因素是现实存在的，但如果忽略了某些因素，员工个人将不能够依据职业标准去履行职责。医疗机构发展绩效管理体系是为员工定位职业期望并管理他们的工作绩效。这些体系可以识别职业期望，并对员工的业绩进行衡量、评价以及奖赏，并在需要的地方进行提高。

基于组织机构的目标，医疗机构管理者需要组织安排员工为病人（居民或委托人）提供他们所需要的照顾和服务。我们需要监测员工的工作表现以确保每个人都充分履行职责，实现组织机构的目标。员工业绩是由职业标准来测量，通过职业准则来定义。

## 职业准则

职业准则（**job criteria**）确认了员工必须达到满意的工作绩效的因素。大多数职业中，准则是用来权衡重要性的。例如：一个实验室技术人员的工作可以有几条准则，但是那些需要技术人员进行质量控制的以检验试验结果的因素可能占有更大的比重。回忆在芝加哥大学医院，卓越品质相对其他职业准则占有 60%的比重。

准则可被分为基于品质的准则、基于行为的准则和（或）基于结果的准则。基于品质的准则（**trait-based criteria**）可以识别个人主观品质，例如对待职位的态度，这关系到职业成功。基于行为的准则（**behavior-based criteria**）可以识别个人行为，如说服技巧，这有助于圆满地达到职业期望。在有些情况下，基于品质和行为的准则是难以客观地确定和评价的。基于结果的准则（**results-based criteria**）是比较容易确定和评价的，如是否按时完成工作。

**标准相关性** 当在开发评价绩效的体系时，管理人员应该将与职业相关的标准纳入该体系。职业标准的相关性是由职业描述的准确性和绩效标准的转化所决定的。例如，通过技能演示来衡量一名护理麻醉师的绩效，这是不相关的标准，而评价他的麻醉管理能力则是相关的，因为这种能力与基本的职业责任感紧密相连。在进行绩效评价前回顾职业描述和标准有助于去除那些不是很关键的标准。

**标准的潜在问题**　所有的职业都是职责和任务的综合。有些机构制定了职位描述和绩效评估，有些与职业并没有很大关联。在评估中，当关键因素被忽略时，这种评估就是缺失（**deficient**）的。例如，当安排预约时，我们没有评估预约程序是否能满足病人、医生以及主管护士的需要，这样评估的标准就是不完善的。如果评估过程中包括了不相关的标准，那么我们认为评估标准被感染（**contaminated**）了。这时就应当采取同样的措施来测量其准确度，并将其编为计算机程序作为“感染”标准的描述。人力资源部门和管理者应该定期回顾职业描述和绩效评估以防止有了“不完善”和“不适合”的标准。

### 绩效标准

每一个职业都被赋予一套标准以此来区分员工的绩效水平。在员工开始工作前人力资源部门和管理者要决定每一个职业的标准。当员工在被雇佣时就应该知晓绩效评估标准，因为在绩效评估中他们将会被评估如何达到这些标准[1]。

## 绩效评估

管理的重要职责之一就是评价员工的业绩。在绩效评估中，管理者要讨论员工在多大程度上满足了职业标准。评估员工业绩的过程即被称为绩效评估（**performance appraisal**）。

评估员工的业绩是重要的人力资源管理程序之一。在一个卫生保健系统中，人力资源的副主管意识到管理者和员工都不喜欢绩效评估体系。对于员工，他们认为绩效评估过于主观，而部门主管则并不积极地开展评估工作。一种新的评价体系被设计出来以简化分级体系，使评估准则标准化，并改善评估程序[2]。

在开发和实施保健机构绩效评估过程中，另一个重要的考虑就是要顺应美国卫生机构资格认证联合委员会（JCAHO）标准。关于影响绩效评估的JACHO标准的特点，在下面会有详细描述。

## 美国卫生机构资格认证联合委员会（JCAHO）

- 人力资源管理
- 领导
- 改善机构业绩

通常，这些标准的目标是确保员工的能力得到不断发展以及保持良好的业绩。并且，在需要的时候，保健机构应该制定政策和规划以监测工作中的低效率，评价工作改善情况。

可接受的JCAHO绩效评估体系包括以下要素：

- 职位描述以说明职责和工作所需的能力
- 绩效评价程序和支持系统
- 能力评估清单

绩效评估和能力评估是不同但相关的两个过程。一些卫生机构同时实施绩效评估和能力评估，但有些机构分别运用这两个过程。绩效评估是依据职位描述来确定员工如何履行该职位所要求的义务和责任的。能力评估是用于确定员工是否具备或满足他们的职位所要求的知识、技能、能力、培训、教育背景和相应的资质[3]。

在医疗机构中，绩效评估有两个主要的，有时是互相矛盾的作用，那就是行政用途和开发用途。图9-1说明了这两种作用在绩效评估中的潜在冲突。

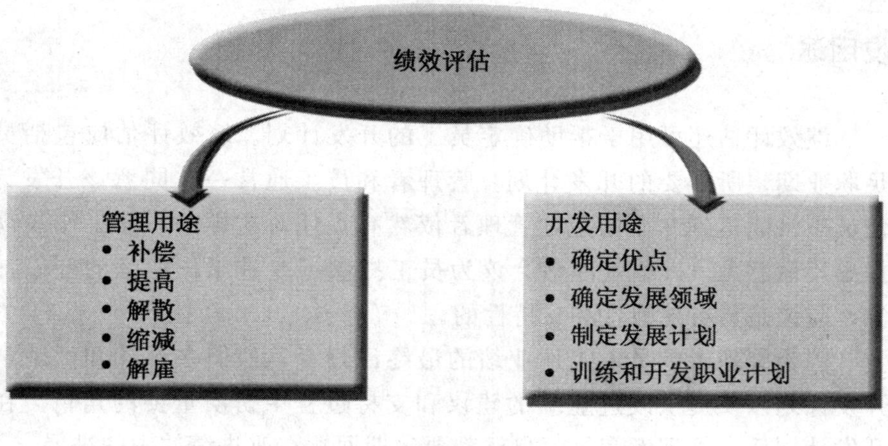


图 9-1　绩效评估的冲突作用

## 行政用途

绩效评估的结果可用于调整员工酬劳的数额。以加薪作为业绩的奖励被称为基于品质的或基于业绩的奖励，因为业绩是与补偿相联系的，有必要让员工确信绩效评估是平等进行的。

在行政管理中，绩效评估还被用于决定员工的升迁、终止雇佣或下岗。管理者会将绩效评估作为员工升迁的依据。绩效评估还被用于导致离职的不良绩效记录的补充。当必须要裁员时绩效评估可以帮助机构确定被裁员的人选。管理者在任何时候对员工做出的升迁、开除、下岗等不同决定时，他们需要用绩效评估的结果来支持这样的决定。

**法律问题与绩效评估**　随着员工按照联邦法律要求自身维权意识的提高，绩效评估对组织机构越来越重要[4]。绩效评估中遇到的主要法律挑战是歧视行为，为避免这方面的起诉，绩效评估要客观和以工作为本。

为保证雇主和员工的权利，医疗机构管理者和人力资源专家要坚持以法律为约束。任何包括歧视、公共政策问题、合同争议、民事侵权行为等问题在进行绩效管理之前要慎重考虑[5]。上述问题是员工与雇主之间最基本的法律争端。

## 开发用途

绩效评估还可用于帮助确定员工的开发计划。绩效评估应包括员工为满足职业期望所需要的开发计划。管理者和员工通常一致同意该开发计划。即便员工没能达到专业期望，管理者依然有责任对这样的不佳工作表现向员工提出反馈意见[6]。绩效评估会议为员工提供了改进工作业绩的开发计划和资源，应该是具有建设性和支持性的。

因为管理者是员工工作业绩的最终评判者，他们在设计和评估员工职业开发计划以及提供改进业绩的建议和支持过程中扮演重要的角色。在建立起开发计划后，管理者和员工自己都要定期回顾在改进绩效中的进展[7]。

## 非正式评估与系统评估

监管者可以开展正式或非正式的绩效评估。非正式评估过程（**informal appraisal process**）是在管理者的角度开展的，这样的评估可用于表扬员工优良的工作表现，激励员工改进工作行为。在进行非正式评估时，通常要确保工作业绩的最大收效。非正式评估的结果要记录在年度工作评议中。

正式评估过程（**formal appraisal process**）系统地描述了一个机构的政策和过程。这一系统过程包括以官方形式记录的工作的重要性和员工个人绩效。这一评估过程自人力资源管理开始负责人就要对有关工作责任做好档案记录。管理者要应用工作标准来收集信息，汇总资料，实施审查。

**评估职责**　完成评估过程的职责通常取决于管理者，但人力资源部门在协助管理者开展评估工作中起着重要作用。管理者和人力资源部门共同监测绩效评估的完成情况，并在必要时进行修改以改进评估程序。

在一些医疗机构中，管理者开发出了长期绩效评估和短期清单审核隔年交替进行的评估体系。还有一些医疗机构使用了一种称为异议评议（**exception-based review**）的绩效评估系统。这种评估方法缩短了评估过程，并且有积极作用，因为它能识别超出工作标准的和有待改善的职业行为。

**何时开展绩效评估**　大多数医疗机构使用需要每年进行一次的只是评估的体系，而且这些评估经常被安排在员工工作的周年纪念日。医疗机构通常在评估会议召开前一个月开始收集资料，这些资料包括了一整年的情况。员工在工作的前几个月也会接受一次试用或介绍性的评估（**probationary or introductory review**）。这种评估可帮助管理者决定是否继续该员工的雇佣。

**评估与酬劳**　卫生行业中最近有一个趋势，就是把酬劳与绩效评估挂钩。这种人力资源规划即是典型的绩效报酬（**pay-for-performance**）这种针对绩效评估和补偿管理的方法在人力资源管理策略中是很重要的，因为管理者需要接受广泛的培训以执行这样的管理方法。很多卫生人力资源人士相信将酬劳与工作业绩联系起来是改善绩效的最佳途径[8]。

## 谁来实施评估

在医疗机构中决定由谁来开展评估是很重要的。如图 9-2 显示的，有几种不同的方法来开展评估。

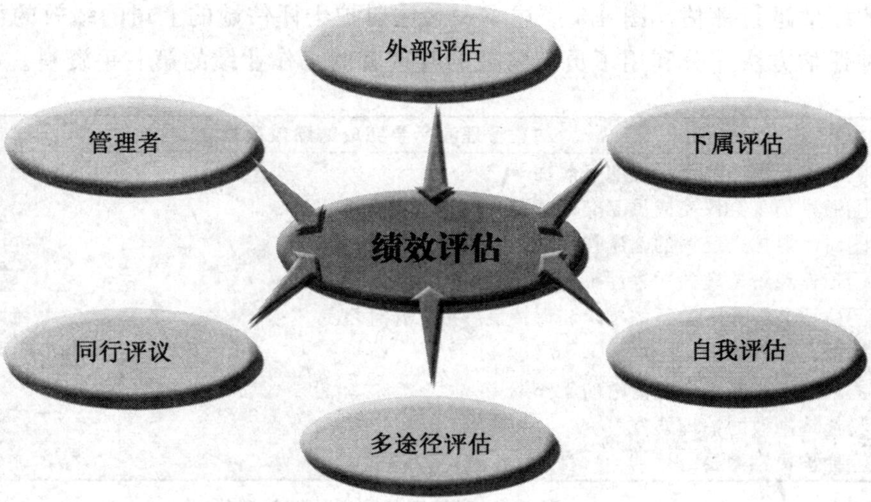


**图 9-2　谁来实施评估**

## 管理者对下属的评估

在大多数医疗机构中，一般由员工的直接领导来开展绩效评估。当评估完成后，管理者和员工共同制定工作的年度目标。开展这种评估最常用的方法是在管理者和员工之间召开面对面的会议交流。在评估员工前一年的工作业绩时，领导者和员工应该共同参与讨论。为解决下一年的工作问题，设定目标是评估过程中的重要组成部分。

为有效开展员工绩效评估，管理者要收集员工工作业绩的资料，这些资料通常来源于同事、其他管理者和病人。运用多渠道的信息开展评估即是全面评估[9]。

## 员工对管理者的评估

一些医疗机构扩大了绩效评估理念，这样的评估中包括了员工对管理者的绩效进行评估。图 9-3 描述了一名注册护士评估她的上司的绩效的例子。这种评估方法充分利用了员工掌握的管理者的工作业绩的第一手资料。

| 护理管理者所要完成的绩效项目 |
|---|
| □对护理部门临床定位的有效性 |
| □通过员工会议完成员工交流情况 |
| □对注册护士反馈的临床技能 |
| □工作纠纷处理的平等性 |
| □协调员工人际关系的技术和保持良好的工作环境 |
| □提高团队精神 |
| □通过工作描述设计清晰的工作期望 |
| □经济高效的护理操作 |
| □拥护员工需要 |

图 9-3 对护理管理者的绩效评估

## 小组/同行评议

医疗机构中最常用的一种绩效评估方法是同行评议。医疗机构中通常包括含有很多人员的大型部门，对每一个员工进行观察就显得很困难。在这种情况下，运用同行评议的方法可以帮助管理者收集员工的绩效信息。

同行评议可以直接反映员工的绩效，对开展绩效评估是很有用的。它的负面作用是可能会在员工队伍中造成不团结。如果员工之间没能真实可靠地反映对其他同事的业绩，这种评估方法就不会奏效。为鼓励员工提供公正的反馈，同行评议通常是匿名进行的。

## 自我评估

另一个收集员工绩效信息的途径就是要员工开展自我评估（**self rating**）。这种自我评估的方法要求员工审视自身的优势与劣势，它对员工的发展是很有帮助的。这个过程中要求员工建立发展计划。自我评估的另一个益处在于它是其他信息收集的一个补充。

## 外部评估

有些情况下，机构可能需要聘用外部评估机构（**outside rater**）去评估员工绩效。这样做的好处是外部机构可以从不同的视角评估工作绩效。相对机构内部人员，外部机构的眼光可能要客观一些。管理委员会通常以合同形式聘请外部评估者来评估高层行政管理人员的绩效[10]。参加了行政管理的管理委员会成员同样要评估行政管理者。例如，医院财务委员会的成员可能会参与评估财务总监的绩效。

## 多途径评估

如前所述，这种多途径评估通常被称为全面评估（**360-degree appraisal**）[11]。在全面评估的过程中，关于员工的绩效是从与他共事或协助过他的同事那里获取的。同事和管理者提供的信息对于全面评估员工的表现是至关重要的。在此期间，管理者从同行、下属、员工自己和管理者自身收集、比较员工的绩效信息。

很多医疗机构设定的执行和管理目标中都包括了病人满意度这个标准。

这说明病人（居民/客户）能为医疗机构提供有价值的外部评估信息。大多数医疗机构都是在病人出院时进行调查以测量满意度。这些信息由外部机构进行总结、分析，然后传达给行政主管和管理者。

## 绩效评估的方法

许多医疗机构运用图 9-4 中列出的评估方法中的一种来开展绩效评价，这些方法是：分类法、比较法、行为或目标法、叙述法。

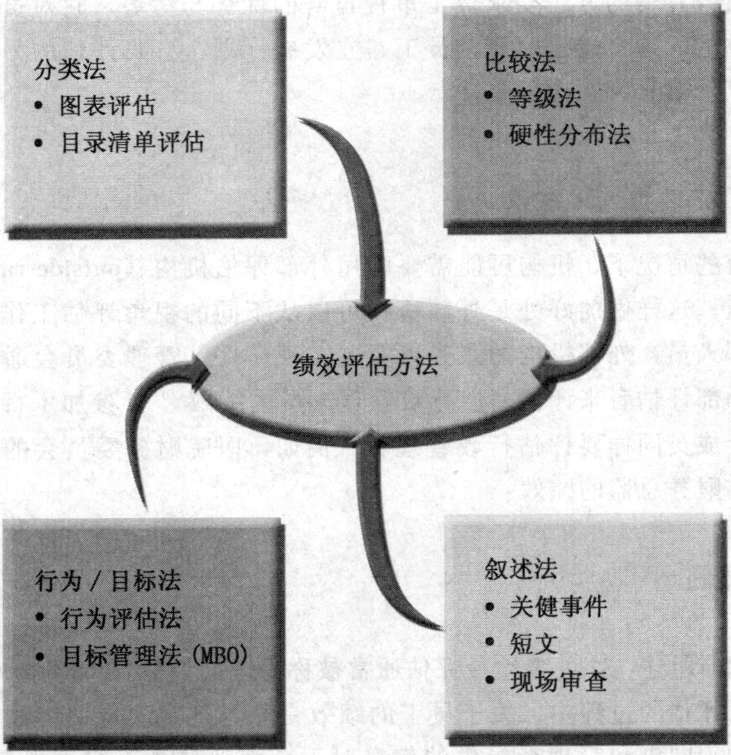


图 9-4 绩效评估方法

## 分类法

这种方法是应用分级量表或目录清单来实施评估。评估者用图表量表（**graphic-rating scale**）或连续记录将员工的绩效分值分级，从不可接受到可接收再到典型。这种评估方法比较易开展但有一些局限，如：需要结合职业标准、描述性的语句，需要进一步的解释，分级描述用词笼统，如：优秀、一般、较差。

目录评估法（**checklist method**）是用一系列词语或陈述来描述员工的绩效。管理者评价这些陈述性语句，判断是否准确描述了员工的工作行为，如："按时工作"、"按时完成工作"、"与同事友好共事"、"追求自我发展"、"具有良好的冲突处理技巧"等。目录评估法易于运用，但由于绩效评估信息可以用不同的方式来描述，所以它对员工和管理者都有局限性。

## 比较法

比较评估法要求管理者将一名员工的绩效与另一名员工的相比较。这种方法包括：将所有的员工排序（**ranking**），在全部员工中进行配对比较和按照钟形对员工绩效进行强行排序[12]。

## 叙述法

绩效叙述评估法（**narrative performance-appraisal method**）运用短文、关键事件的记录或现场审查对员工的绩效进行评估。短文（**essay**）描述员工在评估期间的工作表现。这种评估方法通常涵盖了几个综合绩效的领域，管理者记录对这几个领域的评论。应用短文叙述评估法时，管理者在记录员工业绩时有充分的灵活性。应用关键事件记录法（**critical-incident narrative**）时，管理者记录下员工工作表现中最具代表性的事件，无论是有利的还是不利的，一年中的重要事件都会被记录在案，并在评估时进行总结。现场审查（**field-review**）可以由外部人员开展，这个人审查管理者对每一位员工的评论，基于这些评论，外部人员评估每一位员工的绩效。

## 行为或目标法

有几种绩效评估方法可以评估员工的行为而不是职业要素。这种方法通常与以行为为基准的等级评估（**BRAS**）联系在一起，可以描述员工与职业相关的行为。在具体应用时，是将员工的实际表现与标准化的职业描述进行比较。所谓的职业标准是通过绩效水平的量表测量得来的。

目标管理法（**MBO**）就是制定一套绩效目标，员工和管理者对在特定时间内实现这些目标达成共识。这些目标一般是与组织目标紧密相连的。关于目标管理法一个基本的假设就是：优先考虑计划和共同设定目标会导致更高的绩效水平。目标管理法清楚地设定了目标和目的，比起其他评价方法，它更具测量性。

## 复合评估方法

复合评估方法在医疗机构中是很常用的。每一种方法的优点在绩效评估中可互相结合使用。需要一种易于操作的评估方法的机构可以使用目录评估法，而需要将绩效与组织发展策略联系考虑的机构可以选择行为评估法。复合评估法通常结合了目录评估法、叙述评估法和目标管理法。

对于医疗机构来讲，绩效评估必须满足JCAHO标准，这些标准也鼓励卫生机构将职业描述与绩效评价结合起来。职业描述即对工作职责的描述必须是具体而准确的，而不仅仅是对所有职业的简单的概要的观察。

# 评估误差

对于员工来说应该从绩效评估的反馈中获益，而管理者应该接受如何避免评估误差的培训。图9-5显示了评估过程中经常出现的几种误差。对每一种误差以下有详细讨论。

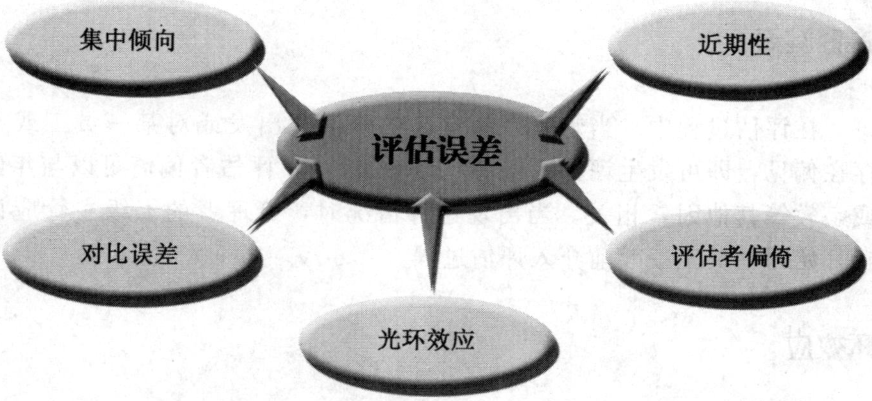


图 9-5　常见的评估误差

## 近期性

管理者在实施绩效评估的过程中最常见的误差之一是仅通过最近发生的事件去判断员工的工作业绩。为避免这种误差，管理者需要了解员工在一整年中的工作表现，并在年度评估时充分利用这些信息。在评估期间，评估者最好掌握关于员工的全面信息，包括正面的和负面的。

## 集中倾向，宽松性误差和严格性误差

管理者总是倾向于在相对狭窄的范围内评估所有的员工，这类管理者被称为具有集中倾向的评估者（**central-tendency raters**）。出现这种误差时，管理者不能区分出表现较差的、一般的以及高于一般的员工。

对所有员工都给予很高评价的管理者被称为宽松评估者（**lenient raters**）；相反，对所有员工的表现都给予很低评价的评估者则被称为严格评估者（**strict raters**）。在以上所有的情况中，管理者低估了绩效评估程序，使员工不明白他们究竟处于什么位置。如果没能以工作标准客观地评估每一个员工的绩效，将很可能挫伤员工的情绪。

## 评估者偏倚

在评估过程中，当管理者从自己的价值观出发或对某一员工或某一群体存在偏见，即可发生评估者偏倚（**rater bias**）。评估者偏倚可以与年龄、性别或宗教等其他因素相关。当出现这种情况时，管理者的上级主管应该在管理者开始评估员工绩效前介入评估过程。

## 光环效应

当管理者基于员工的一项品质而对其所有的工作都给予过高或过低的评价，即可产生光环效应。例如，如果一所医院的清洁保管员总是表现出额外加班的样子，管理者可能会以此表现而对这名员工工作的所有方面都予以高度评价。光环效应的另一个例子是：当一名员工在接待病人入院时提供了周到的服务，但他不能与同事融洽相处，在光环效应的作用下，管理者可能会忽略了他的这项导致部门内出现问题的不良品质，而注重该员工良好的服务技能，以此给予他不错的评价。

## 对比误差

在绩效评价时，管理者在员工之间对照他们的绩效，而不是将员工的绩效与工作绩效标准进行对比，对比误差（**contrast errors**）就发生了。所以，管理者应该以工作要求为标准评价员工绩效，而不是以其他员工的绩效为标准。

绩效评估的适宜用途应包括在基本的管理培训课程中。管理者应该以绩效评估的政策、实践和文件为方向。在培训期间，管理者应该学习实际的案例并学会如何避免常见的评估误差。

## 评估反馈

管理者要与员工讨论评估信息，以使他们能明白自己是如何履行职责的，这种反馈是非常重要的。大多数管理者都是在与员工的私人会面时针对个人进行绩效评估反馈。应该注意的是在每一次评估反馈会议上，任何关于员工绩效的误解都应及时澄清。管理者应该指导员工的绩效并提供职业发展机遇。员工愿意在组织中长期供职的一个重要原因就是组织能为其提供教育和发展机遇。绩效评估反馈会议应该是互动的，并且能使管理者和员工从中共同受益。当管理者为员工提供年度绩效评估反馈信息时，他必须运用能够解决每一天的绩效问题的绩效管理过程。年度绩效评估的信息来源于每日的绩效管理过程[13]。

### 反馈系统

反馈系统（**feedback system**）有 3 个组成部分：收集信息、评估信息、在评估信息的基础上采取措施[14]。如图 9-6 所示，收集信息的过程就是管理者如何收集有关员工的绩效的信息。员工的绩效行为、后果和结果都是管理者在绩效评估中需要的信息。例如，医院中一个病房的职员能够高效地按照医嘱做好实验，这个信息可能会使管理者对他的表现给予很高评价。但如果这个员工在完成这项工作时是通过其他员工或病人家属的反映来评价的，那他的绩效评估结果就大不相同了。

反馈系统的最后一步是根据评估结果做出行动。有些情况下，是薪水的提高；有些情况下，是为了计划发展。对员工来说，这种行动是对他们绩效结果的认可而促使他们更好地工作。

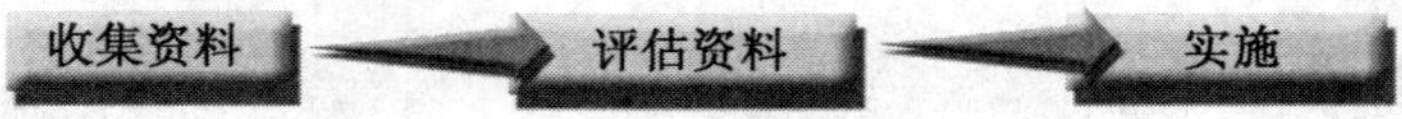


**图 9-6　反馈过程**

### 评估访谈

当员工与管理者共同讨论员工的绩效时，访谈对双方都是至关重要的。员工关心的是绩效评价的结果，而管理者要清楚他们需要就绩效信息与员工进行交流，以便与员工保持良好的合作关系。有效的评估访谈的关键在于充分的准备。全面掌握绩效信息，并与员工进行有效的交流对于评估的开展是非常关键的。

### 管理者的反应

许多管理者并不喜欢开展绩效评估[15]。绩效评估的准备和实施需要管理者付出相当多的时间，而且管理者可能并不愿意成为最终的决策者。对于管理者来说，要判断员工的绩效、支持那些需要自我发展和帮助的员工并正确引导员工是困难而且相互矛盾的职责。对于在绩效评估过程中感觉到困难的管理者，应该给予管理培训。

### 员工的反应

员工在接受评估时，在评估过程中会显示出各种不同的反应。当一些员工事先设想管理者会怎样评价他们的绩效时，这些员工产生防卫心理。如果评价是积极的，那么这种防卫心理会逐渐消散。当在讨论如何改善绩效时，员工也会产生防卫心理，而且会就信息的收集和评价质问评估者[16]。

为有效地实施绩效评估，管理者应该运用不同的评估方法，但需要强调的是，自我发展和绩效改善对员工是最有效的。在这种情况下，管理者的角色是一位有益的导师，对员工有积极的影响。

## 有效的绩效管理

组织机构是依靠员工去实现目标和目的的，所以员工绩效管理对于组织是至关重要的。在未来 20 年，卫生行业面临劳动力缺乏，管理者必须致力于规划机构资源以管理和改善员工绩效。

一套行之有效的绩效管理规划可以识别、解决员工的绩效问题。管理者运用诸如职业描述、绩效评估、专业的进展过程等工具去改善员工的绩效。当管理者在处理绩效管理问题时，应该遵循一定的顺序。首先识别问题，与员工探讨评价这个问题，然后制定绩效改善计划。图 9-7 显示了解决绩效问题的步骤。

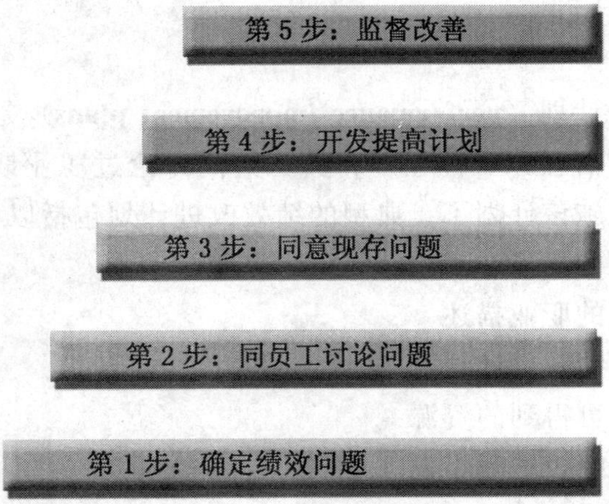


**图 9-7 解决绩效问题**

## 识别绩效问题

管理者重要的职责之一就是识别并解决员工的绩效问题。每一名员工的绩效信息来源包括绩效评估、专业行为、上级主管和同事的反馈以及病人或公众的反馈。

## 与员工的探讨

当管理者掌握了绩效问题的信息时，他们应该与每一名员工当面来探讨这一问题。管理者的目的是要与员工讨论他的问题，并找到解决的办法，制定改进绩效的计划[17]。

## 就存在的问题达成共识

如果管理者和员工一致认同存在的问题，并能清晰地表达它，那他们已经做好了改善绩效的准备。他们应该制定出改进绩效的计划，重要的是能被员工所接受。

## 制定绩效改进计划

绩效改进计划（**performance improvement plans**）是基于管理者收到的有关员工绩效的信息。当管理者和员工共同讨论过职业期望并制定好改进计划后，就可以实施该计划了。典型的绩效改进计划包括以下内容：

- 问题的描述
- 清晰的职业描述
- 改进绩效的计划
- 员工可得到的资源
- 评估绩效的程序
- 绩效改进的进度表
- 绩效未能改进的后果

员工应该持有一份经过认可的绩效改进计划的副本，而另一份应该被存于员工的人事档案中。理想的做法是，计划应该由员工和管理者共同签名，但是很多员工不愿在这类文件上签名，尤其当他们对评估存在争议时。管理者同样应该保存员工拒绝签名的计划。即便员工拒绝签名，这也不能改变依据改进计划对员工的工作提出的要求。

## 监测绩效改进效果

管理者给予员工的支持以及管理者的影响力都可以影响员工的绩效改进情况。帮助员工发展职业技能和知识水平通常会改善绩效问题。在绩效改进中超越他人的管理者很有可能留住那些有价值的、忠诚于组织的员工。

制定绩效改进计划是复杂的过程，有时甚至是有对抗性的，这使很多管理者逃避这一重要职责。对于员工来说，接受指导，得到发展和训练，以满足绩效标准是非常重要的。人力资源部门和管理者必须努力创造和实施有效的绩效评估体系。为员工提供改进的机会是绩效评估体系中关键的一部分[18]。

## 案例

中心城市诊所（Center City Clinic）是一个拥有 200 名员工的多学科诊所，这里没有绩效评估体系。诊所有 35 名医生，它的领导委员会包括行政主管和医疗集团的主席。

诊所的行政主管初到诊所，他决定实施绩效评估体系，而由 15 个部门经理组成的管理层一直拒绝实施绩效评估。他们对行政主管对于绩效评估的热情度感到担忧。

诊所的一些员工对绩效评估也一直没有兴趣，他们还一直游说医生反对建立绩效评估体系。该行政主管则召开会议，举办讲座，向员工和部门经理讲解绩效评估体系的益处。对于员工，他强调定期进行绩效反馈的作用以及由此带来的提高生产力的机遇，这些可以进一步为他们带来职业发展机会。对于部门经理，该主管描述了绩效评估体系如何帮助他们更加有效地管理员工。

## 思考题

1. 为什么这家中心城市诊所的员工和部门经理都反对制定和实施绩效评估体系？

2. 假设员工和部门经理都关注评估，那如何实施绩效评估才能是最有效的？

## 参考文献


1. Gail Dutton, "Making Reviews More Efficient and Fair," *Workforce* (April 2001), 76–81.
2. Dick Grote, "The Secrets of Performance Appraisal: Best Practices from the Masters," *Across the Board* (May 2000), 14–20.
3. John M. Herringer, "Once Isn't Enough When Measuring Staff Competence," *Nursing Management* (February 2002), 22–23.
4. Gillian Flynn, "Getting Performance Reviews Right," *Workforce* (May 2001), 76–78.
5. Peggy Anderson and Marcia Pulich, "Managing the Temperamental Employee," *The Health Care Supervisor* (June 1999), 28–36.
6. Dayton Fandray, "The New Thinking in Performance Appraisals," *Workforce,* (May 2001), 36–40.
7. Peggy Anderson and Marcia Pulich, "A Positive Look at Progressive Discipline," *The Health Care Manager* (September 2001), 1–9.
8. Andrew Sikula Sr., "The Five Biggest HRM Lies," *Public Personnel Management* (Fall 2001), 419–428.
9. G. Patrick Connors and T. Wayne Munro, "360-Degree Physician Evaluations," *Healthcare Executive* (September/October 2001), 58–59.
10. J. Larry Tyler and Erroll L. Biggs, "Practical Governance: CEO Performance Appraisal," *Trustee* (May 2001), 18–21.
11. Andie Evans, "From Every Angle," *Training* (September 2001), 22.
12. Peter Flynn and Barry J. Gibbons, "You Are Simply Average," *Across the Board* (March/April 2001), 51–55.
13. Russell C. Coile Jr., "Magnet Hospitals Use Culture, Not Wages, to Solve Nursing Shortage," *Journal of Healthcare Management* (July–August 2001), 224–227.
14. Kathy Williams, "New Developments in Performance Management," *Strategic Finance* (April 2002), 19, 22.
15. David H. Freed, "One More Time: Please Fire Marginal Employees," *The Health Care Manager* (March 2000), 45–51.
16. Dick Grote, "Performance Appraisals: Solving Tough Challenges," *HR Magazine* (July 2000), 145–150.
17. "A Manager Asks: Dealing with the Troublesome Employee," *The Health Care Manager* (June 2002), 78–86.
18. Jonathan A. Segal, "86 Your Appraisal Process?" *HR Magazine* (October 2000), 199–206.

# 第10章

# 医疗机构劳资关系

## 学习目标

在学习了本章之后，你应该能够：

- 审核一份雇佣协议的一般组成部分
- 明确雇佣自愿原则及例外情况
- 描述解决劳资纠纷的正当方式并说明其他替代途径
- 解释举报原则并把相应条款应用于卫生保健领域
- 讨论医疗机构员工与药品测试有关的问题
- 明确雇员手册的一般组成部分
- 概括渐进式约束程序

## 医疗机构人力资源透视（Healthcare HR Insights）

位于美国南部的一家医疗中心为测量员工对工作环境的认可程度，对他们进行了调查。有些被调查者要求设立一个能够认可基层员工贡献的正式项目。

为落实员工们在调查中反映的建议，这家中心成立了一个包括一个有认可项目的员工咨询委员会。这个认可项目对基层员工在对患者、他们的家庭和其他员工所做出的额外贡献给予特别的表扬。一个评选委员会制定了一项根据人事部门的规定衡量每个员工是否称职的标准。根据这一标准，只有基层员工和志愿者是称职的，那些管理、监督、行政人员及医生是不称职的。

一些受到嘉奖的员工通过有计划的医院外实地考察为长期患者及其家庭发明了特殊的运动方式。另外有些受嘉奖者自愿照顾长期患儿，使他们的家长能稍事休息。一些员工在同事被繁重的患者普查和各种活动压得喘不过气来的时候给予必要的帮助。员工们也变着法满足儿童患者们的特殊需求。

受到高达250美元嘉奖的有个人，也有团体。整个医疗中心受到认可项目嘉奖的员工超过160人。有些人还不止一次受到嘉奖。正是由于这一机构致力于建立积极劳资关系并且愿意聆听员工的声音，因此这种成功的劳资关系项目仍在持续关注着那些出色的医疗服务人员。

医疗机构能够通过一系列人事政策、程序和实践来控制与雇员的关系。有些雇主也将自己与雇员的关系基于联邦政府、州政府、地方行政部门和司法部门规定的一系列权利。除此之外，劳资双方还常常通过签订合同来明确各自的权利及义务。不管怎样，劳方都会有意或无意地通过确定自己的劳资关系哲学或行动来明确与员工的关系性质。

## 劳资关系的性质

任何一个医疗机构都应该谨慎地处理劳资关系哲学，这对其自身是非常有益的。劳资关系哲学（**employee relations philosophy**）涵盖一个机构如何对待及回应员工的所有方面，包括如何与员工交流等。一个机构如何从战略上运用这一哲学常常成为导致员工是否选择这一机构的重要原因。如第 7 章所述，员工满意度已成为关系机构稳定的因素。管理人员、普通员工以及应聘者在考虑自己是否应该为一个机构工作或是否继续为其工作时常常考虑以下问题：

- 工作环境是否太过沉闷并且被各种规定管理得太死？
- 这一机构是否愿意用最细小的规章条例来处理劳资关系？

一个机构应该尽量表明自己的劳资关系哲学以明确双方的权利与义务。人事部门负责界定对这一哲学的阐述，而机构则运用政策和程序来处理与员工的关系。在医疗机构中，劳资关系哲学比以前更为重要，因为卫生人力资源的缺乏使得机构不得不制定优惠政策以提供更为舒适的工作环境，这反过来又降低了人员流失，提高了生产率。

## 权利和义务

员工权利分两种：法律规定的权利与合同约定的权利。图 10-1 列出了涉及劳资双方权利和义务的主要法律法规及协议。

| 法定权利 | 合同权利 |
| --- | --- |
| ●联邦和州法律 | ●就业合同/协议 |
| ●平等就业机会（EEO） | ●终止协议 |
| ●健康和安全法律（OSHA） | ●员工保持协议 |
| ●员工福利法律（ERISA） | ●培训合同 |
| ●工资和工作时间法律（FLSA） | ●毒品试验许可 |
| ●员工申诉法律 | |
| ●专业协会指导原则 | |
| ●员工补偿 | |
| ●解雇补偿 | |

图 10-1 劳资双方的权利与义务

## 法定权利

现存法律法规及条例明确规定要保护医疗机构员工的权利。除了一般的法定权利（**general statutory rights**）外，人们也为医疗机构人员制定了专门的规章。例如易受伤害的成人法案，该法案要求专业护理人员报告丧失语言能力或丧失自我保护能力者对药物的滥用或疏忽的发生率。虽然这一法规是专门针对医疗机构人员的，但是大多数法定权利适用于所有领域的员工。

许多保护各行各业劳动者权利的法规主张劳动者应该拥有自己正当的权利，应该有专门的外部机构如平等就业机会委员会、国家劳资关系委员会、职工安全与健康管理局来聆听他们的声音。这些权利属于法律范畴，所有雇主都应该承认这些权利，但是劳资双方可以自由讨论这些法规的含义。有时候双方会对条例的含义产生分歧，在处理纠纷时他们会相互协商。

另外，医疗机构人员的专业协调机构会制定规章来明确约束其成员的行为。在某些行业中，如针对注册护士，各州都执行护士行为标准和专业行为规范，这些标准通常都明确界定临床能力和专业行为。作为护士行为标准的职责之一，在某一特定州内的护士应该报告有可能导致医疗事故的不安全职工岗位安置问题。

## 合同权利

在劳资双方都同意的情况下，劳动者的权利可以通过合同得以延伸。这些合同都专门阐述和界定了劳资关系。

劳资双方关于他们劳动关系的正式协议称为雇佣合同（**employment contract**）。在很多情况下，合同是由代表资方的律师起草的书面协议[1]。在大多数机构中，雇佣合同是供董事们使用的。其内容包括赔偿费用，普通福利，绩效激励措施和奖金，行政福利如额外退休金、劳务支出、福利附加部分、新职介绍服务及其他。但在卫生保健行业，雇佣合同已经被用来吸引和保留那些艰苦岗位的员工。

雇佣合同常常包括工作目标、工作年限、终止权以及联邦和州法律规定的保护条款等等。在有些合同条款禁止员工在自愿离职时与单位对抗。这些免对抗条款（**non-compete provisions**）通常是有前提条件的，那就是员工在找到新工作之前仍然有原单位物质待遇和经济保障[2]。图 10-2 列举了普通雇佣合同的组成部分。

**保留协议** 另外一种协议就是保留协议（**retention agreement**），用于在机构兼并重组或领导层和董事会更新时保留一些关键岗位的员工。在医疗机构中，保留协议有助于在变动时期为机构提供一个稳定的领导和管理层。它通常为那些在变动时期与资方站在一起的员工提供经济福利。

**雇佣合同的组成**

- 合同期限——有效时间
- 合同审核条款——自动或共同约定
- 职责与任务——岗位描述
- 报酬——薪水与其他补助
- 福利——个人和团体福利
- 合同期满后的福利金——合同期满后薪水及福利支付的延续
- 非竞争性条款——辞职后另选老板的限制
- 强制性条款——工作结束后突击搜查员工
- 纠纷解决条款——处理合同纠纷
- 可控变换条款——变换所有者、董事及管理人员的条款
- 辞职及离职条款——避免违反联邦及州法律

图 10-2 雇佣合同的组成

**保护劳动者的合同条款** 在大多数协议中，那些试用员工都有特定的权利和责任，即通常所说的重审与撤消合同权（**review and rescission rights**）。这一权利允许员工有一段时间重审合同，并且即使在签署之后也可以撤消它。联邦和州法律对这一期限做出了规定，最短者为7天，在一些法律允许范围内可以延长为21天。在协议签署后，撤消期限从7天到14天不等。

## 默认合同

没有与老板签署任何协议的劳动者依附于包括员工手册在内的那些资方政策及程序，而后者又被大家当作界定劳资关系的默认合同[3]。劳资双方的非书面协议称为默认合同（**implied contracts**）。有时候员工会辩解说自己在被雇佣时有默认合同。所以这种合同常常成为劳资双方争论的焦点。如果雇主雇佣了一名员工，期限不固定或许诺工作保障但未签订书面协议，那么遇到纠纷时法院就会断定他们之间的默认合同是否存在。如果某个员工认为自己在与雇主交谈或通过口头提供工作时达成了默认合同，那么他就可以诉诸法律要求自己被剥夺的权利。

## 雇佣行为责任保险

一种保护医疗机构免受来自员工的昂贵诉讼官司打击的新型保险被称为雇佣行为责任保险（**employment practice liability insurance，EPLI**）。其首要目标就是为医疗机构提供司法和风险化解帮助，以降低他们的司法风险，并协商员工主张权利的解决方案。在机构里面，普通责任保险通常不包括那些由员工主张并且基于雇佣关系的索赔案例[4]，而是包括与歧视、性骚扰、不当终止合同，及合同破裂有关的索赔案例。任何机构在参加雇佣行为责任保险前，都必须递交包括政策指南、员工手册、雇佣制度及其他人事手续在内的关于政策和程序的人事审计说明[5]。

## 劳资关系和员工权利

当职工认为自己的合同或默认合同权利受到侵犯时，他们的权利就会与组织的劳资关系哲学发生抵触。劳资双方发生分歧时受到几项法规的约束——雇佣自愿原则、正当条款和适用程序。

### 雇佣自愿原则

雇佣和解雇员工是老板的权利。但是有些诉讼案例对这一权利提出了挑战，作为应对，老板和他们的律师们就在员工手册中规定雇佣自愿原则（**employment-at-will provision**）条款。雇佣自愿原则通常包含在员工手册或者在政策及程序手册中。这些原则规定，雇主有雇佣、解雇和提拔任何自己选中的员工的权利。作为交换，员工有不论因何种原因随时终止雇佣合同的权利。图 10-3 列举了典型的雇佣自愿声明。

**雇佣自愿原则的例外情况**　随着时间的流逝和由于法律案例的原因，司法界界定了 3 种情况适用于雇佣非自愿原则：公共政策规定（**public policy decisions**），默认合同分歧（**implied contractual disputes**）及真诚和公平交易（**good faith and fair dealing**）。这些情况下，当员工认为自己的权利受到侵犯时就可以主张自己的权利，许多司法权也认可了这些自愿原则的例外情况。

- 公共政策侵犯（**Public-Policy Violation**）——员工依照联邦或州法律报告雇主的非法活动并受到解雇。
- 默认合同（**Implied Contract**）——允许员工被无限期雇佣，或者员工一直工作到自己能够满意为止。
- 真诚和公平交易（**Good Faith and Fair Dealing**）——是指劳资双方的关系进入了公平对待对方的境界。如果雇主以不正当的理由如给艰苦岗位、安排不适当的时间来刁难员工，那么雇主就不是真诚的。

**雇佣自愿声明**

我明确知道自己的工作是完全自愿，并且没有特定期限限制的，也就是说，我拥有在任何时候辞去工作的权利。我也知道公司保留有在任何时候不管有无正当理由或选择解雇或变更协议任何条款或条件的权利。

我知道我从公司得到的员工手册不是合同或法律文件，而且不管是明确说明还是暗示，其内容也不应当被视为合同。只有首席执行官或人事部门副经理才有同意或许诺实质性合同条款的权利。

公司已向我传达了雇佣自愿原则，并给了我向管理者要求解释疑问的机会。

签名：______________________________

日期：______________________________

证据：______________________________

图 10-3　雇佣自愿声明

## 不当解雇和文件的重要性

被解雇的员工如果对雇主不满，最经常提出的诉讼理由就是不当解雇（**wrongful discharge**），不当解雇发生于雇主由于非法的，不恰当的，或与组织政策、程序及规定相抵触的原因解雇员工时。为避免不当解雇，在解雇员工的时候必须遵循相应的解雇政策和程序。例如，一个诊所有一套处罚程序，雇主只有在完成所有程序并得出结论后才可以解雇问题员工，否则就会被控告解雇程序不当。

不当解雇已经成为许多医疗机构的主要问题。保险公司提供用以降低不当解雇风险的风险处理服务。图 10-4 列出了通常用于保护医疗机构免受这类诉讼的文件，其中有些重要文件要在下面讨论。

| | |
|---|---|
| 新员工指导材料 | 解雇原因说明信 |
| 员工手册 | 绩效评估 |
| 已签署的雇佣自愿声明 | 职位说明 |
| 部门指导文件 | 处罚程序说明 |
| 员工会议文件 | 绩效管理活动（忠告、警告及暂停工作） |

**图 10-4　不当解雇案例涉及的文件**

**新员工指导材料**　员工在开始工作时会接收到指导信息。他们接收到的信息包中有对医疗机构与员工对话非常重要的制度性信息。新员工的接收包中常常还包括针对性骚扰的制度、因特网使用规定、电子邮件使用制度和吸烟制度等。员工手册也在这种数据包中，员工们常常被要求签署一份声明保证自己阅读过手册并且同意遵守雇主的制度措施。

在医疗机构，患者保密制度（**patient confidentiality policies**）也是指导材料的一部分。医疗机构高度重视患者信息的保密性，员工们要签署一份保证为患者保密的声明。这类文件可以被雇主用作员工的解雇决定，也可以被用来抵制不当解雇。

**员工手册**　在大多数机构中，员工手册是员工在工作中要遵守的那些规定的一个总纲。工作目标和性质也包含在其中。员工被要求保证要遵守这些规定。

**解雇书**　解雇书阐述了解雇的原因和条件。有些州规定解雇原因要公布一段时间。

**绩效评估**　这被看作是提高员工绩效的一种手段。有效的绩效评估体系也能够为解雇决定提供法律依据。

**职位说明**　它包含关于职位职责和任务的重要信息。在许多情况下，员工会接收到一份职位说明并签署声明表示自己已经收到一份拷贝。

**处罚程序和绩效管理**　雇主在不当解雇案例中为自己辩护的大多数信息来自于处罚程序和绩效管理。处罚决定书和绩效管理程序帮助雇主解释解雇某一员工的原因。

## 正当理由

正当理由（just cause）通常表述为机构在实施包括解雇在内的处罚时是否公平、公正并且理由充分。遇到纠纷时，每种案例的环境和事实通常决定了机构采取这类措施时是否有正当理由。通常法院不得不对雇主解雇员工是否适当做出决定。图 10-5 涵盖了正当理由的要点。

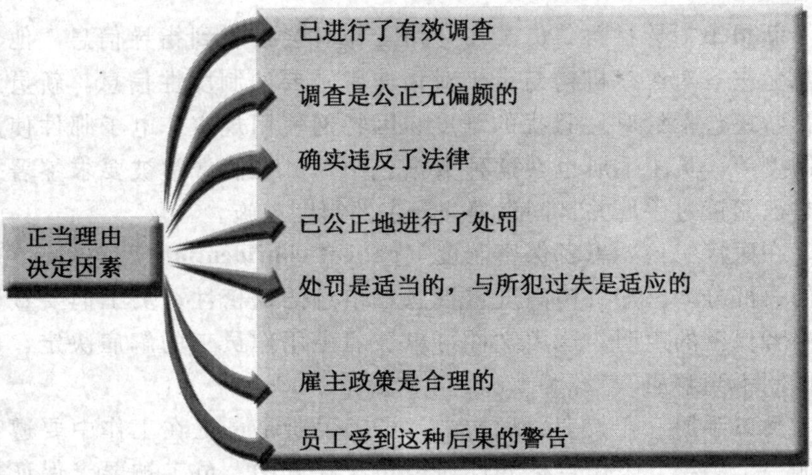


**图 10-5 正当理由决定因素**

## 积极解雇

在医疗机构中，雇主如果设置非常苛刻的条件迫使员工辞职，这就是积极解雇（constructive discharge）。有时候某个机构会发动一场针对一个员工的运动，其实其上司已经决定让他必须离开。打乱工作计划，安排不恰当的工作或者上司故意刁难等等都是积极解雇的表现。一旦法院断定发生了积极解雇，被解雇的员工就会受到包括返还工资和处罚造成的损失等在内的补偿。现在，积极解雇变得越来越普遍，雇主们在鼓励员工辞职时应该注意到这点。

## 适当程序

如果医疗机构人员认为自己受到处罚时没有经过适当程序（**due process**），他们就会为自己辩解。而这些程序又是员工在保护自己免受错误处罚的良机，它本身就是员工对处罚提出质疑的一种方式。在断定程序是否适当时，通常要借助外部调查来看员工受到的处罚是否符合雇主规定的制度。调查同时要查明雇主是怎样向员工说明他们拥有的权利的，以及是否有合法文件支持雇主的立场。

管理人员应该明白，为避免不公正的决定，员工的正当程序权是受到外界调查者保留的。以下是关键问题：

- 员工是否能够运用控告程序？
- 组织是否为员工提供了控告程序？
- 员工是否用运过这些程序？
- 员工是否对潜在关系表示关注？
- 现在是否有与那些控告相抵触的制度？
- 是否有压制控告的先例？
- 这类控告是否受到平等就业机会委员会（EEOC）或人权机构的审查？这些事情最终是怎样被决定的？
- 基于事实，最终决定如何？

## 解决员工申诉

作为保证正当程序的一部分，许多雇主建立了矛盾解决制度，以界定员工申诉方法。当平等就业机会委员会（EEOC）或职业安全与卫生管理局（OSHA）等外部机构审查员工的申诉时，机构有一个内部矛盾处理机制是非常有益的。在工会化的环境下，合同通常包含不平等但雇员又必须遵循的条款。

解决劳资纠纷已经成了办公人员的家常便饭。当纠纷无法解决时，求助于备选纠纷解决机制（**alternative dispute resolution，ADR**）不失为明智的选择。这类方案包括：仲裁、同行评审小组、机构检察官[6]。

**仲裁** 为避免进入既费时又昂贵的司法处理程序，劳资双方正越来越多地求助于第三方来解决争端。一些组织甚至明确规定运用仲裁（**arbitration**）方式解决争端，这就要求劳资双方把争议提交给中立的第三方机构，以获得公正的解决。

**同行评审小组** 一些医疗机构利用同行评审小组（**peer review panel**）解决纠纷。这是一种内部职工协会组织，小组成员接受同事审核技术培训，通过审核员工申诉，提出建议。在一些机构，这类小组的权利仅限于提出建议，而在有的机构，它可以做出裁决。

当医疗机构的员工向老板要求自己的权利时，联邦及各州的政府部门以及司法部门倾向于运用这种方案解决纠纷。司法机关也经常审核这种小组以确保公正，当然，小组的存在并不能使老板们在发生纠纷时变得有恃无恐。

**机构检察官** 也有一些医疗机构运用机构检察官来处理员工们的问题。检察官通常是正式职工但不属于行政人员。他们接受训练以确保对双方公正。

## 平衡劳资双方的权利

许多员工在工作场所行使自己的隐私权，这迫使老板们不得不承认，有些员工信息是保密的，是不能够被利用的。为平衡劳资双方的权利，管理人员就必须经常审核本机构的人事政策和制度。

### 员工记录

1974 年隐私法案（**privacy act of 1974**）就包括涉及公共部门员工记录保存体系、制度和程序的条款。有些州已经通过了针对员工记录保存问题的法律。

鉴于联邦及州法律，一些医疗机构制定了个人信息可及制度，来保护个人信息。这些制度通常明确规定：什么人有权查看员工记录，员工如何才能对自己个人记录提出质疑。图 10-6 列出了个人档案应该和不能包含的项目。

**包括：**

- 工作申请
- 新员工指导信息——逐项相符
- 上岗通知
- 员工集体保险福利文件
- 薪酬记录
- 绩效评价
- 绩效管理文件

**不包括：**

- 员工个人健康档案
- 同事对其做的绩效评价

**图 10-6　个人档案内容**

涉及个人档案的其他制度是指有关通过人事信息系统（HRIS）可获得的信息方面的规定。通常要登陆并输入密码才能获得这一电子系统的信息。

## 员工的言论自由权

员工们可以对雇主限制言论的制度表现出不满。下面将讨论劳资双方发生纠纷的几个问题。

**举报制度**　员工对老板违法行为的举报权利是受法律保护和鼓励的。员工报告的这种行为称为举报（**whistleblowing**），联邦法律规定，举报违法行为也是受雇主保护的。医疗机构中举报行为常涉及医疗欺诈和药物滥用[7]。人们已经制定了防止举报者被报复如恶意处罚或解职的规章制度。依照现行联邦法律，举报问题一经查实，举报者最高可以获得罚金 10%的奖励[8]。

老板们是不能报复举报者的。很多大型的医疗机构提供了一些内部措施，比如设置保密热线电话，来把所谓的不法行为提前解决，以免员工寻求外部的司法帮助。雇主们鼓励员工利用这类途径。

**监控电子邮件和语音通讯**　通讯技术的发展迫使医疗机构明确界定资方的知情权和劳方的隐私权。任何机构在制定保护自己商业权利的制度时必须切记：监控员工的电子邮件和语音通讯涉及隐私权。这类制度通常明文规定：通讯设备仅限于办公使用，禁止因私使用，不能设定共享密码，保留监控每封电子邮件和语音通讯的权利。

医疗机构通常也禁止通讯工具被用于传播违反人事制度的信息，如基于性别、信仰和人种歧视的笑话和动漫。人力资源管理人员应该通过相应的制度措施来强化这些问题。

医疗机构为保障自己的利益，不仅制定了严格的制度并且不断强化它们，而且经常对员工进行培训。许多机构把制度条文制成计算机的屏幕保护程序来提醒员工。一些机构也通常在培训结束时要求员工签署一份文件，声明自己已经理解了制度条文以及不能正确遵守所造成的后果。

**追踪互联网的使用情况** 虽然老板们鼓励员工在工作时充分利用互联网，但大多数人对员工由于在工作时间浏览网站而大幅下跌的工作效率表示关切。另外，有些老板注意到：员工们有时登陆一些不良网站，特别是含有色情信息的网站，损害了机构的形象。因此，不少机构在计算机上安装了能追踪上网路径并隔断不良网站的软件。

## 工作场所的真诚

医疗机构的工作人员能够轻易接触到药品，并且他们对病人的健康负有责任。正是由于他们处在一个被信任的位置，这些机构必须确保自己员工的真诚度。

老板们面临的一个严重问题是员工们对药品的盗窃问题。虽然各种盗窃都有严重的后果，但是药品盗窃尤其具有破坏力。当从药品橱里取药时可以发生盗窃，而偷取分配给病人的药则更为严重。

大多数医疗机构的老板都采用某些形式不引人注意的方式检查新员工。管理、保安人员和药剂师们应相互协作，共同制定防止员工盗窃药品特别是麻醉药品的方案。虽然药品备案措施，包括每次换班都核对存货清单等已减少了从药品橱盗窃药品现象的发生，但是，对偷取患者药品的现象仍防不胜防。防止有药物依赖的员工盗窃药品的最好办法是对接触药品者制定详细的隐蔽检查方案。

**工作监督** 如果老板们有合理的理由，比如怀疑员工盗窃或违法，他就可以检查下属的工作场所。当员工被怀疑违反了老板的工作条例而受到监视和搜查时是不受保护的。

**上级调查** 医疗机构的老板们在员工有盗窃药品嫌疑时通常对其进行调查。现在，当有盗窃、非法用药、工作场所暴力，以及工作人员的舞弊现象发生时，都会进行上级调查。

当一个机构有保安部门的话，就由保安人员进行上级调查。否则，就由管理或人事部门的人员调查。在调查前进行充分论证是很重要的，这样就可以避免出现不适当或不完整的调查。

机构内部可以制定指导调查的条例。比如：在面对被调查者时要至少有一项证据；禁止接触员工身体或限制其自由；让被调查者知道他或她在任何时候都可以退出调查。在员工拒绝接受调查时要向其澄清，一旦出现事故，这种反抗行为就会受到纪律处分。图 10-7 列出了一些调查技巧。

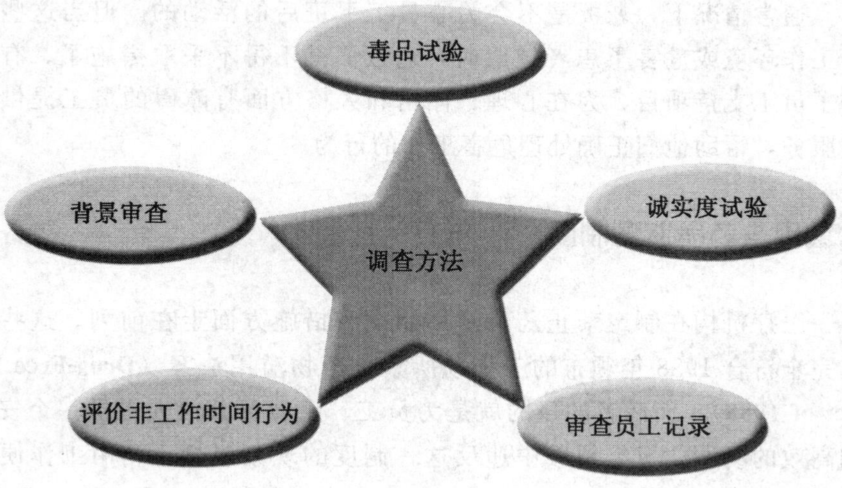


**图 10-7　工作场所调查方法**

由于在卫生领域，一些很普通的调查常涉及不合理用药和药品盗窃，管理人员进行的调查须向卫生专业人员主管部门报告。

## 测谎实验

考察人员提出问题，通过测量受测者对这些问题的压力反应来断定他或她是否说谎。但任职前对员工进行测谎实验是被测谎保护法案禁止的。

**诚实度测试**　对未来的员工进行诚实度测试是老板们常采用的方法。在进行测试前要留意一些司法案例，因为有些法院认为，与工作相关的这类测试是不可靠或无效的。这种测试通过检测仪反映受测者对被提问问题的反应，从而表明受试者是否可能撒了谎。

### 工作之外的活动

老板们是不愿监督员工下班后的活动的，除非这些活动造成与工作有关的后果。例如，如果某员工受到监禁，特别是由于出勤原因处于渐近式处罚的后期时，老板就想知道员工是否会因为这些原因而不能上班。当员工在药物依赖康复期由于公开吸毒被监禁时，情况会变得更为复杂。

通常情况下，老板是不会关心员工下班后的活动的。但当这些活动破坏了工作环境或危害了患者健康时，老板们就不得不采取措施了。有些机构设立了员工支持项目，为在心理、体格和人格方面有障碍的员工提供咨询及其他服务，帮助他们正确处理危害工作的行为。

### 药物滥用与药品监测制度

医疗机构在制定禁止药物滥用制度和措施方面走在前列。这些制度和措施完全符合 1988 年颁布的工作场所禁止药物滥用法案（**Drug-Free Workplace Act of 1988**），而后者的目的就是为员工、患者及其他人提供一个安全、健康和高效的场所。卫生领域中违反这一制度的现象包括：利用工作便利非法自制、使用、传播或加工违禁物品的行为。这种制度还明文禁止员工在药物、包括酒精作用下进入工作场所。为杜绝工作场所的药物滥用现象，一些医疗机构制定了药物检测制度。有的老板在员工试用期，在发生事故后或会随机检测员工是否滥用药物。绝大多数卫生机构都会向没有通过检测的应聘者收回有条件限制的岗位。

## 人事政策、程序和管理条例

所有机构都有确定劳资关系的人事政策、程序及管理条例。在多数情况下，这类文件都记录在人事政策和程序指南中，而员工手册又是浓缩了的指南。老板们鼓励员工在遇到手册不能解决的问题时使用指南。

人事政策、程序和管理条例的区别在于：

- 政策是指一个机构关于某一人事问题立场的总体说明。
- 程序则是这一机构处理政策问题一般方式的说明。
- 条例明确了员工工作时的行为规范。

一项有效的政策可以保护机构免受官司或员工申诉的困扰。当员工遇到有关其职业的具体问题时，管理和人事人员应该引导他或她去阅读机构的人事政策和程序指南[11]。

## 政策及程序的制定

在卫生领域，政策的制定、执行及使用是卫生机构一项很重要的职责。监督并定期审核这一领域政策的机构有：国家卫生部、卫生保健财政署、卫生机构鉴定联合会等。成功制定和执行一项政策的步骤包括：确认需要一项这样的政策，拟出草案，由股东或高层正式审核草案，由外部法律顾问审核、颁布政策、培训管理人员，使之领会政策内涵并能够正确使用政策条文。可以被大家接受并且容易操作的政策受管理人员的欢迎。

政策条文通常以正式形式起草，包含政策说明、问题处理程序和规定。政策的交叉引用会为管理人员提供额外或相关的信息，人力资源专业人员又会为他们提供咨询服务，指导他们正确领会和执行政策。

## 员工手册

大多数员工在上岗初会收到一本员工手册。手册会把机构的相关信息有效地传递给员工。当政策变动时，员工手册（**employee handbook**）也应在可读性、可接受性及法律方面更新，并且应让所有员工都知道新手册取代了以前的旧手册[12]。现在许多卫生机构，员工手册都能够在互联网上得到。

## 其他的内部对话渠道

劳资双方保持对话是很重要的，特别是在组织做出重要决策，如增加新的服务项目或建设新的设施时显得更为重要。同样，人事信息的传递也很重要。老板们想让员工了解人事活动，如培训和发展机会、福利登记信息以及薪水增加等。在以前，这些信息的传递依靠备忘录、内部公报以及职工会议。现在随着通信手段的发展，如电子会议技术，使得职工们可以分散在不同的地方参加会议，并且，现在可以使用电子邮件和电子信息显示器。

鼓励员工为提高组织绩效献计献策的一种向上层反馈信息的渠道称为建议系统（**suggestion system**）。通常包括建议确认和对有贡献员工的经济奖励两部分。

## 纪律处分

为提供优质的产品或服务，组织在建立人事政策的同时，也应该建立确保员工保持良好绩效的机制、程序和规定。为使员工称职、提高绩效并建立良好的劳资关系，医疗机构制定了纪律处分体系。

虽然只占少数，但问题员工会破坏工作环境，所以应该尽早使他们提高绩效。在这种情况下，管理人员会为这些人提供培训并对他们的工作提出目标。通常的受批评的事件包括：旷工，效率低下，人际问题，损害单位名誉，不顺从，不能胜任工作等等。

老板必须在逐一衡量的基础上考虑每件事，以决定应该采用何种处罚措施。情节不严重者可以免于处罚。

普通的员工处罚程序，采用一系列相应步骤对有问题的员工进行惩罚，被称为渐进式处罚（**progressive discipline**）。每一步骤都是独立和严格的，都在一定程度上提醒问题员工提高绩效，改进工作方式，否则就会受到更严厉的处罚。图 10-8 列出了普通的处罚程序包括的步骤。

**忠告** 这一措施的目的是告诉员工哪些工作指标不符合要求以及如何提高绩效。受忠告者可能会不在意这些问题，所以忠告语言应该是积极和富有鼓励性的。例如，图书管理员没有遵守相应的安全规定，那么上司就有必要对其提出忠告。

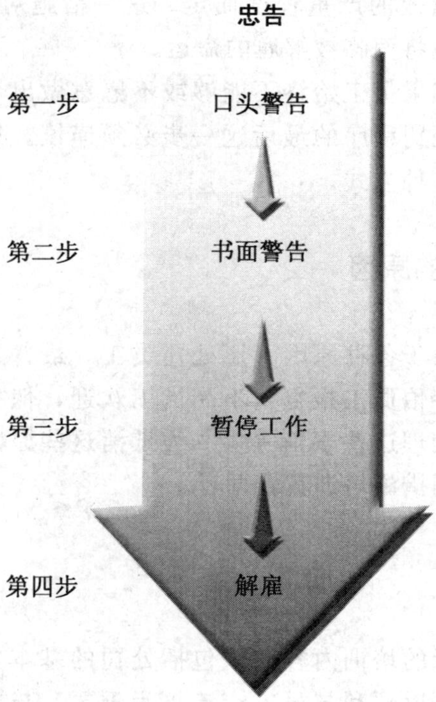


图 10-8　渐进式处罚程序

**口头警告**　这是第二步，表示处罚程度更深了一层。当受到忠告的员工没有改进绩效时，会受到口头警告。这一步骤的目的是向其指出绩效不足和提高绩效的重要性，这时，管理人员会考虑是否为其提供额外培训以帮助他提高绩效。以上面图书管理员为例，上司会对其提出口头警告并要求其阅读图书馆安全条例。

**书面警告**　如果受到口头警告的员工还是没有改进，就只好提出书面警告。管理者会动用外部资源如培训等帮助员工实现绩效。这一步也警告问题员工提高绩效，否则会受到更进一步的制裁。假如上面提到的图书管理员仍然忽视安全管理条例，管理者就会给他提出书面警告，明确说明提出警告的原因，他自己应该采取的措施以及如果继续无视安全条例会发生的后果。具体来讲，如果他仍不悔改，将会被暂停工作或永久解雇。

**暂停工作**　在绩效仍未提高的情况下，员工就会被暂停工作。暂停期限将视其不良绩效的严重程度而定。这一措施对受罚员工来讲是非常严重的，因为下一步他将面临被解雇的命运。

**解雇** 如果员工始终不能够或不愿意做出令人满意的绩效，那么就有必要解雇他。处罚程序的最后这一步必须谨慎。只有当员工的行为非常过分时才适合采取这种方式。

## 不愿进行处罚的原因

管理者由于各种原因不愿处罚员工。最普遍的原因包括怕吃官司，缺乏组织支持，害怕员工报复，不受员工欢迎，愧疚感，失去友谊以及不愿浪费时间和精力处理这些事情等等。为抵消这些原因的影响，卫生组织会就如何有效使用处罚措施培训其管理者。

## 管理者培训

对管理者的培训内容应该包括处罚的基本知识，如尊敬和尊重员工。而掌握管理技巧以顺利与员工交流更为重要。与员工进行的绩效讨论应该从正面引导他们，促使其改进绩效。

## 做出解雇决定

处罚程序的最后一步——解雇，员工和老板都不好接受。管理者应该采取严肃、尊重并且认真的态度解雇员工。一般情况下，员工已经受到过警告，所以知道自己被解雇时并不吃惊。管理者应该向其说明为什么要解雇他，解雇会议应该提前仔细规划，并有人事部门的代表参加。当员工记不清楚薪水和福利数目时，要把所有数据以书面形式交给他或她。适时结束会议并尊重地帮助受罚员工离开会议室等这些细节也不容忽视。

## 改良的劳资关系处理策略

除了上面所讲的政策、程序、权利、职责以及处罚步骤之外，大多数组织都喜欢用改良的策略从积极方面对员工施加影响。下面就是一些新策略。

### 员工倾向性调查

当组织做出调查员工倾向性的承诺时，通常设定为每年一次。但是实际上大多数卫生机构 2～3 年进行一次。这一调查可以促使员工们对工作环境做出反馈，同时可以测量他们的品行，并且使组织能够收集到关于潜在隐患的信息。例如，某医院的管理者认为聘任新的员工会引起大家的不满时，他就会进行倾向性调查。医疗机构的管理者们希望有关部门对调查收集到的信息进行分析和解释，最终转化为改进组织绩效的行动。

沃克（Walker）信息研究公司进行的一项调查显示，卫生保健行业员工的满意度与其他行业的员工相比一样甚至更高。这些高满意度反应受其对患者照顾工作中的献身精神的影响。实际上，这些员工在对工作的献身精神、工作满意度及成就感方面得分更高。研究显示，老板允许员工独立解决问题，尊重他们，为他们提供必要的设施和协助等都会提高员工对工作的献身精神[13]。

### 雇员援助计划

组织开展雇员援助计划（employee assistance programs，EAPs），以帮助他们解决对工作有影响的个人生活问题。起初，最常见的EAPs是协助员工处理药物和酒精滥用问题，后来扩展到法律、经济、婚姻及人际关系方面。对问题员工提供支持的方式通常有两种：公司员工组织的内部项目和外部协助[14]。雇员援助计划通过外部或内部手段来帮助员工解决可影响到他们的工作效率的问题，这种项目的顾问要能够正确地对待和指导员工[15]。

## 选择雇主（EOC）项目

对这一项目感兴趣的机构必须重审他们的人力资源管理行为以清晰地证实得到员工了的认可。一个成功的选择雇主项目包括以下内容：

- 长期的高层管理被认可成为 EOC
- 明确组织目的
- 具备革新、竞争性补偿和福利项目
- 具备员工发展机会
- 奖励革新和创造
- 奖励业绩突出者
- 多样性文化并鼓励员工参加，奖励员工和机构贡献者[16]

## 回报与认可

另一项重又引起大家兴趣的策略就是对员工的回报与认可[17]。一项研究表明，这一策略也被大家成功地用来吸引和稳定员工，有 86%的被调查机构都承认设有认可员工贡献的机制。受到上司或同事的认可之后，员工的责任感和忠诚度都有可能提高[18]。

## 行为标准

另一种受大家青睐的用于提升劳资关系的方法是组织为员工制定一系列的行为标准。这种行为标准，即行为准则，已成为一种辨别行为和绩效期望值的手段，通常与组织一直坚持的价值观相协调。它应该明确如何影响员工的日常工作[19]。常包含以下内容：

- 尊重
- 卓越
- 协作
- 富有同情心
- 善于沟通

- 正直
- 本位感
- 有责任感

## 案例

克利夫顿（Clifton）诊所是一所有 20 名医生和 75 名雇员的综合性诊所。按照现在组织机构已经经营 5 年。

5 年来它一直保持一种不很正规的组织方式，管理人员和任何一名医生都可以随意回答或解决雇员们遇到的问题，而大家也适应了这种决策的不一致性。

随着诊所的壮大，一些以前在有良好人事制度的机构工作过的员工开始抱怨说，诊所重要决策的不一致性不仅不公平，而且令人产生挫折感，例如，放射科的领导在没有与其他医生或管理人员协商的情况下擅自决定，科室工作人员周五在完成里一天的工作后可以提前下班。而其他科室的人员即使无所事事也不准提前下班。这种决策的不一致性使雇员和放射科以外的医生很不稳定。

为解决这一问题，一个由多名医生组成的小组经慎重讨论决定设定人事顾问，以协助他们制定员工手册。

## 思考题

1. 在人事事务方面，员工手册会如何协助诊所？
2. 克利夫顿诊所制定并执行员工手册的利弊何在？

## 参考文献


1. Steve Harris and Alisa McMillan, "Employment Contract: Get it in writing!" *Financial Executive* (December 2001), 28–31.
2. Clifford M. Koen Jr. and William H. Reinhardt Jr., "Employment Contracts: Preventative Medicine for Post-Termination Disputes," *Supervision* (July 2000), 5–9.
3. Larry L. Hansen, "Don't Sign the New Employment Contract!" *Occupational Hazards* (August 2000), 27–30.
4. Lisa Bee and Gerald L. Maatman Jr., "Fair Treatment in Firings Avoids Suits," *National Underwriter* (February 25, 2002), 20–23.
5. Michael Barrier, "EPLI Providers Turn Up the Heat," *HR Magazine* (May 2002), 46–50.
6. John W. Cooley, "A Dose of ADR for the Health Care Industry," *Dispute Resolution Journal* (February–April 2002), 14–20.
7. Thomas H. Stanton, "Fraud-and-Abuse Enforcement in Medicare: Finding Middle Ground," *Health Affairs* (July–August 2001), 28–42.
8. Roy L. Simpson, "Government Cracks Down on Billing Fraud," *Nursing Management* (July 2001), 10–11.
9. Lee Fletcher, "Employer Drug Testing Has Pitfalls, *Business Insurance* (October 23, 2000), 1 and 69.
10. Eugene F. Ferraro, "Is Drug Testing Good Policy?" *Security Management* (January 2000), 166–168.
11. Gillian Flynn, "Take Another Look at the Employee Handbook," *Workforce* (March 2000), 132.
12. Gale Cutler. "Tom Confronts Lab Rage," *Research Technology Management* (July–August 2001), 60–61.
13. "Are Health Care Workers Committed?" *Trustee* (November–December 2001). 6–7.
14. Abby Ellin, "Traumatized Workers Look for Healing on the Job," *New York Times* (September 30, 2001), 3.10.
15. Rudy M. Yandrick. "The EAP Struggle: Counselers or Referrers?" *HR Magazine* (August 1998), 90–96.
16. Gary Mecklenberg. "Helping Hospitals be 'Employers of Choice,'" *AHA News* (December 10, 2001), 7–8.
17. Bridget McCrea. "Putting Employees First," *Warehousing Management* (December 2000), 41–44.
18. Jeremy Handel. "Recognition: Pats on the Back Motivate Employees," *Workspan* (December 2001), 36–38.
19. *Standards of Behavior,* Children's Hospitals and Clinics, Minneapolis and St. Paul, Minnesota, 1995.

# 第11章

# 劳工关系与医疗机构

## 学习目标

在学习了本章之后，你应该能够：

- ▶ 解释面对卫生保健产业的变化劳工关系遭遇的挑战
- ▶ 描述美国劳工关系法案，包括卫生保健方面的专门规定
- ▶ 概述工会化过程的步骤
- ▶ 讨论集体谈判的过程
- ▶ 弄清卫生保健产业合同谈判的过程

## 医疗机构人力资源透视（Healthcare HR Insights）

最近，在夏威夷，许多来自不同医院的护士进行了罢工。这次罢工是由于夏威夷和其他州的护士感到沮丧和苦恼才产生的。夏威夷护士协会（代表护士的一个工会组织）曾与管理人员进行了紧密的谈判，但是最终谈判失败，所以导致了王后医疗中心、圣弗朗西斯医疗中心、Kuakini 医疗中心的护士都参与了罢工。罢工持续的时间不等，有的罢工持续了 3 周。

这些医院遇到的主要问题很相似：护士们认为她们的工作时间被延长了，但是收入水平却没有相应地提高。例如在 Kuakini 医疗中心，平时实行 12 小时轮班制的护士，在有些时候被要求再多工作 4 个小时，也就是说一天就要工作 16 个小时，加入工会的护士要求医院停止这种做法。工会认为，这么长时间的工作会导致员工疲劳，这样会降低卫生服务的质量并可能引发医疗事故。圣弗朗西斯医疗中心前年在经营上亏损了 2 900万美金，工会抗议医院以取消 9 个护士岗位的计划作为医院弥补亏损方案的一部分。

医院为了应对罢工事件和继续为病人提供服务，采取了很多措施，包括从加利福尼亚州招聘很多临时护士，让管理人员替代护士的工作，以及限制新入院病人的数量。医院的这些做法导致了工会的不满，从而引发了纠察行动、公众抗议和更广泛的舆论谴责。尽管如此，医院却认为这是为了照顾医院里的病人而采取的必要措施。

3 周之后，所有医院的罢工都得到了解决。大部分工会在减少护士工作时间和影响医疗服务质量的其他问题上都取得了胜利。同时，有的医院也同意了在 4 年间，让护士的收入增加至少 20%。在最终达成的劳动合同中，每个医院都同意工作分配和工作时间安排会采取更有弹性的方式。虽然双方在某些方面都取得了胜利，但是大家仍然很担心未来夏威夷医院的劳工关系[1]。

工会（**union**）是一个正式的工人联盟组织，它通过集体谈判的方式为其成员谋取利益。它是员工的正式代表，其责任是与资方就劳动合同问题进行谈判，并在合同期内监督合同的履行。

在过去的 10 年内，美国工会成员的数量下降了 9%，在 2000 年达到了 1 600万。工会仅代表了美国公民中全部劳动力的 13.5%。工会组织正努力从服务部门中多吸纳成员，来解决它们成员数量减少的问题[2]。服务部门中，医疗机构的人员数量庞大，所以该行业的人力资源活动应该注意考虑工会的意愿。

## 卫生保健行业的工会组织

在美国东、西海岸地区和较发达地区，卫生保健行业的工会活动声势很浩大。同时，工会组织也希望它们能在美国北部的部分州内发展得更成功，因为这些地区的工会组织已经有很久的历史了。工会组织希望在卫生服务行业赢得的代表性选举比其他行业多。在医院，工会的平均“获胜率”达到了 62%至 73%[3]。即使是医生，也在加入工会组织，因为他们试图通过工会的谈判来增加他们的收入[4]。

卫生保健行业的工会组织有不断壮大的趋势。在很多州，大型医疗机构的医生都在努力加入工会，工会组织也愿意吸纳他们，以达到补充组织成员的目的。医疗机构的工人在寻求工会的保护，护士已经加入了工会，同时当地的护士工会正在与更大的全国性的工会组织联合来壮大它们的实力。那些不曾代表医疗机构员工利益的工会正在寻找机会，以吸纳这些人员入会。

### 员工加入工会的原因

一个员工群体可以主动申请加入工会，当然也可以由工会采取主动措施劝说他们加入工会，工会在举行一次纳新活动之前，先要估计活动的成功率。一旦认为该群体加入工会的可能性很大，工会代表就会开始组织活动。

一部分医疗机构的员工寻求工会的帮助是因为他们认为雇主对他们不够尊重，而且他们认为工会可以给他们带来经济利益，提高他们工作的安全性和改善他们的工作条件。受经济利益的驱使，医疗机构总是想方设法提高成本效率[5]，其中一个办法就是降低医院的医患数量比。但是这个措施很有可能导致服务质量的下降。医务人员都很担心降低医患数量比的问题，所以请工会代表他们就此问题与雇主进行谈判[6]。

在美国护士执行组织举行的一项调查中发现，美国的注册护士对他们的就业和雇主感到满意的原因在于：平等的地位，工作认可，独立决定权，部门内与部门间的良好沟通，参与决策，管理层的支持。该研究还指出了护士对他们的工作职位感到满意的原因，包括：有竞争力的收入，弹性工作时间，继续接受教育，管理层的尊重[7]。图 11-1 指明了护士们感到满意与不满意的原因。

在一个相关的研究中，研究人员列出了注册护士离开工作岗位的原因：令人不愉快的工作环境，工作压力和焦虑，职业地位不被认可，缺少事业发展的机会，个人认可和责任[7]。当机构实施有利于员工的政策和支持员工的人力资源活动时，工会化的危险性就会明显降低[9]。这个研究也表明了医疗机构的工人也希望得到重视、尊重和参与决策。他们同时希望能参与关于病人治疗方面的决定。如果要避免工会化，管理人员在制定人力资源规划时就必须了解工人感到满意和不满意的原因。

| 工作满意之处 | 工作不满意之处 |
|---|---|
| ▶ 同事关系 | ▶ 糟糕的工作环境 |
| ▶ 绩效认可 | ▶ 缺乏认可 |
| ▶ 有效沟通 | ▶ 工作紧张 |
| ▶ 参与决策 | ▶ 缺少创业机会 |
| ▶ 有竞争力的补偿 | ▶ 竞争性个人家庭责任 |
| ▶ 管理支持 | |
| ▶ 弹性工作时间 | |
| ▶ 继续教育机会 | |
| ▶ 管理尊重 | |
| ▶ 独立决定 | |

**图 11-1 注册护士对工作的满意和不满意之处**

机构可以通过人力资源规划来避免工会化，包括使员工的收入和福利都变得有竞争力。对员工工作成绩的认可以及及时对员工所关心的问题做出回应都可以降低工会化发生的可能性。让员工参与决策可以激励员工并增进他们对机构的忠诚。除此之外，雇主应该对员工的满意度进行调查，并针对员工不满意的方面采取相应政策和措施弥补。

## 劳工关系的哲学

在有工会的医疗机构，工会与管理层代表所处的战略位置与两者关系的类型有关。作为这种战略位置的一个结果，工会与管理层间的关系得到了发展，同时映射过去关系的一种哲学观念也出现了。

两者的关系一直在对立（**adversarial**）与合作（**collaborative**）中徘徊。对双方来说，它们想建立一种怎样的关系对两者都很重要。

### 对立关系

大多数医疗机构与工会的关系是对立的，双方都想为自己所代表的人赢得利益并取得控制权。

在双方对立的情况下做出的决定常常不利于双方长期的关系，特别是当一方认为保持这种关系其实是一种妥协行为时。双方彼此不信任，并通过收集有利信息和有针对性的交流来赢得谈判时的有利地位。当谈判不能达成一个令双方都满意的结果时，管理层一般会采取经济手段，而工会则具有发动罢工的能力。

### 合作关系

有些医疗机构，其劳工关系是属于合作关系的类型。保持这种共担责任的非对立关系的目的是为了双方都获得利益。双方信息共享，而且在决策问题上也采用合作的方式。这种做法的依据是大家都认为双方都赞同而达成的协议比因为一方的妥协而达成的协议更持久[10]。

医疗机构中劳工关系的类型反映在战略决定上就是选择对立关系、合作关系，还是介于两者之间。无论是哪种类型，管理人员都必须认清这一点，中层管理人员必须同意执行在它指导之下指定的政策，资方必须有处理好与员工、工会的关系的能力。

## 劳工关系的法律框架

图 11-2 列出了组成国家劳工法典的 3 部主要法律，具体如下：

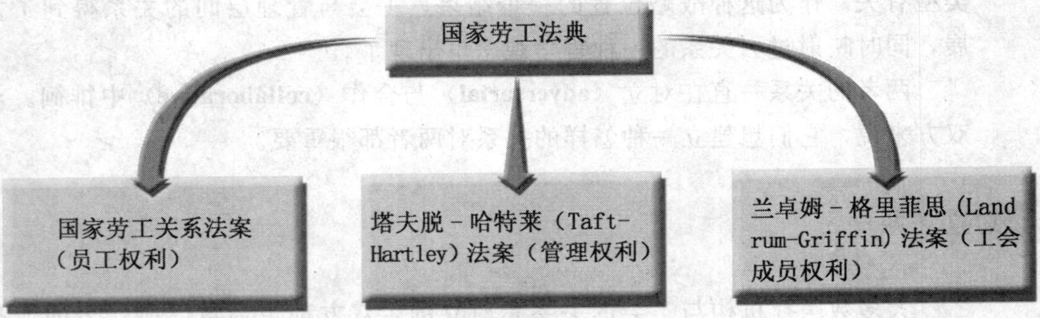
国家劳工法典
国家劳工关系法案（员工权利）
塔夫脱－哈特莱（Taft-Hartley）法案（管理权利）
兰卓姆－格里菲思（Landrum-Griffin）法案（工会成员权利）

**图 11-2　国家劳工法典**

### 国家劳工关系法案（NLRA）

1935 年，国会通过了劳工关系法案（**National Labor Relation Act**），也叫做瓦格纳法案（**Wagner Act**），它为处理劳工关系提供了更有针对性的指导原则。该法案的第七篇，讨论了集体谈判权的问题，第八篇的 A 部分描述了资方的不公正举措（**unfair labor practice**），B 部分描述了工会的不公正举措。

**国家劳工关系委员会**　同时也成立了执行该法案的国家劳工关系委员会（**National Labor Relations Board，NLRB**）。其目的是加强工会和机构间的沟通关系。这是一个国家级别的机构，由 5 个成员组成，负责劳动关系法案的解释和执行。国家劳工关系委员会有两个主要职责，一个是指导代表性选举活动，另一个是调查并处理资方或工会的不公正举措。

**联邦调停局**　根据劳工关系法案，又成立了联邦调停局（**Federal Mediation and Conciliation Service，FMCS**），它是负责调解劳工纠纷的机构。纠纷的当事人可以请求该机构做出仲裁，同时调停局的局长也可以主动要求参与解决某个纠纷。当一个纠纷已经威胁到医疗机构的正常经营的时候，局长就有权做出调停。联邦调停局还开展对管理人员和工会代表的培训活动，试图促进两者的合作。如果在对立劳工关系的机构发生了冲突，它也会介入调停的。

**塔夫脱-哈特莱法案**　1947 年通过了塔夫脱-哈特莱法案（**Taft-Hartley Act**），与 NLRA 效力相同。它通过限制工会的不公正举措活动，来平衡国家劳工关系法案造成的影响。因为国家劳工关系法案通过以后，工会的势力迅速膨胀，美国国会迫于雇主的压力，必须就此做出反应，因此有了工会必须同雇主一样也不得采用不公正举措的规定。

**兰卓姆-格里菲思法案**　1959 年通过的兰卓姆-格里菲思法案（**Landrum-Griffin Act**），是为了防止工会的腐败行为而制定的。这些腐败行为包括工会的领导贪污工会基金，利用威胁或物理方式强迫员工来保证自己的代表地位等。这个法案实际上就是针对工会来保护员工的。它要求工会在美国劳工属的监督下制定发展附则，报告财务状况以及明确工会成员的权利。

## 国家劳工关系法案和卫生保健行业

在 1974 年以前，卫生保健行业不受国家劳工关系法案的约束。在 1974 年，国会取消了禁止卫生保健行业成立工会的条款。

在 20 世纪 70 年代中期，卫生保健行业发展迅速，工会领导认为这是个扩大成员数量的好机会，因为很多卫生保健行业的工作人员认为他们的工资与福利水平太低。国会中的立法人员担心一旦允许卫生保健人员组建工会，会扰乱卫生保健。为了解决上述顾虑，立法人员增加了一些条款，一旦发生了罢工，这些条款可以保护公众的利益。其中比较重要的条款是：十日罢工通知和请求国家或州的调停机构调解。

**十日罢工通知**　1974 年通过的条款中规定，工会如果要组织罢工，必须提前发出一个十日罢工通知。在大多数情况下，劳动合同一到期，十日罢工通知就生效。如果工会没有向雇主发出通知，国家劳工关系委员会将不会保护参与罢工的人员，并且允许雇主雇佣一些可以永久代替这些罢工人员的员工。

虽然这个条款要求在罢工前向医疗机构发出警告，但是医疗机构常常在此之前就做好准备了。这个通知包括在谈判计划中，而且与关于劳动合同的投票结果有关。如果员工拒绝合同，赞成罢工，那么就会立刻发出十日罢工通知[11]。

**谈判通知** 法律也规定，资方和工会要进行谈判，应该在劳动合同到期之前 90 天通知联邦调停局。有了这个通知，调停局就可以派遣一名调停人员参加谈判，同时也可以向谈判双方提供它们所需要的帮助。

**僵局** 为了应对可能出现的僵局（**impasse**）状况，法律也制定了一个条款来促进谈判进程。如果谈判双方为了一个问题而争论不休，它们就必须向联邦调停局报告，然后调停局会提出一个解决方案。与工会是合作关系的医疗机构，一般在第一次谈判时就会邀请调停人员参加。

**罢工和审查委员会** 如果谈判失败，可能会引起罢工。联邦调停局的局长会任命一个审查委员会（**board of inquiry**）进行调查、汇报，然后向他提出一个可以解决合同纠纷的建议。在这种情况下，当前的劳动合同需要再延长 30 天，以便审查委员会完成他们的工作。这个审查委员会是解决劳动合同纠纷的最后一个步骤了。

## *卫生保健行业的工会化过程*

自从 1974 年卫生保健人员获得集体谈判权起，工会化进程就一直没有改变。一旦员工和管理层的关系恶化，工会就会组织活动。预测工会是否举行活动的最常用的办法就是看与员工的关系如何。工会的投票活动是针对管理层的而不是针对工会本身的。如果想要建立一个没有工会的工作环境，管理层的一项重要工作就是创造对工人有利的工作环境。管理人员与工人的日常沟通就是建立良好的工作环境的基础之一，这样就可以消除工人加入工会的需求。如果管理层不采取积极的预防性的政策和措施，很可能导致关系的恶化，那么员工就会寻求工会代表的帮助了。

要成立工会，需要大部分员工投票赞成。图 11-3 表明了工会建立的程序。

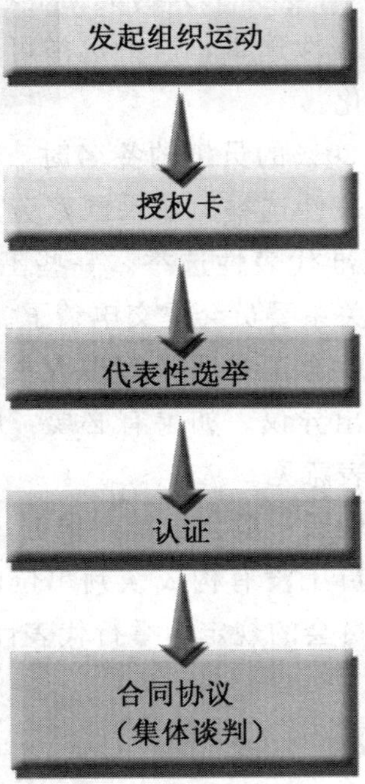


图 11-3　工会建立的程序

## 发起组织运动

成立工会的发起组织运动起源于一部分员工对雇主的不满，然后他们就会寻求工会专家的帮助，试图组织员工成立工会。或者是，某个工会组织认为某机构或者某个员工群体有成立工会的意愿。在进行发起运动前，工会总是要看看这些人成立工会的愿望是否强烈到值得去投资。

如果工会认为他们的愿望很强烈，就会在机构之外的一个地方举办一次交流会，向他们介绍工会的知识和作用。这种会议一般不会让管理层知道，这样员工就可以自由真实地描述他们的工作状况，也可以帮助工会判断他们成功的可能性。工会代表也会出示一些关于本行业的其他机构员工的工资和福利水平的数据，来让工人们确信工会可以帮助他们带来经济利益。

**授权卡**　为了证明大多数员工同意工会对自己权利的代表性，国家劳工关系委员会要求工会出示有员工签名的并表达他们意愿的授权卡（**authoriza-**

**tion cards**)。这个卡必须有至少 30%的员工签名。在授权卡上签名的员工就表示他们赞成工会举办代表性选举，这个选举可以使工会代表员工与资方就劳动合同谈判的权利正式化。

当工会得到了至少 30%的员工的签名时，就可以向国家劳工关系委员会正式提出申请，举行代表性选举。如果国家劳工关系委员会认为工会确实符合 30%的规定，就会批准代表性选举。一些工会希望得到至少 50%的签名，这样就无需向国家劳工关系委员会提交申请了。

当工会举办选举时就会正式通知管理人员。对于举办选举的要求，管理人员有机会了解并且提出异议。如果有必要，国家劳工关系委员会会举办一个听证会，让双方都发表意见。

**决定谈判单位** 管理层一般会争辩，根据 1991 年国家劳工关系委员会的规定，准备成立工会的员工没有构成谈判单位的权利。如果管理层证明工会违反了国家劳工关系委员会的规定，举行代表性选举的要求将被拒绝[12]。

## 卫生保健行业与谈判单位

关于卫生保健行业的工会的组成和数量问题一直存在争议。为了对此做出回应，国会要求国家劳工关系委员会就卫生保健行业工会的数量和类型做出规定。国家劳工关系委员会最终决定，一个医院里，有 8 类不同的员工可以被看作一个谈判单位，这 8 类人员如图 11-4 所示[14]。

当某个机构面临成立工会的威胁时，国家劳工关系委员会就会判断这个员工群体是否属于规定的谈判单元中，要成立工会就必须保证其成员来自图中 8 个小组之一。除了这个规定之外，还有很多关于谈判单位的界定问题，国家劳工关系委员会负责解决这些问题。一般来说，管理人员希望组数少，每组成员数多，而工会却希望每组的成员数越少越好，这样可以提高工会发起运动的成功率。

## 代表性选举

如果国家劳工关系委员会认为工会得到了足够的授权卡，而且成立工会的员工也属于合适的谈判单位，它就批准选举。工会和管理层都会派代表来监督这个选举。工会的选举结果根据简单大多数原则（**simple majority**）确定，即选举当天参加投票人员的 50%以上的人的意见就是最终的结果。

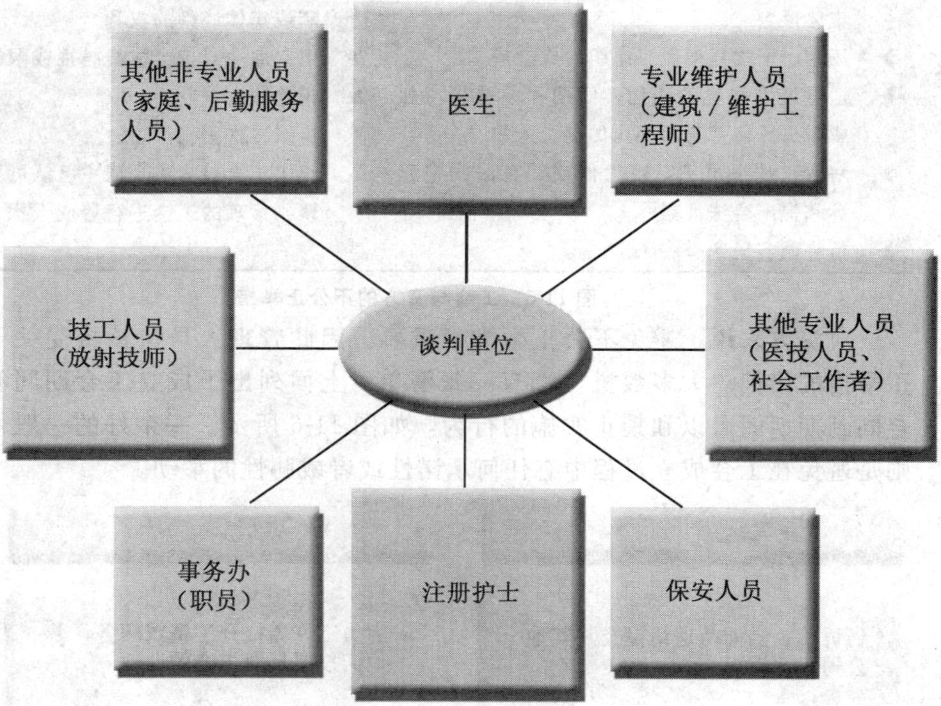


**图 11-4 医疗机构合适的谈判单位**

管理层和工会都会鼓励员工参与投票，因为在选举当天参与投票的员工就可以决定，工会是否被授权成为那部分员工的谈判代表。投票人员的数量越多对管理层就越有利，因为不相干的员工常常会投工会的反对票。

如果工会或者管理人员认为选举过程有违规操作或者有不公正举措，他们可以就选举结果提出质疑。如果国家劳工关系委员会认为没有违规操作，就会承认选举结果。如果工会在选举中没有获胜，它在 12 个月内都不能再发起另外一次组织运动。

**不公正举措** 国家劳工关系委员会的一个重要职责就是解决不公正举措问题（**unfair labor practices**）。在国家劳工关系法案第八篇的 A 和 B 部分中有对不公正举措的定义[13]。图 11-5 列出了工会与资方的不公正举措。不过大多数的不公正举措是指控工会的。

| 管理方 | 工会 |
| --- | --- |
| ▶ 干扰、限制、威胁员工在组织中的权利和集体谈判 | ▶ 干扰、限制、威胁员工在组织中的权利或集体谈判的权利 |
| ▶ 压制、干扰任何劳工组织的成立或管理 | ▶ 引起雇主对工会成员歧视或限制 |
| ▶ 通过区别岗位的雇用、任期和条件来增加或减少任何劳工组织内的会员人数 | ▶ 拒绝诚实谈判 |
| ▶ 解雇、歧视员工，因为他或她在法案中起诉和提出合法证据 | ▶ 组织二次罢工 |
| ▶ 拒绝诚实谈判 | ▶ 组织工会对另一个雇主已认可为官方谈判代理的工会进行警戒干扰 |

**图 11-5　工会与资方的不公正举措**

对资方来说，避免不公正举措很重要。因此管理人员应该接受关于不公正举措的培训。大多数机构都有一张清单，上面列出了成立工会期间和劳动合同到期期间可以和禁止实施的行为，如图 11-6 所示。一个好的一般性的规则是避免在工会成立过程中有任何承诺性或者威胁性的举动。

| 合法 | 非法 |
| --- | --- |
| • 告诉员工当前待遇情况及与其他公司对比情况 | • 为员工许诺提升工资或职务，若他们投票反对工会的话 |
| • 告诉员工雇主反对工会化 | • 当约束员工时，威胁他们要终止工作或进行歧视 |
| • 告诉员工加入工会的不利之处（尤其是应付的费用、评价、入会要求） | • 假如工会成立，威胁关闭或迁移公司 |
| • 给员工关于工会及别处的相关反面事实材料 | • 偷听工会会议 |
| • 为员工准确解释工会化过程 | • 选举前 24 小时内对员工或团体发表演讲（此时间之前是允许的） |
| • 禁止工作期间散发工会材料 | • 询问员工打算如何投票或是否签署授权卡 |
| • 加强正确、合理的纪律性政策和规定 | • 鼓动员工说服别人投票反对某一工作（此类投票必须由员工自行发起） |

**图 11-6　工会运动中的合法与非法行为**

## 认可与取消认可

如果工会得到足够的赞成票，并被国家劳工关系委员会认可（**certified**），它就成为这个员工群体的集体谈判的代表，雇主就应该与工会进行诚恳的谈判。作为被认可的员工代表，工会就可以就新的劳动合同问题准备谈判。无论是工会的谈判还是劳动合同的管理问题，任何需通过与员工谈判解决的问题都必须有工会的参与。资方失去了直接处理员工问题的机会。

**取消认可**　当某个员工群体认为工会不能满足他们的需要时，就可以解散该工会，也即取消认可（**decertify**）。只有员工可以提出解散工会，因为管理层不能参与这个过程，否则会面临不公正举措的指控。卫生保健行业解散工会的现象是很少见的。因为员工坚信他们强大的工会组织将会继续保护他们，并与不愿意改善员工待遇的雇主进行斗争。

解散工会的过程与工会成立的过程类似。没有雇主的帮助，员工应该得到至少 30%工会成员的签名。国家劳工关系委员会举行一次选举，通过简单大多数原则（**simple majority**），如果超过 50%的员工想要解散工会，那么国家劳工关系委员会就承认工会的解散。当一个工会被认可 6 个月以后，员工才可以提起取消认可的申请。

## 集体谈判

就一个新的劳动合同进行谈判对工会和资方来说都是件困难和耗时的事情。因为关于工作条件、工资、福利和其他问题，双方在开始的时候都不能提出来。一个新的高效的劳动合同的签订需要引起高度的重视，因为它将成为劳工关系的基础。

### 集体谈判过程

当国家劳工关系委员会通知资方和工会，说明工会有权代表员工时，集体谈判过程就开始了。在谈判过程中，要求双方都要诚实，也就是说，双方应该就与合同有关的问题交换意见，包括经济、工作方面的政策和过程。经过双方同意的劳动合同是一个法律文件，管理人员作为资方的代表，必须遵守合同的规定，避免申诉和不公正举措投诉。

## 合同内容

大多数劳动合同中包括关于合同之间一致性程度的条款。常见的条款如下：

- 管理权利条款
- 工会安全条款
- 工资和福利
- 工作条件

**管理权利条款** 一般合同中都有管理权利条款（**management rights clauses**），此条款赋予管理人员广泛的权利去管理、指挥和控制机构的运行。大多数此类条款也会说明，合同中没有提到的问题的处理权均属于资方。

近来，管理人员的权利受到越来越多的限制。因为在新的劳动合同中包括了对许多问题的界定和说明，而这些问题在以前的合同中是没有的。当管理层采取了一个在劳动合同中没有提及的措施，而这个措施又是工会反对的，它就有可能成为谈判的内容之一。工会也许对合同进行补充，或者将某个问题与合同中的一个相关的条款联系起来。例如，工会认为在工作场所吸烟应该属于合同中规定的员工福利措施之一，所以任何禁止吸烟的新政策都需要谈判。在这个案例中，因为当前的合同中没有任何关于吸烟问题的叙述，所以在下一次就劳动合同谈判时，就有可能要求在管理层还没有执行这个政策前先明确这个问题。

**工会安全条款** 工会安全条款（**union security clauses**）赋予工会代表员工进行谈判的广泛权利。该条款也允许工会与将要成为工会成员的新、老员工接触。会费审核程序（**dues check-off process**），也是工会安全条款的一部分。该程序要求工会会费将自动从工会会员的工薪中予以扣除。

**工资和福利** 工会合同中关于工资的叙述包括工会成员的基本工资、奖金、岗位津贴和特别奖励。合同中的福利条款一般包括健康、牙科、生命和伤残保险。

**工作条件和工作时间安排**　医疗机构的劳动合同中有很大篇幅是叙述员工完成某项工作所需要具备的能力的。在谈判过程中经常讨论的问题是关于员工在提供卫生服务时的一些要求。除了时间安排条款以外，很多合同中也涉及了工作场所的安全性问题，这些条款是为了保护工会成员免受职业危害而设计的。

## 谈判程序

各个机构之间，关于劳动合同进行谈判的程序是不同的，但是为了使谈判成功，有些过程是必须经历的。图 11-7 列出了谈判过程中必须经历的 4 个过程。

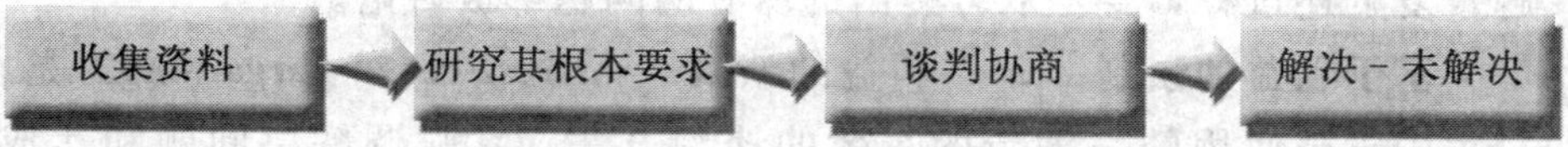
收集资料
研究其根本要求
谈判协商
解决 - 未解决

图 11-7　谈判程序

**收集数据**　集体谈判过程一开始，双方就开始收集对自己有利的工资和福利方面的信息。

当双方将自己收集到的工资和福利信息与其他机构进行比较时，常会在信息收集时发生冲突。双方一般都会从当地的人才市场中的劳动合同中获取自己想要的信息。他们一般会收集以下信息。

- 基本工资（**Base Pay**）——根据工作表现制定的每小时的工资
- 奖金（**Premium Pay**）——在傍晚、深夜或周末加班的加班费
- 员工福利（**Employee Benefits**）——健康、牙科、生命和伤残保险
- 退休福利（**Retirements Benefits**）——退休后的部分收入
- 员工和工作时间（**Staffing and Scheduling Practices**）——医患数量比和工作时间
- 经济和工作条件（**Economic and Working Conditions**）——与其他有工会或者没有工会的机构进行比较
- 工作场所问题（**Workplace Issues**）——健康、安全和保障
- 员工申诉（**Employee Grievances**）——找出转换成需求的趋势

在收集数据的过程中，管理层谈判人员会按照管理层的指示收集一些有

利于他们想纳入到劳动合同中的问题的信息。同样的，工会按照工人的要求，收集那些希望被转换成合同要求的信息。在谈判开始的时候，双方都会对自己的要求做出正式的说明。

**谈判** 在首次谈判会议中，双方将决定如何安排谈判。如果使谈判有效，应事先制定一个准备谈判问题的日程安排，并留出足够的解决问题的时间。双方必须在目前的合同到期之前决定需要多长时间和安排多少次会议才能解决新合同的问题。

在谈判期间，双方将根据当前的合同，提出新的经济的和非经济的要求，并为每个要求出示数据和信息支持，讨论每个问题，提出解决问题的办法，直至双方对某个解决方案达成一致意见，然后将这些方案记录下来。当就一个问题达成一致并记录下来之后，需要经过双方的审阅，然后再就下一个问题重复上述过程，直至双方提出的所有的问题都被讨论。

**基于利益的谈判** 基于利益的谈判（**interest-based bargaining**）是在协商过程中正被使用的一种新的有效的谈判方法。它强调解决问题和达成共识。联邦调停局将对资方和工会进行培训，教他们如何讨论问题、利益、抉择和解决办法。基于利益的谈判的典型步骤如下：

1. 选择一个问题。
2. 明确这个问题。
3. 讨论双方的利益（不是职位或需求）。
4. 通过头脑风暴法提出多种可供选择的解决方案。
5. 评价每个方案。
6. 选择一个能满足双方需要的方案。
7. 将此方案记录在案。

在某些情况下，基于利益的谈判方法非常成功，但是它要求双方都愿意建立合作关系。

**临时协议** 当双方达成了一个建议性的合同时，就形成了一种临时协议（**tentative agreement**）。工会代表就应该就这份建议性的合同举行投票，让工会决定是否接受。如果员工的谈判代表认为由管理层提供的劳动合同是公平的，他们就会建议通过这个合同。

在艰难的讨论过程中，员工的谈判代表小组一般不会建议通过某个合同，而是将合同解释给员工听，然后让员工自己来决定。如果员工拒绝这份合同，他们就可以要求谈判代表小组继续回到谈判桌讨论或者要求组织罢工。

**解决或者僵局**　在谈判过程中，为了说明双方的诚意，每一方都要证明他们已经出示和交换了相互的建议，并认真审阅和考虑了对方的意见。在很多情况下，双方会达成一个对大家都有利的解决方案。

在某些情况下，谈判陷入僵局，双方不能达成一致的合同。谈判陷入僵局不一定是因为彼此的诚意不足，而是尽管双方都尽了最大的努力，但还是不能达成一致。当谈判陷入僵局时，很有可能会引发罢工。

## 罢工准备

由于任何事情都有复杂性，工会和管理层都应该在罢工之前做好准备工作。罢工准备与谈判几乎同时开展，这似乎与谈判的目的相反。图 11-8 列出了双方应重点准备的事项。工会应该让成员为罢工做好经济和感情上的准备，管理人员则要为在罢工期间如何照顾病人做好准备。在罢工即将到来之际，管理人员和工会领导所面临和需要处理的问题是不同的。管理人员需要考虑的是对病人的医疗服务，工作的时间安排，在罢工期间病人和医疗服务情况，罢工对机构造成的经济损失，罢工和不参与罢工的员工之间的冲突，机构的公众形象。

| 管理方 | 工会方 |
|---|---|
| ▶ 与社区、医生和不参加罢工者就当前计划交流 | ▶ 与 NLRB 交流和对罢工的关注 |
| ▶ 培训管理人员和监督人员提供病人照顾 | ▶ 与罢工管理机构交流 |
| ▶ 决定减少员工后可照顾多少病人 | ▶ 警戒线保持的处理 |
| ▶ 与临时工机构签订合同，罢工期间为其提供工作 | ▶ 安排警戒 |
| ▶ 决定病人可去哪些非罢工医疗机构 | ▶ 对随时更新的罢工成员提供信息 |
| ▶ 保护设备、设施不被破坏 | ▶ 设计可影响公众意见的公共关系 |
| ▶ 通过警戒线对病人安排一切供应 | |
| ▶ 与供应商签订合同保证其他工会不进行同情性罢工 | |

图 11-8　罢工准备事项

工会的领导也需要时间和精力来面对罢工中遇到的一些挑战：罢工人员

的工资损失，罢工人员的团结问题，提供卫生服务的工会成员的情绪波动，替代员工，卫生服务的质量，与不参加罢工的员工的关系，工会的公众形象。

在罢工过程中，专业的卫生服务人员会面临很多进退两难的境地。因为参加罢工就要停止对病人的卫生服务，所以他们都不太情愿参与罢工。但是当举行罢工时，每个工会成员还是要决定是参与罢工还是穿过警戒线。管理人员遇到的挑战包括决定管理人员应该怎样对待最终会返回工作岗位的罢工员工，以及通过谈判达成一个公正和平等的劳动合同。

如果在罢工期间病人的数量保持不变，其他不参与罢工的员工很可能就要替代罢工人员的工作。怎样安排替代人员去照顾病人对管理人员来说是个复杂的问题。因为他们必须考虑质量问题，包括找值得信赖的、有从业资格和相应水平的员工，以及适当的医患数量比。在这种情况下会产生冲突和不满。长期的罢工会引起更大的冲突。因为卫生保健行业是劳动力密集型同时也需要专业技能的行业，所以罢工的时间越长，管理层能继续维持服务工作的可能性就越小。

虽然最终都能达成合同，但是不能忽视罢工给员工感情带来的伤害和谈判过程中遇到的困难。当问题得到解决，员工继续工作后，管理层的一个重要任务就是重建与参与罢工的员工的关系。在大多数情况下，双方都希望达成一个会令彼此都满意的解决方案，并继续工作。

## 正式协议

谈判结束之后，双方都要审阅并通过草拟的合同。这份最终的合同很重要，因为它决定了合同期内的劳工关系，这个期限通常为 3 年或者更久。通过谈判，先在个别问题上达成协议，最后将最终的合同以文件的形式固定下来。

为了下一步的审阅和投票，双方必须先达成一个临时性的协议。在谈判过程中，这个步骤很重要，因为如果工会成员反对这个临时协议，双方将继续谈判，或者工会成员会投票决定是否进行罢工。如果工会成员对临时协议表示赞同，它将成为最终的合同。谈判过程的最后一步是签署正式的同意书。当最终的合同通过双方认可后，工会和资方的委托人就要正式签字表示同意。

## 合同管理

工会和管理层面临的下一个重要问题就是合同的执行。劳动合同是有法律效力的，它的条款必须得到执行。即使没有参加谈判的管理人员也必须遵守合同内容。在谈判期间，谈判人员必须始终考虑到合同的执行问题，提前预见到可能发生的冲突和在合同解释方面存在的问题，以免将来在合同管理上出现问题。

### 劳动管理委员会

劳动管理委员会（**labor-management committee**）是由管理层代表、工会代表和谈判代表组成的。工会成员由他们的伙伴选举产生，管理层代表由领导任命。管理人员和工会成员把他们日常工作中遇到的问题反映到该委员会。劳动管理委员会在开展工作过程中要始终保持中立，并以促进双方的合作为宗旨[14]。

### 申诉过程

因为不可能预料到合同期内所有可能出现的问题，所以有一些特别条款来处理这些问题。申诉过程就常用来处理没有预料到的合同纠纷。

申诉过程（**grievance procedure**）是用来解决劳资双方在日常工作中遇到的问题的一种正式的程序。大多数的人力资源专家倾向于在进入申诉程序前，先在内部把问题解决[15]。

这个过程会在合同中列出，它是由众多步骤组成的，这些步骤是描述员工怎样向管理人员反映问题的。图 11-9 中列出了申诉程序。如果得到工会的认可，可以在图中列出的步骤之外再增加一些步骤。

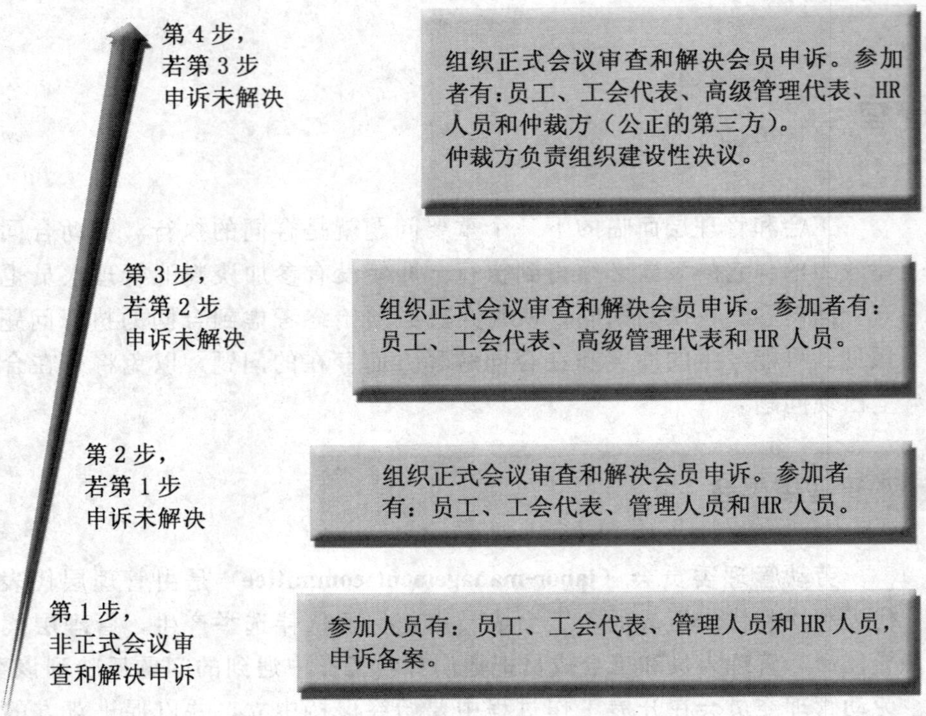


图 11-9 会员申诉程序

在大多数申诉过程中，员工会依靠工会代表来反映问题。在很多合同中，规定该过程终止于一个强制性（**arbitration**）的仲裁。美国仲裁协会有一个仲裁员名单，劳资双方协商之后，从名单中挑选一个仲裁员来解决双方的纠纷。这名仲裁员在听取申诉后会做出一个具有强制性的决定。调解（**mediation**）则是请第三方参与讨论并提出一个建议性的解决方案，但是这个方案没有强制性。

## 医疗机构有效的劳工关系

如果工会化过程成功，就必须与工会合作。双方必须建立伙伴关系，影响一方的问题要通过双方解决。

在就新的劳动合同进行谈判时，劳工关系就会发生作用了。如果近年来在合同谈判方面双方的关系一直很好，那么比起双方关系一般或者对立的情况来说，谈判进程会快很多。双方都应该致力于怎样促进机构和行业的发展上。

提高机构的市场竞争力和增进经济实力是双方的共同目标[16]。但是对劳动力密集型的卫生保健行业而言，其最大的支出就是员工的工资和福利，所以机构预算方面的改革常常会影响到员工的工资和福利。一个有效的办法就是，机构做出有利的承诺，说明机构的改革和保持某些职能关系的措施是为了促进劳工关系和解决纠纷的[17]。

## 案例

某专科诊所，已经有 40%的员工分别加入了 4 个不同的工会组织。提姆斯特（Teamster）工会通知该诊所，他们准备让一部分员工参与到工会运动中，这部分员工包括服务人员、书记人员、工人和财务部门的所有人员。该诊所的劳工关系可以被描述成传统的、不合作的。诊所决定抵制工会的这次运动。

已经成立工会的 4 类人员是：技术工人、注册护士、药剂师和常规工人。目前的劳动合同覆盖了 70 名员工，其中 40%是注册护士。

工会正努力吸纳的员工是 45 名，其中服务人员（门卫、食堂工作人员和护士助理）占了 75%。

管理人员很担心工会的这次运动。因为目前他们与工会的关系就不理想，如果再增加一个工会，会增加他们与员工的矛盾。管理层也担心工会将来策划罢工的能力，工会很可能要求诊所限制提供某些服务，这会影响诊所的财务状况。

管理人员必须决定是否采取措施制止工会化进程。如果决定采取这个措施，管理人员就必须制定一个与未参加工会的员工的谈判策略。

## 思考题

1. 提姆斯特工会如果要举行选举，它还要采取哪些措施？

2. 在工会化过程中，管理人员应该采取怎样的措施来避免不公正举措的指控？

## 参考文献


1. Robbie Dingeman, "New Pacts for Nurses May Bring Cost Cuts," *The Honolulu Advertiser,* January 12, 2003, A28, 30.
2. Robert L. Mathis and John H. Jackson, *Human Resource Management,* 9th ed. (Cincinnati, Ohio: South-Western College Publishing, 2000), 606.
3. Satish Deshpande, "Hospitals and Union Elections," *The Health Care Manager* (December 2000), 8–12.
4. Deanna Bellandi, "Labor Flexes Muscle," *Modern Healthcare* (July 2, 2001), 8.
5. Paul F. Clark, Darlene A. Clark, David V. Day, and Dennis O'Shea, "Healthcare Reform and the Workplace Experience of Nurses: Implications for Patient Care and Union Organizing," *Industrial and Labor Relations Review* (October 2001), 133–148.
6. Ed Lovern, "The Right Ratio," *Modern Healthcare* (October 16, 2000), 3.
7. Bonny Friedrich, "Staying Power," *Nursing Management* (July 2001), 26–28.
8. D. Clark, P. Clark, D. Day, and D. Shea, "The Relationship between Health Care Reform and Nurses' Interest in Union Representation: The Role of Workplace Climate," *Journal of Professional Nursing* (2000), 16(2), 92–96.
9. Melissa Fitzpatrick, "Collective Bargaining: Vulnerability assessment," *Nursing Management* (February 2001), 40–42.
10. Deanna Bellandi, "Provider Disunity on Labor," *Modern Healthcare* (October 9, 2000), 22–24.
11. National Labor Relations Board Fact Sheet, *NLRB Web site, http://www.nlrb.gov.*
12. Michael H. LeRoy, "Is the NLRB Still Relevant? A Performance Review," *Journal Labor of Research* (Fall 2001), 781–794.
13. Mary Kathryn Zachary, "Labor Law for Supervisors: Union Campaigns Prove Sensitive for Supervisory Employees," *Supervision* (May 2000), 23–26.
14. John H. Sheehan, "Labor's Achievement, Weakness, and Future Goals: Labor Day Did Not Happen by Accident," *Vital Speeches of the Day* (September 15, 2001), 732–735.
15. Mable H. Smith, "Grievance Procedures Resolve Conflict," *Nursing Management* (April 2002), 13.
16. Sheehan, 732–735.
17. Saul Rubenstein, "Union as Value Adding Networks: Possibilities for the Future of U.S. Unionism," *Journal of Labor Research* (Summer 2001), 581–598.

# 第12章

# 医疗机构报酬的实施

## 学习目标

在学习了本章之后，你应该能够：

- 描述资格报酬原则和基于业绩的报酬原则的不同
- 详细说明卫生保健行业在遵守劳动力公平标准法案（FLSA）时遇到的问题
- 讨论报酬过程管理的各种方法
- 确定报酬管理过程的步骤
- 解释与提高奖励相关的问题
- 讨论报酬实施的五个组成部分

## 医疗机构人力资源透视（Healthcare HR Insights）

玛德林社区医院（Madelia Community Hospital，MCH），是一所小型的农村医院。这家医院根据公平劳动标准法案（FLSA）——涉及加班费发放的主要联邦法律来平衡注册护士的需求和报酬，这是一个挑战。玛德林社区医院努力满足对于合适的注册护士的需要，以保证根据变化的病人情况提供高质量的服务。玛德林社区医院将注册护士作为课税雇员来看待，他们每周在 40 个小时以外的时间工作将获得加班费。由于人员需求的波动，会导致很大的加班费数量。玛德林社区医院不得不每周 7 天，每天 24 小时为住院部安排值班人员。而注册护士也要求每隔一个星期的周末要加班工作。如果玛德林社区医院给注册护士实行一个选择性的周末工作计划，来保证每个周末的需要，将需要支付过多的加班费，这样医院的预算将无法承担。

注册护士对周末加班日趋不满。针对这种情况，护理部负责人结合人力资源管理原理，探索了一系列人员管理和薪酬方案。经过研究之后，他们决定对注册护士实施薪水免税和包括周末在内的 12 小时工作制，这也是公平劳动标准法案（FLSA）所允许的。

对注册护士实施薪水免税意味着每天 12 小时和每隔三周加班一次的弹性工作制。这样全职注册护士的工作以薪水为基础按小时报酬并且每天要工作 12 小时。这对注册护士来说是一个很大的调整。但每隔一周加班一次改为每隔三周加班一次对她们来说接受新的薪酬制是一个激励因素。

医院和其他医疗机构提供方也常常感到实行加班薪酬弹性工作制很难遵守公平劳动标准法案（FLSA）的规定。本章将对公平劳动标准法案（FLSA）予以详细讨论。

医疗机构在发展报酬策略的过程中，正面临着进退两难的局面。不论是消费者、保险公司、HMOs 还是联邦和州政府都希望以更低廉、更能够接受的价格得到更加高质量的卫生服务。而且，随着新生儿出生高峰时代的到来，整个国家的医疗机构需求正在以空前的速度上升，但是从事卫生保健事业的人反而减少了。医疗机构为了吸引或留住有能力、有上进心的员工，必须主动地与其他卫生机构甚至与其他产业进行竞争。其直接的影响就是医疗机构人力资源报酬策略必须知难而进、平衡各种竞争因素、优先采用能够满足卫生机构需要的报酬系统[1]。

源自：Adapted with permission from Madelia Hospital，Madelia，Minnesota

## 医疗机构报酬职责

在大多数医疗机构的开支中报酬费用是很重要的部分。举个例子来说，一个大的门诊部中，雇员的薪水和福利支出占到总费用的 60%。实际的报酬费用很容易计算，但是雇员的价值被证明是很难确定的。

医疗机构人力资源专业人员指导医疗机构报酬系统的建立和管理，包括建立基本工资计划、工资结构以及报酬管理政策。他们可能参与，也可能不参与实际的工资分配过程。这种劳动密集型职责通常是外部采购首要项目之一。但是由于计算机软件和因特网的发展，现在很多医疗机构使用内部报酬系统建立和管理过程。执行经理考核雇员的绩效，当根据人力资源机构及上级管理者制定的政策和方针去决定增加报酬的时候，将考虑雇员的绩效情况。

医疗机构报酬系统必须与机构的目标和战略紧密地联系起来。一个有效的报酬计划专注于 4 个目标：

1. 遵守所有相关的法律和规章制度；
2. 机构费用的有效性；
3. 雇员内部、外部及个体的公平性；
4. 提高机构绩效。

医疗机构的雇主必须使报酬费用处在一个水平，在这个水平上既可以保证机构的竞争力，也可以为雇员们的知识、技能、能力以及绩效的完成提供足够的报酬。为了吸引、留住和奖励雇员，雇主提供了多种形式的报酬。

## 报酬的本质

报酬是人们为什么及怎样选择在这个机构工作而不是其他机构的一个重要因素。医疗机构雇主必须在各种报酬形式上都具有相当竞争力，从而吸引和留住有能力的雇员。

报酬可以包括内部报酬和外部报酬。内部报酬（intrinsic reward）一般指完成项目和达到绩效目标而受到的表扬。其他心理和社会补偿也属于内部报酬[2]。外部报酬（extrinsic rewards）是有形的，既有货币形式，也有非货币形式。

## 报酬的构成

报酬的有形部分有两个主要的类型（图 12-1）。在直接报酬中，雇员们可以用劳动来交换货币报酬。雇主们只是根据雇佣关系而向每个雇员提供间接报酬（像医疗保险）。基本报酬（**base pay**）和可变报酬（**variable pay**）是直接报酬最普通的形式。间接报酬通常由雇员的福利（**benefit**）组成。

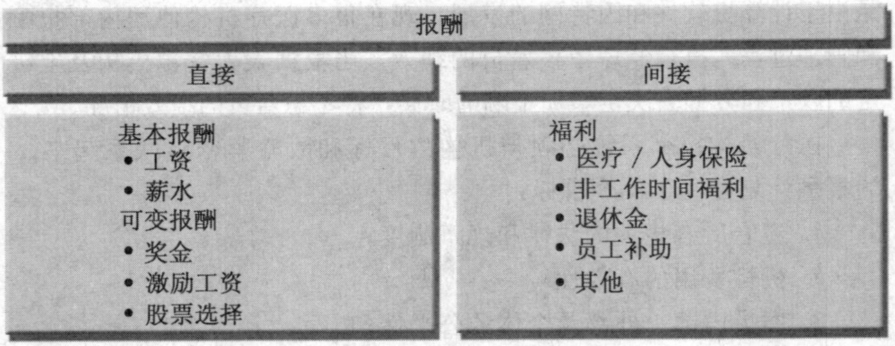


图 12-1　报酬计划的组成部分

**基本报酬**　雇员们得到的基本报酬，通常是一份工资或薪水，被称为**基本报酬**（**base pay**）。许多机构使用两种支付类型，按时间付费和按薪水付费，这两种类型根据工资分配的方式和工作的性质来区分。按时间付费是最常见的付费方式，按时间付费的雇员接受工资（**wage**），工资按照工作时间量直接支付。相反的，不管工作了多长时间，按薪水（**salaries**）支付的雇员每个阶段获得一定的费用。很明显，按薪水支付的员工比按工资支付的员工有更高的职务。无论是哪种类型，医疗机构雇主仍然必须向联邦和州工资法规定的特定雇员支付加班费用。

**可变报酬**　另一种直接报酬是可变报酬（**variable pay**），它是一种跟个人、团队以及机构绩效直接相关的报酬形式。对于大多数的员工来说，最普遍的可变报酬形式是奖金和激励工资。管理人员通常获得长期的报酬例如递延报酬。可变报酬将要在第 13 章进行讨论。

**福利**　许多机构间接地提供大量的外部报酬。在这种间接报酬中，雇员获得有形资产报酬但不会直接得到现金。福利（**benefit**）就是一种间接的报酬——医疗保险、休假补助以及退休金——作为机构雇佣关系的一部分提供给雇员，而不考虑其绩效如何。

## 医疗机构报酬途径

医疗机构认为工资是招募、激励和留住人才的重要工具。事实上，很长时间以来，工资招募、激励和留住人才的目标很少改变，但是医疗机构实现它们的方法比以前有了非常大的不同。适合每个机构战略环境的绩效工资可能由基本工资、年度红利和很多其他形式的福利所构成。这样的一种“完整报酬”对于 1950 年的工人来说是陌生的，但是现在变得很普遍[3]。图 12-2 是一些卫生机构做出的关于报酬途径的选择。

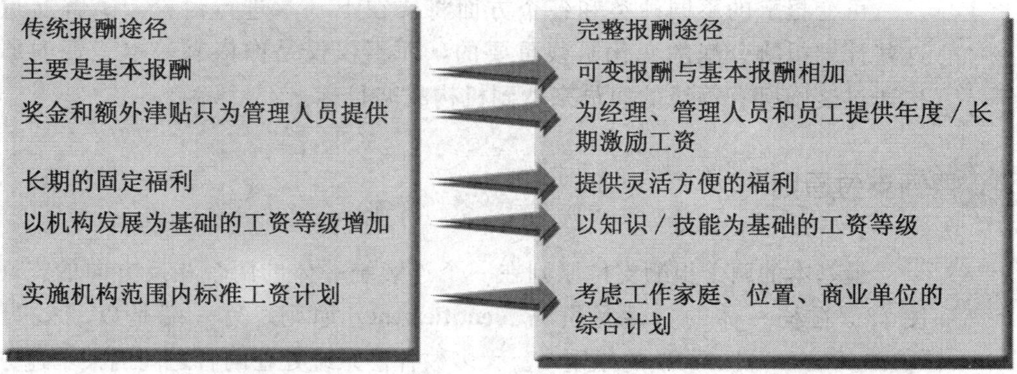


图 12-2　医疗机构报酬途径：传统报酬与完整报酬

**传统报酬途径**　对于一些机构来说，传统报酬途径在特定的竞争情况下，是有效的且有一定的优势。它在法律上容易辩护，不是很复杂，而且人们认为对于平均和低于平均水平的雇员来说更加“公平”。但是，完整报酬可以帮助保持高绩效，当经济增长或降低的时候更有灵活性，受到高绩效机构的推崇[4]。非常明显，它并非适用于任何情况。

传统报酬系统已经发展了一段时间，对获得报酬的雇员是一种合理的、理性的途径。工作描述区分任务和职责，因而被用作决定哪些工作更有价值。这些系统根据工作评价计算出每个工作给机构做出贡献的价值。算得的价值被用于建立工资范围。工资范围反映员工的进步，比如他或她在工作中做得更好。

**完整报酬途径** 完整报酬途径试图给个人赋予一定的价值而不仅仅是工作。当管理者确定报酬的时候，考虑一些因素例如雇员知道些什么或雇员有多少能力。在尝试给那些具有高级临床技术的人比如放射技术人员、药剂师和注册护士支付报酬的时候，就更加迫切地需要这个途径。

当前，对于所有级别的雇员，医疗机构将可变报酬计划作为一部分纳入到完整报酬途径。各种激励计划、团队红利、机构利益分享计划和其他设计的广泛应用同因业绩而增长的报酬联系起来。可是，管理者在使用可变报酬系统的时候必须着重解决 3 个主要问题：

1. 应该以个人、团队还是机构为基础来测量和奖励绩效？
2. 测量绩效的时间是短期（不超过一年）还是长期（超过一年）？
3. 可变报酬计划是否与机构的使命和价值观协调一致？

可变报酬的不同种类和各个方面将要在下一章进行讨论。了解通过开展这些计划报酬分配的变化是很重要的，而不仅仅是像依靠基本工资的那些机构通过奖励所有等级的雇员来达到机构战略目标。

## 报酬支付原则

最基本的两个报酬支付原则在一个连续统一体的两个相反方向的末端。如图 12-3 在统一体的一端是资格（**entitlement**）原则，另一端是以绩效为导向（**performance-oriented**）的原则[5]。大多数补偿系统处在两者之间的某个地方。

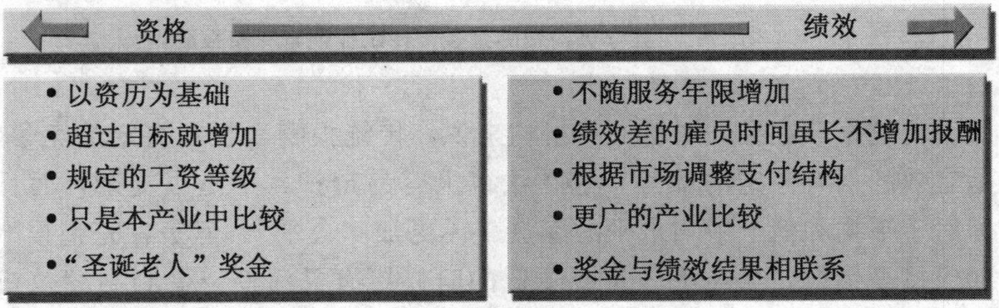


**图表 12-3 报酬支付原则的连续统一体**

**资格定位**　许多传统的机构每年自动给他们的雇员增加报酬，他们实行的是资格原则。而且，他们的大多数雇员每年增加的比例一样或接近一样。赞成资格原则的雇员和管理者认为，个人每工作一年就有上调基本工资的资格。他们还认为所有的激励和福利计划都应该继续和增长，而不考虑行业和经济情况。在机构中，遵从资格原则的工资增长通常被称为生活费（**cost of living**）上涨，尽管他们与经济生活费上涨并没有特定的联系。

遵从资格原则基本上意味着随着雇员继续他们的职业生涯，不管雇员绩效和机构竞争压力是怎样的，雇主的支出一直增加。市场信息将会被监控，但是不会影响报酬战略决定，除非雇员的招募和留任可以通过特定的工作、团队和职位区分（例如，注册护士和麻醉护师）。

医院和医疗中心对于他们长期的以资格定位的雇员特别困扰。在上一章提到过，由于如今医疗机构的市场压力增加，收入减少，医院更加赞同使用考核和基于绩效的途径来增加年度的工资增长。但是，还有另外两个因素作用于这一原则：1. 工作多年后薪水自动提高，2. 集体谈判一致认为应当薪水自动提高。

**绩效定位**　当遵循绩效导向原则时，机构不会保证仅仅完成了机构一年服务期就增加报酬。而是用工资和奖励反映雇员之间的绩效差异。绩效好的雇员将会得到更多的报酬增加额，绩效不是很理想的雇员报酬的增加很少或是根本没有增加。因此相对于市场报酬水平，绩效好的雇员的报酬会保持或增加，而绩效差或在边缘上的雇员就落后于市场水平。红利可能根据个人、团队或机构的绩效来支付。

## 医疗机构报酬水平的决定因素

尽管医疗机构也希望，与竞争者相比他们能够提供最高的工资和薪水，但是由于医疗机构面临着非常大的控制费用的压力，这样做也许是不可能的。医疗机构报酬的三种途径包括以市场为基础的工资、以能力为基础的工资和团队工资。下面是每种途径的大体介绍。

**以市场为基础的工资**　一些医疗机构建立了关于他们想要在市场中如何定位的特定的政策。这些政策采用四分位数策略（**quartile strategy**），如图 12-4 所示。工资调查中的数据显示实际的四分位数之间金钱数量的差异一般为

15%到20%。

根据工资调查中雇主报酬计划的数据，大多数雇主选择把自己定位在第二个四分位数（**second-quartile**）上，处在市场的中间位置（中央）。雇主们选择这个水平，试图平衡费用的压力与吸引和保留雇员的需要。

| |
|---|
| 第三个四分位数：高于市场策略 |
| 雇主决定的工资范围有25%的工资在其之上，75%在其之下 |
| 第二个四分位数：中级市场策略 |
| 雇主决定的工资范围有50%的工资在其之上，50%在其之下 |
| 第一个四分位数：低于市场策略 |
| 雇主决定的工资范围有75%的工资在其之上，25%在其之下 |

**图 12-4 以市场为基础的报酬策略**

选择第一个四分位数（**first-quartile**）的雇主因为某些原因，支付低于市场报酬水平的工资。也许这个雇主正面临着资金的短缺，使得无法提供更高的工资但是仍然达到了目的。而且，当劳动力过剩的时候，特别是劳动力技术水平不高时，低于市场的途径可以用较低的费用吸引足够的人员。这个策略的另外一面是，需要对人员作出更大的调整。如果劳动力市场供给紧缺，那么吸引和留住职员就变得很困难。

第三个四分位数（**third-quartile**）的途径使用了有冒险精神的高于市场薪酬的策略。这种策略一般可以使机构招募和留住具有所要求的能力的职员，雇佣人员时更有选择性。但是，因为这是一种高费用的途径，机构常常寻找增加雇员生产力的方法。

在很多情况下，报酬水平决定于具有特定技能的工作者的可用性（例如药剂师和执业麻醉护师），机构也许会采用策略对这些职位使用第三个四分位数途径，而对不是那么困难满足的职位用第一或第二个四分位数途径。这种方法对难以满足的职位，需要使用“市场驱动”的原则[6]。

**以能力为基础的工资** 大多数报酬计划都设计雇员通过完成任务、履行职务及承担责任获得奖励。工作要求具备的条件决定哪个雇员能获得更高的基础工资等级。雇员通过做那些需要完成多种任务的、需要更多知识和技术、更多体力劳动或更多苛刻工作条件的工作来获取更多薪水[7]。

但是，一些医疗机构更加看重的是能力而不是任务。就像能够完成特殊的临床过程或拿到临床证书例如紧急情况护士执照的能力。很多机构以雇员被证明了的能力来付费而不是仅仅看完成的特定任务。给那些显示出多种方面的能力并不断提高自己能力的雇员提供能力奖励。

在以知识为基础的工资（KBP）或以技术为基础的工资（SBP）系统中，雇员以一个基本的工资水平开始，当他们学会做其他工作或掌握其他技能的时候工资增长，由此对雇主来说雇员也变得更有价值。例如，在一个注册护士临床阶梯计划中，注册护士将有机会把基于他们能力水平的工资提高两个或更多的档次，来证明他们更高的临床能力水平。图 12-5 描述了临床护士阶梯计划的支付结构。能力计划的过程需要管理层对这种与传统不同的观念的许诺[8]。这个方法更加强调培训雇员和管理人员。它更有可能在大型的卫生机构里实行，因为大型卫生机构对于培训更加认同，需要管理员工的能力水平，这些正是以能力为基础的工资系统所要求的。而且，工作流动也必须是允许的，员工可以根据需求从一个工作转到另一个。

| 职位 | 等级 | 范围（小时） | |
|---|---|---|---|
| | | 最少 | 最多 |
| 临床护士Ⅰ | 10 | $22.00 | $31.00 |
| 临床护士Ⅱ | 11 | $25.00 | $35.00 |
| 临床护士Ⅲ | 12 | $28.00 | $39.00 |

**图 12-5　临床护士阶梯计划支付结构**

当医疗机构变为以能力为基础的系统时，必须花费相当多的时间去为各种工作确定其需要的能力。雇员的等级必须是可以接受的，要对他们所有的能力都给予一个合适的待遇。可以获得更多能力的人员数量的任何限制（**limitation**）都要明确。适当的能力培训（**training**）是非常重要的。而且，以能力为基础的系统需要承认和证明雇员获得了某些能力，然后核实这些能力（**competency**）的保持情况。总之，以能力为基础系统的使用需要管理人员时间和职责的大量投入。

**个人与团队奖励**　由于医疗机构已经开始使用工作团队，他们很自然地面临着对于如何在团队的理念上开展奖励计划的担心。问题在于如何奖励绩效同样能以团队为基础进行评价的个人。尽管他们被证明能力不同，绩效水平也不同，仍给团队中每个人同样数量的奖励，很明显会引起很多雇员对于公平性的担心[9]。

许多机构将团队奖励作为可变报酬与基本工资相加。个人基本工资报酬基于能力和技术途径。奖励给团队的可变报酬，通常每年以指定的奖励金额进行分配，而不是作为基本工资的一部分。团队奖励似乎在奖励一个团队超出所要求的业绩时能发挥作用，而不能代替基本工资计划。对于团队奖励在下一章将有更详细的讨论。

## 报酬系统设计问题

报酬的决定必须战略性地对待。因为花费在报酬相关行为上的机构资金如此多，所以对于高级管理人员和人力资源专业人员来说，将报酬实践和机构试图达到的目标相匹配是关键。一个新开业的医务所的报酬计划极有可能与一个成熟的运行良好的诊所的不同。如果一个新的医务所想要增加它成长和扩张的能力，它可能会提供高于市场价格的工资和新成员红利来吸引可以很快进入实践操作过程的非常有才能的员工。但是，总的来说，拥有大量确定的病人就诊基础，结构更加合理的薪水和福利稳定的诊所比较普遍。

机构必须就报酬系统的性质做出一系列重要决定。一些决定包括以下：采用什么样的原则和途径？公司如何对市场工资价格水平起作用？要以个人的能力水平给工作付费吗？薪水按个人还是团队来发？

## 薪水公平性的理解

医疗机构的大多数人为了获得奖励而努力工作。除了志愿者组织之外，人们希望通过他们的努力工作以实际报酬的形式得到公平的价值。不管是基本工资、可变报酬还是福利，雇员所接受报酬的公平程度影响着他们的绩效和他们对这份工作及雇主的看法。

**薪水公开**　重要的公平问题与机构允许他们的薪水支付公开或保密的程度有关系。在“封闭”系统中保密的薪水信息包括其他人挣多少钱，什么促使他人收入的上涨甚至机构中的薪水等级和范围[10]。

某种程度上公开薪水系统的医疗机构的数量在不断增加，他们告知雇员报酬政策，描述报酬系统的总体情况，指出个人的薪水在哪个薪水等级上。

这些信息可以使雇员进行更准确的公平性比较。一个公开系统的关键要素在于管理者必须能够合理地解释存在的薪水差距[11]。

**外部公平**　如果机构不能提供雇员认为的相对其他机构的公平的报酬支付机制，则雇员很有可能会寻求体验更好的职位。其他的弊端还包括在招募有资格的和高需求的人才时有很大困难。另外，因为机构报酬缺乏竞争力，雇主更容易吸引和留住的人员，通常是缺乏知识、技术和能力的员工，导致整个机构绩效的降低。机构通过薪水调查来改善外部公平性，将在下一章进行讨论。

## 报酬系统的法律约束

报酬系统必须服从许多的政府限制。法律规定的重点包括最低工资标准和工作时间。以下讨论列举了对基本报酬有作用的法律及规定；影响奖金和福利的法律及规定将在下一章进行讨论。

### 公平劳动标准法案（FLSA）

最主要的影响报酬的联邦法律是于 1938 年通过的公平劳动标准法案(FLSA)。FLSA 进行了多次修改以提高最低工资水平，扩大覆盖雇主范围，它对私立和公立部门雇主都有影响。

FLSA 的规定被美国劳工部的工资和时间司强制执行。为了达到 FLSA 的要求，卫生机构雇主必须记下准确的时间记录并保存三年。工资和时间司调查那些认为自己没有拿到加班费的人们的投诉。而且，可监督以前有过大量工资和时间违例的特定行业，可调查其中的一些公司。

对工资和时间违例的处罚一般包括给曾经或现在的受害者发放欠薪奖励两年。例如，一个大型医疗中心允许护士长自行决定给一些永久雇佣的护士付加班费来鼓励他们额外的轮班，这些护士是免税雇员。一些没有拿到加班费的雇佣护士向工资和时间司投诉。进行调查后，决定由于对这些免税雇员不加区分地支付加班费使得他们的免税身份被取消，随后判决给雇佣护士750 000美元欠发的奖金。

一些人说一部超过60年的法律不能反映现在的经济情况，不能适应医疗机构的需要。它的复杂性给医疗机构雇主试图去遵守所有要求的努力带来了很大困难。而且，证明和保存记录的负担直接落在雇主身上，给他们带来很大一笔律师费用[12]。但是，因为对于如何修改FLSA很少有共同的意见，所以修改的工作不可能进行。这部法案着重于以下三个目标：

1. 建立最低工资等级。
2. 反对虐待童工。
3. 通过加班规定鼓励限制每周雇员工作的时间（免税的和非免税的）。

**最低工资** FLSA为广大的雇员群体规定了一个最低工资标准。现行的最低工资标准只有国会通过才能修改。给有“小费”的雇员设置了一个较低的工资标准，比如饭店的服务员，但是他们的报酬加上小费的平均值必须等于或高于最低工资标准。最低工资水平仍不断地引起重要的政治讨论和立法变动。

**儿童劳动力规定** FLSA的儿童劳动力规定最小的可以不受时间限制工作的年龄是16岁。14岁到16岁的儿童可以在课余时间工作，但是有特定的限制。因为FLSA规定雇主对雇员的年龄负责，所以许多医疗机构的雇主要求雇员提供年龄证明。一般由政府劳工部门的代表、政府的教育部门以及当地学校提供证明。

**在FLSA中的免税和非免税** 雇员分为免税和非免税两种。免税雇员占据管理人员（**executive**）、行政人员（**administrative**）、专家（**professional**）及外销人员（**outside sales**）这一类职位。对这类人，雇主不会支付加班费用。公平劳动标准法案规定非免税雇员必须得到加班费用。

在基本工资计划中，雇主常常把工作分在不同的组中，将FLSA地位和支付方法联系在一起。

- 按小时
- 非免税薪水
- 免税薪水

按照FLSA的规定，按小时（**hourly**）付费的工作要求雇主付加班费。被分类成非免税薪水（**salaried non-exempt**）位置的雇员也在FLSA加班规定中涉及，所以也要得到加班费。这类职位一般包括秘书、文书和蓝领。尽管有些机构已经实施一些策略直接给加班时间付费，但是免税薪水雇员在FLSA中不要求付加班费。例如，在紧急情况下，有些医院给药剂师额外的工作时间按特定的价格进行补偿。

决定一个人是否占有免税职位的 3 个主要因素是：

1. 全权自主的行为；
2. 进行常规、体力或文书工作的时间所占的比例；
3. 收入水平。

图 12-6 显示了这些因素对每种免税情况的影响。可看到收入水平基本上是没有意义的，因为除了最低工资的上升以外收入水平多年都不会改变。这种矛盾起因于雇主、协会、立法和联邦管理者的不同政治意见。

**计算机相关职位**　由于信息系统和计算机职位的增加，1990 年增加了一种专业人员的种类。进行计算机相关工作的人，在工资的基础上，至少每小时获得价值 27.63 美元的报酬，FLSA 不要求付给他们加班费。在这种情况下，一年薪水将达到大约 58 000 美元，所以这类工作和雇员都是有限的[13]。对于其他的加班费不要求的工作，FLSA 没有规定报酬水平。

**加班规定**　FLSA 设立了加班费要求。规定医疗机构（**healthcare organization**），雇员在超出一个星期 40 个小时或一天 8 个小时或一个薪水期 80 个小时的时间外工作将会得到常规工资水平一倍或一倍半的收入。

遵守医疗机构法案的最困难的地方在于区分哪个是或不是免税的。最近的一些昂贵的私立福利机构开始促使更多的员工要求加班费。

大多数医疗机构的问题是难以决定哪些是或不是免税的。非免税的雇员每个工作时间都应该有收入。对于那些以 40 个小时为基础领取工资的雇员如果工作时间在一周内超过了 40 个小时，或一天以内工作超过 8 小时（或一个薪水期工作超过 80 个小时，对那些以 8/80 小时为基础领工资的雇员来说），他们必须领取加班费。免税雇员可能被要求工作相当长时间，超过 40 个小时的标准。但是，他们不能以小时为基础获得报酬，但可保持免税的地位。

通常，许多医疗机构雇主努力提供合适的保险，根据法案的要求支付免税职员。这样就使那些纳税职位（如执业护士、药师、执业治疗人员）同非纳税职位都避免员工问题、薪水和按小时付酬的争端[14]。

**补假**　补假是用额外假期的方法来代替加班费，通常被称为补偿时间（**comp-time**）。但是，除非按周工作 40 小时之外的工作时间向非免税雇员支付一倍到一倍半的费用，否则，补假在私立部门是非法的。而且，补假不能从一个工资周期带到另一个周期。

| 免税种类 | A<br>可自由支配的权利 | B<br>时间百分比 | C<br>收入水平 |
| --- | --- | --- | --- |
| 主管 | 1. 基本责任是管理<br>2. 经常至少指导 2 个其他工作<br>3. 有雇佣/解雇或推荐雇员的权利 | 1. 花费在文职、操作性、常规工作时间必须不超过 20%（零售和服务机构时间少于 40%） | 2. 如果满足 A1-A2，每周支付 155 美元或 250 美元工资 |
| 管理人员 | 1. 主要负责非常规管理人员或与管理政策相关的办公室工作<br>2. 通常考验判断力和独立判别能力以及做重要决定的能力<br>3. 通常辅助主管，在大众监督下工作 | 1. 花费在文职、操作性、常规工作时间必须不超过 20%（零售和服务机构时间少于 40%） | 1. 若满足 A1-A2，每周支付 155 美元或 250 美元 |
| 专业人员 | 1. 完成的工作需要某个先进领域的知识或者是创造性和原创的工作或像教育系统的教师一样工作<br>2. 必须做那些主要依靠能力富于变化的工作 | 1. 在非专业工作中花费时间必须不超过 20% | 1. 若满足 A1，则每周支付 170 美元或 250 美元 |
| 外销人员 | 1. 日常工作远离办公场所<br>2. 销售有形或无形产品<br>3. 获得的是订单或合同 | 1. 花费在外销之外的工作时间必须不超过 20% | 2. 无工资检验 |

图 12-6 公平劳动标准法案下工资/小时状态

## 独立订约人规定

许多机构临时人员使用的不断增加使得注意力集中到了另一批法规——这些法规标明了独立订约人必须符合的标准。图 12-7 阐述了雇员和独立订约人的一些关键不同。

| 雇员 | 独立订约人 |
| --- | --- |
| ▶ 必须遵守何时何地怎样工作的规定<br>▶ 独立完成工作<br>▶ 持续的雇佣关系<br>▶ 通常根据雇主的合约工作<br>▶ 通常雇主提供材料和其他设备<br>▶ 可以被雇主解雇<br>▶ 可以在任何时间离开而不负任何责任 | ▶ 可以雇佣、管理和付费给助手<br>▶ 通常能自己支配时间<br>▶ 通常根据工作或直接代理权接受酬劳<br>▶ 在设施和设备上投入很大<br>▶ 可获得利润或亏损<br>▶ 可以给 2 个或更多不相关的人或公司同时提供服务<br>▶ 使服务对公众有用 |

**图 12-7　对雇员和独立订约人的国内税务局规定**

源自：U. S. Internal Revenue Service

将某人归于独立订约人一类而不是雇员，对于雇主来说有两个主要优点。首先，雇主不用缴纳社会保险、失业保险或劳动者报酬的费用。这些额外的薪水册使用会让雇佣一个人作为雇员的费用增加 10%或更多。其次，如果一个人被分到雇员一类而按照公平劳动标准法案是非免税工作，那么雇主将负责为个人每周超过 40 小时之外的工作时间支付一倍半的费用。大多数其他联邦的州立实体依据的是由国内税务局（IRS）确立的独立订约人地位标准。

## 同等支付和工资公平性

各种立法行为关注基于性别的工资歧视问题。1963 年的同等支付法案对男性和女性都适用，禁止对于承担本质相同工作的男性和女性使用不同的工资范围。工资的差距可根据考核（高绩效）、资历（更长的服务时间）、工作的数量和质量或者除了性别以外的其他因素来解释。对于在相同工作条件下需要相同技术、同样的努力或相同职责的工作应该给予同样的工资。

工资公平性是跟同工同酬不同的问题。工资公平性是这样一个概念（跟可比价值相似），即使工作责任和市场价格差距很大，给所有需要同样知识、技能和能力的工作相等的工资。给公共部门职位制定这种法律的州包括夏威夷、爱荷华州、缅因州、明尼苏达州、蒙大纳州、俄亥俄州、俄勒岗州、华盛顿和威斯康星州。这些法律在加拿大是不成功的[15]。但是，仅仅表现出不同的工作工资不同的存在，在法院大多数诉讼案中不足以证明是歧视[16]。

### 州立法律

许多州和地方政府颁布了联邦报酬法律的修改案。如果一个州的最低工资比公平劳动标准法案更高，这个更高的数字就成为要求的最低工资标准。

### 附加法律

当债权人接受了法院命令去要求雇主留出雇员工资的一部分来还债权人的债务的时候，雇员工资的附加法律出现了。这些规定是消费者信用保护法案的一部分，它建立了可以下扣押令扣押（债务人财产）的工资数量的限制，限制了雇主不支付雇员工资的权利。所有 50 个州都有关于工资财产扣押的法律。

## 基本工资系统的发展

如图 12-8 所示，基本工资系统的建立假设工作描述和工作规范是可行的。那么工作描述就用于工作评价（**job evaluation**）和工资调查（**pay survey**）。设计这些活动来保证工资系统既是内部公平的也是具有外部竞争力的。这两个活动汇集的数据被用来设计工资结构（**pay structure**），包括工资等级（**pay grades**）和最低到最高的工资范围（**pay ranges**）。工资结构形成以后，个人的工作必须放置到合适的工资等级上，雇员的工资按照服务的时间和绩效进行调整。最后，工资系统必须受到监督和更新。

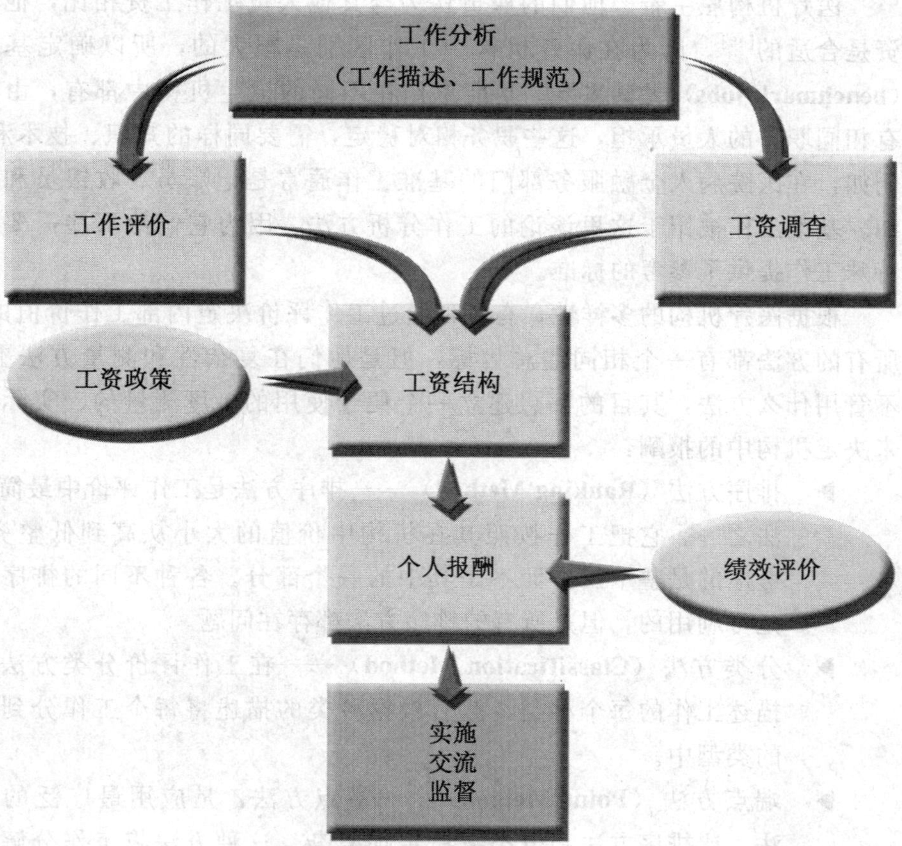


图 12-8　报酬管理过程

## 工作评价

工作评价（**job evaluation**）为决定机构中工作的相对价值提供了系统基础[17]。它按照工作分析过程进行评价，依靠工作描述和工作规范。在工作评价中，每一份工作都被检测，最终根据下列特征定价：

- 工作的相对重要性
- 承担工作需要的知识、技术和能力（KSAs）
- 工作的困难程度

医疗机构雇主希望他们的雇员认为与其他人员工作工资相比，他们的工资是合适的[18]。因为在医疗机构中工作区别是很大的，所以确定基准工作（**benchmark jobs**）尤其重要。基准工作在不同的卫生机构中都有，由一些拥有相同职务的人员承担，这些职务相对稳定，需要同样的知识、技术和能力。例如，在医院病人金融服务部门的基准工作通常是记账员、收银员和现金出纳。基准工作被用于这里谈论的工作分析方法，因为它们给那些需要评价的特殊工作提供了参考的标准。

根据医疗机构的多样性，有各种通过工作评价决定内部工作价值的方法。所有的方法都有一个相同的总目标，但是他们在复杂性和测量方法上不同。不管用什么方法，其目的都想建立一个便于使用的、可测量的、实际的系统来决定机构中的报酬：

- 排序方法（**Ranking Method**）——排序方法是工作评价中最简单的方法之一。它把工作按照其在机构中价值的大小从高到低整齐排列。考虑的是整个工作而不是其中的一个部分。各种不同的排序方法都是可利用的，但是所有的排序方法都存在问题。
- 分类方法（**Classification Method**）——在工作评价分类方法中，先描述工作的每个种类，然后根据种类的描述将每个工作分到最匹配的类型中。
- 端点方法（**Point Method**）——端点方法，是应用最广泛的评价方法，比排序方法和分类方法更加复杂。这种方法将工作分解为各种报酬因素，给它们赋予权重或端点（**point**）。确定工作价值的报酬因素通常通过一组工作显示。因此，使用的报酬因素和确定的权重必须能反映工作的性质[19]。一个咨询公司，海集团公司（Hay group）使用的特定的端点方法有 3 个主要的因素。这 3 个因素和其亚因素确定如下：

| 了解如何 | 问题解决 | 其他解释 |
| --- | --- | --- |
| ▶ 职务专长 | ▶ 环境 | ▶ 实施的自由度 |
| ▶ 管理技巧 | ▶ 竞争与挑战 | ▶ 最终结果的影响 |
| ▶ 人际关系 | | ▶ 问题的重要性 |

- 因素比较（**Factor Comparison**）——因素比较方法是定量的，是排序方法和端点方法相当复杂的结合。包括首先在机构中决定基准工作，选择报酬因素，将所有的基准工作按照因素排列起来。然后，通过基准工作与市场价格的比较，得出每个因素的货币价值分配。最后一步，通过跟基准工作的比较，评价机构中其他所有工作。
- 综合及计算机化工作评价（**Integrated and Computerized Job Evaluation**）——机构越来越多地通过计算机和统计技术将工资计划的各个部分联系起来。使用补偿因素库，雇主可以选择与机构中不同的工作群体最有关系的那些因素。由于发展和计算机化综合系统需要先进的专门技术，管理顾问是最重要的资源。这些系统对于发展工资计划的过程不仅仅是一个独立的方法，更是信息技术以及先进统计技术的应用。

## 立法问题和工作评价

雇主通常认为决定工资价格的评价工作是一个与工作选才和对人员规范管理独立的问题。因为工作评价影响到雇佣关系，特别是个人的工资，这里面包括了必须解决的立法问题。

**工作评价和美国残疾人法案**（ADA）　美国残疾人法案（ADA）要求雇主确定一项工作的基本功能。然而，工作评价把工作的所有方面都考虑在内了。例如，一家社区医院的材料管理工作需要一个分配工为各个病房集中和分配储备车。每两个小时员工必须给每个病房送一辆重 100 磅以上的储备车。推车可能不是一个基本的功能，但是工作评价中根据推车考虑体力需求所得分数和只考虑基本职能所得分数是不同的。

**工作评价和性别问题**　评论家指出传统工作评价程序很少根据知识、技能和工作条件对以女性为主的办公室工作进行评价，但是对以男性为主的手工和制造领域的工作却更多是根据这些来评价的。如同早期讨论的那样，那些主张报酬平等的人把男女工资的不同看作是性别歧视的一个证据。这些拥护者还批评典型的工作评价是一种性别歧视的方式。雇主们反对这种说法，因为他们主要是根据劳动力市场的外部公平比较来支付工资的。他们仅仅认为是市场经济为工作和员工制定工资，而不掺杂性别歧视。毫无疑问，如果进一步由法庭来裁决，政府行为、研究工作和工作评价就会在解决性别差异问题时面临更大的压力。

## 工资调查

建立工资制度的另一个部分是调查其他医疗机构为类似工作提供的工资。工资调查（**pay survey**）就是收集其他卫生组织中从事类似工作的职员的工资数据。一个雇主可以使用其他组织进行的调查结果，也可以组织进行自己的调查活动[20]。

不论是电子版形式，还是打印形式，对许多工作和行业的全国调查是由美国劳工部、劳动统计局和全国行业协会组织的[21]。许多医疗机构的雇主都参加由许多不同的卫生保健行业协会，如医疗团体管理协会（MGMA）赞助的工资调查。

正确利用他人组织的调查数据需要考虑一些问题：

- 参与者（**Participants**）——调查的样本是否是与该组织竞争职员的雇主？
- 范围（**Broad-Based**）——调查的对象是否包含不同规模、不同行业、不同地区的组织？
- 及时性（**Timeliness**）——调查的数据是否是最新的（这由调查的日期决定）？
- 方法学（**Methodology**）——调查是如何进行的，组织者是否合格？
- 工作匹配（**Job Matches**）——是否有可以对不同类型工作进行适当匹配的工作概要？

参与调查者为了相互合作，通常利用工资调查的结果。大多数调查都必须是保密的，总结数据时必须保证是匿名的。调查通常包括不同层次的工作，调查不同条件、不同区域的工资是为了反映区域性工资的差异。图 12-9 列出了对一个临床科室的调查数据。

平均每小时工资和工资管理计划中对所选择的临床职位的支付范围

| 职位 | 地区 | 在职者 | | | | | 薪酬水平——工资管理计划中的平均水平 | | |
|---|---|---|---|---|---|---|---|---|---|
| | | 报告的按小时工资额 | 平均小时工资额 | 员工数 | 全职人数 | 报告在职人员费用的组织数 | 最低工资额 | 中间工资额 | 最高工资额 |
| 医学记录文员 | All | 7.00～16.33 | 9.53 | 571 | 433.14 | 36 | 8.57 | 10.42 | 11.92 |
| | Metro | 7.25～16.33 | 10.83 | 168 | 134.55 | 23 | 9.63 | 11.66 | 13.58 |
| | Non Metro | 7.00～16.00 | 8.97 | 403 | 289.59 | 13 | 7.95 | 9.60 | 10.95 |
| | Central | 7.15～11.60 | 8.76 | 81 | 67.15 | 6 | 7.76 | 9.45 | 10.59 |
| 医学秘书/记录员 | All | 8.40～19.16 | 12.15 | 398 | 349.04 | 33 | 10.32 | 12.51 | 14.40 |
| | Metro | 9.50～19.16 | 14.37 | 86 | 73.43 | 18 | 12.32 | 14.74 | 16.62 |
| | Non Metro | 8.40～15.60 | 11.56 | 312 | 275.61 | 15 | 9.32 | 11.28 | 13.29 |
| | Central | 8.40～15.50 | 11.56 | 90 | 81.65 | 9 | 9.07 | 11.40 | 12.92 |
| 执业护士 | All | 7.00～24.00 | 13.21 | 689 | 569.10 | 36 | 11.29 | 13.62 | 15.65 |
| | Metro | 11.73～24.00 | 14.89 | 170 | 147.99 | 19 | 13.55 | 15.82 | 18.01 |
| | Non Metro | 7.00～18.56 | 12.69 | 519 | 421.11 | 17 | 10.48 | 12.52 | 14.59 |
| | Central | 9.51～18.56 | 12.38 | 256 | 208.75 | 9 | 10.64 | 12.77 | 14.60 |

**图 12-9　调查的样本数据**

源自：Used with permission，Langan and Flynn，LLC，St. Paul，MN

## 法律问题和工资调查

雇主利用外部顾问机构组织工资调查的其中一个原因是为了避免对其根据工资制定价格的指控。联邦政府过去已经提出过诉讼，并宣称雇主通过共享工资数据，试图违反谢尔曼违信法，随意降低工资。

一个重要的例子是有关犹他州医疗机构人力资源管理协会（USHHRA）和盐湖城地区的 9 个医院的。尽管 USHHRA 没有做什么违法的事情，但是一条一致同意的法令要求禁止犹他州所有的医疗机构设计、开展和组织工资调查。如果可以保密，特别是只能提供一个总体的数据，而不能识别任何一个医疗机构组织的数据时，医院可以参与由独立的第三方机构组织的调查。所以，很少有医疗机构会愿意自己组织调查，而利用外部顾问机构组织调查的现象会持续增加。

## 不同的工资结构

在有很多不同类型工作的组织里，工资调查数据揭示了由市场因素引起的不同的工资水平，并且可以据此建立几种不同的工资结构。几种常见的工资结构有：(1) 小时工资和薪水；(2) 办公室工资，技术工资，专业工资，管理工资；(3) 临床保健和支持工资；(4) 文书性质的工资，信息技术工资，专业工资，监督工资，管理工资，行政工资。在决定使用多少和什么工资结构时，组织的特点和文化是需要考虑的因素。

## 建立工资等级

在建立工资结构的过程中，组织可以利用工资等级（**pay grade**）来对具有相似工作价值的工作进行分组。尽管在建立工资等级时没有固定的规则可以参考，但是一些总的建议还是有用的。一般说来，小型的和中型的（少于500个员工）卫生服务组织利用11～17个等级。

**宽松级段式薪酬原则** 宽松级段式薪酬原则（**broadbanding**）可以使用比传统的报酬系统更少的等级来支付更大范围的人群。将许多等级结合到这些宽松级段式薪酬原则中以此来进行水平移动，因此这需要一些更多的技巧[22]

使用宽松级段式薪酬原则基本的原因是：(1) 创造更加灵活的组织，(2) 鼓励发展能力，(3) 强调职业的发展。尽管如此，并不是所有的医疗机构都适合使用宽松级段式薪酬原则，正如在调查结果中所看到的，15%雇主使用了宽松级段式薪酬原则[23]。许多医疗机构使用相对结构方式，许多医疗机构跟宽松级段式薪酬原则相关的适应性与传统的文化并不一致。

## 工资的范围

必须建立每一等级的工资范围，使用市场线作为起点，在新的工资结构中，通过做市场线的中点线，雇主可以决定每一支付级别的最大和最小的工资水平[24]。例如在某一特定的工资等级，最大值可能高于市场线中点20%，最小值可能低于它的20%。

如图 12-10 所示，最大值和最小值之间的范围越小越应该用在低层工作上，而不是用在高层工作上，主要是因为低层工作的人员流动性比较大，有更多的晋升的机会。例如打字员的职位可能升为秘书或文字处理员的职位。相反，一个组织中的药剂师可能很少有机会晋升。尽管如此，在小公司中，所有的层次使用相同百分比范围可以简化工资的管理工作，如果使用宽松级段式薪酬原则的话，那么更大范围甚至超过 100%都可以使用。

| 工作类别 | 高于最小值范围 | 围绕中间点的变化范围 |
|---|---|---|
| 主管人员 | 50%～70% | +or−20%～25% |
| 中层管理人员/专业人员 | 40%～50% | +or−16%～20% |
| 技师/熟练技工或书记员 | 30%～40% | +or−13%～16% |
| 普通书记员/其他 | 25%～35% | +or−11%～15% |

**图 12-10　医疗机构职位的典型的工资范围宽度**

报酬专家建议不同等级之间要有重叠，这种结构意味着在低一级的有经验的雇工可以获得比高一级的不熟练的雇工更多的工资。

一个在较高职位工作的人，比如说在 4 级，可能比 3 级的某个人拿的工资要少，但是他有拿更高工资的空间。这样，经过一段时间，在 4 级工作的人的工资就可能超过在 3 级工作的人的工资，而 3 级的这个人由于 3 级工资有最高限，可能已经达到了最高的工资。报酬专家曾经建议说相同的金钱数额可以出现在多达 4 个不同的工资等级中。

一旦计算出工资等级和范围，那当前雇员的工资就必须要同工资范围图谱相比较。如果有一定数量的雇员的工资不在这个范围内，那么工资等级和范围就要重新修订。还有，当为了评价新的支付结构的经济影响而运行支出和预算草案的时候，关于市场定位的工资政策决定也可能不得不修订，或者减小工资范围，或者扩大工资范围。

## 个人工资

一旦管理者决定了工资范围，他们就可以确定每个特定的雇员的工资。给每一级的工资设定一个范围有很大的灵活性，可以在不变动工资等级的情况下给雇员增加工资，而不是每次必须等到进入一个新的等级，他们的工资才会增加。给工资设定范围也允许了管理者可以奖励那些做出好成绩的雇员，同时还维持了工资体系的透明性。

## 超出范围的比例

不管一个工资结构建设得多么好，经常会有一些人的工资低于最低限或者高于最高限。在那些工资体系不正规，亟待发展一种新的、更正式的工资体系的组织内部，这些情况发生得最为频繁。

**红领雇员** 红领雇员（**red-circled employee**）是指收入高于工资设定范围的在职者。比如，假设一个雇员的当前工资收入是每小时 12 美元，但是该级工资的范围却是每小时 6.94～10.06 美元。那么这个人就是红领雇员。经过一段时间，管理者会尝试将该雇员的工资回归到该等级范围内。

将一名红领雇员的工资回归到该等级范围以内可以使用几种方法。虽然降低雇员工资是最快的方法，但是这种方法并不提倡，而且也很少使用。相反，可以冻结该雇员的工资，直到工资范围向上调整使得该雇员的工资回归到该等级范围内。另外一种方法是当别人增加工资的时候，一次性给该雇员一个较小的收入，并不调整他的工资等级，这也就是所说的红领奖金。

**绿领雇员** 绿领雇员（**green-circled employee**）是指收入低于工资设定范围的人。这一情况出现的主要原因是晋升。一般，提倡给绿领雇员增加工资使他们能很快地达到工资等级的最低限。如果增加到最低限的金钱数额很大，那么就应该考虑分次增加工资。

## 支付压力

许多医疗机构管理者面临的一个最大的问题就是支付压力（**pay compression**），当具有不同经验水平和不同技能水平的雇员的收入差别很小的时候就会出现支付压力。支付压力有很多原因，但是最主要的原因就是劳动力市场支付水平的迅速上涨超过了当前雇员的工资调整水平。这样的情况在许多职业化领域是普遍存在的（比如信息技术领域），这些领域是由特定的市场条件所决定的[25]。

针对特殊工作技能短缺的竞争性市场，管理者经常不得不偏离具有明确价格的等级去雇佣那些有着稀缺技术的人。比如，假设在一所医院中一份放射学的特殊程序技术人员工作的价值是每年薪水48 000～58 000美元，但是具有这种资格的人员却很少，其他的雇主现在每年付给他们的工资是每年70 000美元。这所医院就必须要支付更高的工资来吸引这位技术人员。再假设有几位已经在这所医院工作了好几年的技术人员，他们刚开始的工资是48 000美元，然后每年以 6%的速度递增。当前这些雇员的工资仍然比从外面吸引来的没有经验的技术人员的工资还少，当前的雇员和新的雇员之间就产生了一种明显的支付压力。

## 关于增加工资的一些问题

在雇员，他们的管理者和组织之间的关系中，增加工资的决定是很关键的。个人会表达出关于工资的期望值以及增长多少是“合适”的，尤其是与其他雇员工资的增加程度相比较时。下面有几种方法来决定工资的增长情况。

### 工资调整基础

许多雇主声称要有一个基于业绩之上的工资体系。但是，基于业绩评价信息来做出工资调整的前提就是这些评价要准确，并且要运行良好，但情况并非总是这样。因此，某一系统如要结合评价信息和工资变化就必须要同等地发展和应用。这种结合经常通过一种工资调整基础（**pay adjustment matrix**），或薪水示意图（ **salary guide chart**）的发展来完成。应用工资调整基础，就可以一个人的报酬水平（**compa-ratio**）为基础来做出调整，报酬水平是被工资范围的中间值所划分的工资水平。图 12-11 所示，两个雇员的报酬水平分别为：

$$\text{雇员 A}=\frac{25\text{ 美元（现在工资）}}{24\text{ 美元（中间值）}}\times 100=104$$

$$\text{雇员 B}=\frac{22\text{ 美元（现在工资）}}{24\text{ 美元（中间值）}}\times 100=92$$

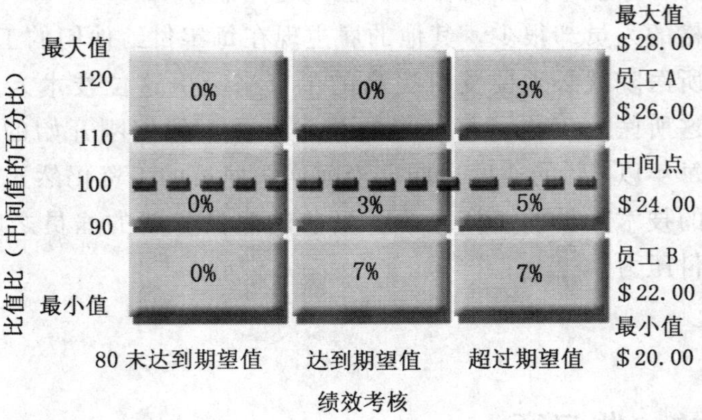


**图 12-11 以绩效为基础的工资调整模型**

在一个组织中，这样的图表能够激发雇员的进取心，而这依靠的是雇员的业绩（这可以在评价中体现出来）和在工资范围中该雇员的位置（与经验也有一些关系）。我们应该注意到随着雇员的工资不断地向上增长，他们必须展示更高的业绩来获得相应的工资的增长比例；就像那些工资比较低的雇员，他们所做的仅仅是达到了满足业绩期望值的水平。采取这样的方法是因为公司支付了超过市场中间值的工资，但是并没有得到超过期望值的业绩，而得到的仅仅是还算满意的业绩。可以构建图表来反映一个组织的特定的业绩支付政策和原则。

## 较高的资格

具有较高的资格，或者说是在一个组织或从事某一项工作有较长的时间，也能够用来作为增长工资的基础。许多雇主制定了一些制度要求雇员被雇用达到一定时间后才有资格获得工资的提升。一旦一个人的雇佣时间达到要求的长度，基于较高资格的工资调整就经常设定为自动的级别，尽管在许多没有工会的系统内部要求业绩起码达到令人满意的水平。

级别系统（**step system**），它应用于只依靠达到指定雇佣时间期限（典型的是2 080小时）就可以获得工资的增长。在医疗机构内，级别系统仍将是一种给予工资增长的最受欢迎的方法，尤其是在具有强大的医疗机构雇员联盟的国家内。图 12-12 描述了级别系统，每一个级别代表了雇员在工作了 6 个月以后每完成一个相当于全职工作年（2 080小时）相应的工资调整。

| 级别 1 | |
|---|---|
| | 步骤 |
| 起始 | $8.00 |
| 6 个月 | 8.24 |
| 第 1 级 | 8.49 |
| 第 2 级 | 8.74 |
| 第 3 级 | 9.00 |
| 第 4 级 | 9.27 |
| 第 5 级 | 9.55 |
| 第 6 级 | 9.84 |
| 第 7 级 | 10.14 |
| 第 8 级 | 10.44 |
| 第 9 级 | 10.75 |
| 第 10 级 | 11.07 |

**图 12-12　系统步骤**

## 生存成本调整（COLA）

一个常用的增长工资的实践就是提升标准（**standard raise**）或是生存成本调整（**cost of living adjustment，COLA**）。所有雇员的工资都有一个标准比例的提升可以使他们在经济危机的这一段时期内维持相同的实际工资。这些调整经常和消费价格指数（CPI）或者一些其他的常用经济指标的变化联系起来。然而，很多研究表明消费价格指数夸大了实际的生存成本。

不幸的是，一些医疗机构管理者给所有的雇员都提升了工资，并把它们叫做奖励性加薪（**merit raises**），实际上它们并不是。如果所有的雇员都得到了相同的加薪，那么就理所当然地看作是全部雇员的工资的调整，而这对于提高业绩并没有什么帮助。基于这个原因，管理者应该将奖励性加薪（**merit**）这个词留给超过标准提升工资的某一部分，同时，明确指出哪一部分是业绩好奖励性加薪，哪一部分是生存成本调整工资。

### 一次性支付式加薪（LSI）

大多数得到加薪的雇员（或者是因为奖励，或者是因为资格的提升）最初都会有各自的经过调整的工资，然后在常规的每月或每周的工资单上就会得到一次工资提升。比如，一个雇员，他最初的工资是每小时 15 美元，然后工资提升 3%，这样工资就达到了每小时 15.45 美元。

相比之下，一次性支付式加薪就是对一年或一年的部分时间的增长的工资一次性支付给雇员。这种单纯的一次性支付式加薪方法并不会增加基础工资。因此，在这个例子中的雇员的基础工资仍然是每小时 15 美元。如果管理者允诺的一次性支付式加薪的比例是 3%，那么这个雇员就可以得到 936 美元（每小时 45 美分，一年工作时间是2 080小时）。但是，基础工资仍然保持在每小时 15 美元，这样就减慢了基础工资的提升。同时，一次性支付式加薪的数额是可以变动的，而不一定非要持续地提升基础工资。

## 管理人员报酬

如图 12-13 所示：管理人员报酬一般包括工资、年度奖金、长期奖励、辅助福利和额外补贴。

### 管理者工资

管理人员的工资因工作的类型、组织的规模、国家和行业的不同而不同。一般情况下，工资一般占普通高层管理人员年总收入的 40%～60%。

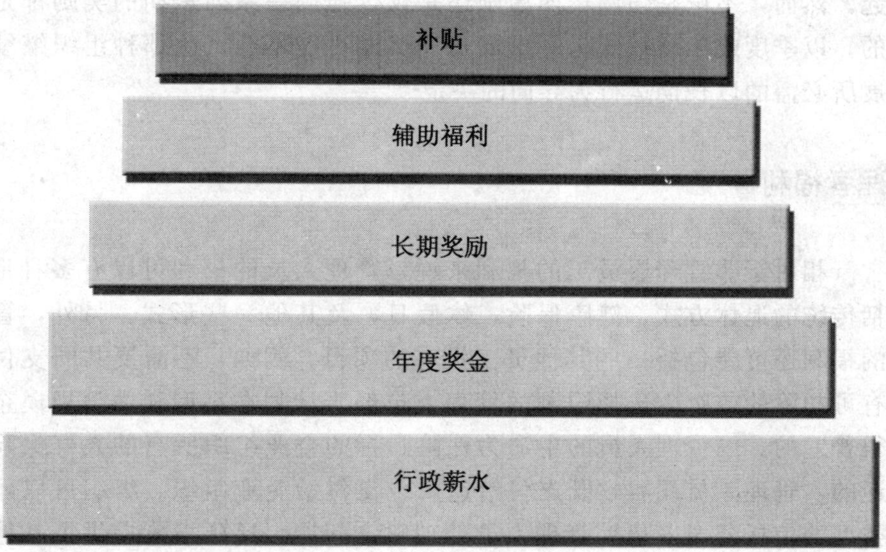


图 12-13　管理人员报酬组成部分

## 管理者奖金计划

虽然管理人员的表现可能很难测定，但是奖金能够反映一定的绩效评估。例如，一个大的医疗中心把高层管理者的年度奖金和降低成本与留住员工挂钩。奖金可以高达一个高层管理者基本工作的 25％之多。

管理人员的奖金可以工作多种方法来确定。根据首席执行官（CEO）和董事会的判断而给予奖金的一个自由决定的制度是其中一个方法。然而，缺乏正式的近期目标能够明显地降低这种方法的作用。并且，如前面所说，奖金可以和特殊的评价方法挂钩，如投资收入、每股收益、税前纯利润等。不论是用什么方法，详细说明所使用的方法使得那些努力获得奖金的管理人员能够理解计划都是很重要的。否则，激励效果会被降低[26]。

## 绩效激励：长期与短期

以绩效为基础的激励试图把管理人员报酬和组织的发展和成功联系在一

起。然而，不论是强调长期激励还是仅仅强调一系列短期的奖励都是有争议的。以季度或年度绩效为基础的短期奖励可能不会产生那种组织继续良好发展所必需的以长期运行为导向的决定[27]。

## 管理者福利

相对于非管理层员工的福利来说，管理人员的福利可以有多种形式，包括传统的退休方式、健康保险、休假日，及其他一些形式。另外，管理人员的福利还可能包括一些其他员工没有的项目。例如，不需要共同支付的和没有可扣除的或医生选择限制的管理人员健康计划在小型和中型规模企业中是很普遍的。以管理人员的生命为保险目标的企业组织所有的人寿保险是受欢迎的，管理人员死后，既支付给遗属也支付给企业组织。组织可以建立不同类型的信托公司来帮助管理人员处理财产问题。递延报酬提供了其他一些可能的方法，来帮助那些因激励报酬计划而负有纳税义务的管理人员们。

## 管理者补贴

除了有所有员工都拥有的固定收入以外，管理人员还经常有补贴。补贴（津贴，**perquisites perks**）是管理人员们的一种特殊收入，通常以非现金的形式支付。津贴把管理人员和组织联系起来，证明他们对公司的重要性。很多管理人员都用津贴来评价他们的身份地位，因为这种看得见的地位的象征使管理人员们在组织内外都被认为是“非常重要的人”（VIPs）。此外，津贴可以节约大量的纳税资金，因为津贴不像收入那样需要纳税[28]。图 12-14 列出了一些在医疗机构中常见的管理人员津贴。

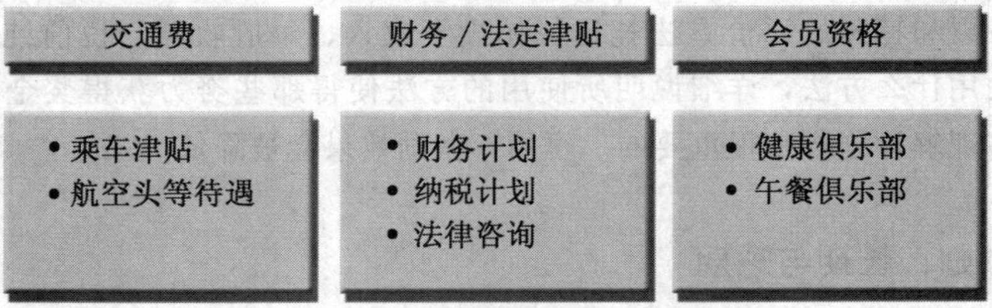


**图 12-14 常见的管理人员津贴**

管理人员的报酬历史表明，事件之间的联合造成了美国今天的形势[29]，如强大的需求、税收结构、绩效和绩效报酬观念。对于许多医疗机构，特别是大规模的医疗机构，行政管理人员的报酬不同于低层次的员工。医疗机构管理人员，特别是组织中最高两层的管理者，如首席执行官、行政官、总裁、高级副总裁，他们的报酬都很高。女性管理者的报酬还是比男性管理者的报酬低。女性管理者的收入比男性管理者的收入低 45%，如果根据年龄和经验来调整报酬，全国范围内的差距会减小到 5%或更低[30]。

## 医疗机构管理人员报酬的现代特点

在大部分医疗机构中，董事会是重要的政策制定实体。对于公共贸易公司（隶属于联邦规章制定机构，如证券交易委员会），董事会必须通过管理人员报酬项目，即使对于没有收入的组织，内部收入服务制度也要求董事会重新审查和通过高层管理人员的报酬方法。

董事会报酬委员会（**the compensation committee of the board of directors**）通常是董事会的一个子群体，董事会的董事不是公司的管理人员。报酬委员会一般向董事会推荐总的薪酬政策、高层管理人员的薪酬制度、辅助补偿办法，如支付给管理人员的奖金和额外补贴。

## 测定管理人员报酬的“合理性”

管理人员报酬的合理部分通过一些报酬比较的市场调查被证明是正当的。但是这些调查通常提供了一个需要解释的报酬数据的范围。对测定管理人员报酬在特殊情况下是否合理提出了许多问题。包括以下方面：

- 其他组织是否雇用此人为管理者？
- 行业中相似组织的管理者的报酬相互比较是怎么样的？
- 管理人员的报酬是否和组织中其他员工的报酬一致？

董事会一定会说有必要把管理人员和其他员工的不同工资水平和组织的绩效继续联系起来。当然，在其他行业中也存在着关于管理人员工资的更为激烈的争论，但是，医疗机构中的董事会也一定会注意管理人员的工资的合理性。

在下一章中，将会对管理人员报酬的其他成分进行讨论。联系在本章中的讨论，请读者考虑作为医疗机构总的报酬项目中相互联系的工资、福利和其他不同的报酬计划。

## 案例

克拉克医生和他的三位同事一起离开了他们在社区保健计划组织（一个地方性的健康维持组织）中的职位，开始经营他们自己的家庭医疗所。克拉克医生曾经是社区褒奖计划组织中的一个科室主任，并且因他所掌握的管理知识而自豪。卫生人力资源部门曾经对他进行过培训，为了能够很快地制定有利于新业务取得成功的政策和计划。他知道他最大的挑战之一就是为他的新组织招募一些必要的非医师的员工。

卫生保健就业市场的竞争很激烈，因为医疗机构雇主，特别是有经验的临床专家，如注册护士、X光技术员、医疗技师。很多医疗机构雇主都是根据市场来付给在这些职位的员工很高的报酬。例如，对于一个注册护士来说，通常工资是以6%的速度增长，并且不止一年是这样。

克拉克医生很清楚地知道这些报酬问题，决定招募一些最有技术和经验的员工来开展新的业务。克拉克和他的同事们希望能够在开业的头两年内迅速提高病人的转诊水平和开展新的能够带来正利润的业务，正是这个愿望激发了他们的招募策略。

## 思考题

1. 根据克拉克医生的快速建立新的医疗所战略，你会推荐什么样的报酬方法？

2. 你认为什么样的工资类型可以和报酬方法相一致？

## 参考文献


1. J. Duncan Moore, Jr., "Healthcare Compensation Rises," *Modern Healthcare* (July 17, 2000), 29–36.
2. Paul W. Mulvey et al., "Rewards of Work," *WorldatWork Journal* (Third Quarter 2000), 6.
3. George T. Milkovich and Jennifer Stevens, "From Pay to Rewards: 100 Years of Change," *ACA Journal* (First Quarter 2000), 6–18.
4. Diane J. Gherson, "Getting the Pay Thing Right," *Workspan* (June, 2000), 47.
5. Gerald E. Ledford and Elizabeth J. Hawk, "Compensation Strategy," *ACA Journal* (First Quarter 2000), 28.
6. Demand Pushing Nurse Anesthetists' Salaries to All-time High," *Omaha World Herald* (June 2, 2002), CRI.
7. Bobette M. Gustafson, "Skill-based Pay Improves PFS Staff Recruitment, Retention and Performance," *Healthcare Financial Management* (January 2000), 62–63.
8. Jörgen Sandberg, "Understanding Competence at Work," *Harvard Business Review* (March 2001), 24.
9. B. L. Kirkman, "Understanding Why Team Members Won't Share," *Small Group Research* 31, no. 2, n.d. 175–209.
10. Talking About Pay," *The Wall Street Journal* (June 27, 2000), A1.
11. Kemba J. Dunham, "Employers Ease Bans on Workers Asking, 'What Do They Pay You?' " *The Wall Street Journal* (May 1, 2001), B10.
12. Simon J. Nodel, "Living with FLSA Not Easy," *Bulletin to Management* (June 22, 2000), 199.
13. Robert Greenberger, "More Web Workers Claim Unfair Labor Practices," *The Wall Street Journal* (October 17, 2000), B1; and Victoria Roberts, "Think All Computer Workers Are Exempt? Think Again," *Bulletin to Management* (November 30, 2000), 383.
14. Caryn Pass, "Dealing with the FLSA's Gray Areas," *HR Focus* (January 2002), 7, 10.
15. Charles Fay and Howard Risher, "Comparable Worth Redux?" *Workspan* (July 2000), 41.
16. Karen Caldwell, "Comparable Worth Comparisons Called Unfair," *HR News* (May 2001), 23.
17. Deborah M. Figart, "The Role of Job Evaluation in an Evolving Social Norm," *Journal of Economic Issues* (March 2000), 1.
18. Robert McNabb and Keith Whitfield, "Job Evaluation and High Performance Work Practices," *Journal of Management Studies* (March 2001), 293.
19. Robert L. Heneman, "Work Evaluation," *WorldatWork Journal* (Third Quarter 2001), 65–70.
20. "How Reliable are Online Salary Data?" *HR Focus* (October 2001), 5–6
21. Maury Gittleman and William Wiatrowski, "The BLS Wage Query System: A New Tool to Access Wage Data," *Monthly Labor Review* (October

2001), 22–27.
22. Dawne Shand, "Broadbanding the IT Worker," *Computer World* (October 9, 2000), 58.
23. "Broadbanding Pay Structures Do Not Receive Flat-Out Support," *Bulletin to Management* (January 13, 2000), 11.
24. David Westman, "A Story About STEP," *Workspan* (March 2001), 49.
25. Carol Hymowitz, "Managers Face Battle to Keep Salaries Fair in a Tight Job Market," *The Wall Street Journal* (March 21, 2000), B1.
26. M. C. Struman and J. C. Short, "Lump-Sum Bonus Satisfaction: Testing the Construct Validity of a New Pay Satisfaction Dimension," *Personnel Psychology,* (53 (2000) 673–700.
27. "Organizations Are Diversifying Executive Incentive Pay Plans," *Bulletin to Management* (October 19, 2000), 332.
28. "Benefits Policies," *Bulletin to Management* (June 22, 2000), 196.
29. Bruce Ellig, "CEO Pay: A 20th Century Review," *WorldatWork Journal* (Third Quarter 2000), 71–78.
30. Michael McKee, "History, Age Push at Ceiling," *The Denver Post* (October 21, 2000), C1.

# 第13章

# 医疗机构福利和可变报酬管理

## 学习目标

在学习了本章之后，你应该能够：

- 描述医疗机构雇主在福利及可变报酬提供中面临的挑战
- 讨论为什么医疗机构雇主们必须给雇员们提供有竞争力的福利计划
- 区别不同类型的福利
- 解释医疗机构人力资源专业人员们在福利管理中所扮演的角色
- 对照比较个人与团队奖励的差异

## 医疗机构人力资源透视（Healthcare HR Insights）

像其他的医疗机构一样，本笃会修士卫生系统（Benedictine Health System，BHS）也认识到为了提高组织招募人员的效率及人员稳定性，给雇员们提供有竞争力的福利计划是非常重要的。BHS在全美有超过60个运营实体，包括医院及长期医疗机构。管理人员本着稳定雇员们收入，改善他们医疗机构的可及性，加强福利计划管理一系列的目的，开始对雇员医疗保险计划及401（k）计划做一个全面的评价。

BHS首先对它现行的福利计划进行全面分析，而每个实体的计划都有很大的差别，然后对这些计划进行评价。根据评价的结果，BHS提出了以下目标：

1. 向本笃会修士卫生系统成为“医疗机构雇员的选择”的战略目标投资，这将会增强BHS在招募和留住有技术、有上进心人员方面的能力。

2. 在整个系统中形成综合医疗保健及退休计划的竞争优势，这将会促成以下的结果：

- ▶ BHS系统中福利发放的连贯性
- ▶ 巩固福利计划的管理工作
- ▶ 增加积极参加此项计划的雇员人数
- ▶ 增强雇员在福利计划中的参与满足感
- ▶ 增强保证计划执行质量及调整的能力
- ▶ 费用控制及降低能力

BHS的董事会和管理人员认识到有效的雇员福利计划管理十分重要。所以，大量的金融和人力资源都主动地加入到其中。BHS成立了一个由外部的专家顾问组成的项目组，研究这种主动性，调查市场寻求能够符合他们需求的医疗保险和401（k）计划提供者。

根据项目组调查的结果，BHS应该最终为雇员们提供一种三个等级范围的医疗保险计划。此外，系统还要减少401（k）计划及服务提供者的数量。BHS公司管理者相信，假以时日，这些目标必将完全实现。

招募雇员及留住熟练雇员的挑战使得医疗机构开始注意它们人力资源计划的每个方面。而通过有效的雇员福利计划管理解决这些挑战则是非常重要的机会。

源自：Adapted with permission from the Benedictine Health System，Duluth，Minnesota

对于医疗机构人力资源专业人员来说，医疗机构报酬战略的发展和实现是至关重要的。无论医疗机构雇员福利和可变报酬计划被认为是总体报酬的一部分还是独立的报酬，其发展和实现都是富有挑战性的。

医疗机构的雇主们向作为组织一部分的雇员提供福利。福利（**benefit**）是间接报酬的一种形式。福利通常包括退休金计划、带薪假期、医疗保险、教育补助和其他项目。

福利非常显著地影响到雇员们为哪个特定雇主工作，继续还是离开这份工作以及什么时间退休之类的决定。但是，福利的一些独特的特性使得它们有时候管理起来很困难。举例来说，政府干涉福利的情况在继续扩大。联邦和州立政府要求（**require**）提供固定的福利（社会保险、员工的补偿和失业保险），而且政府规定了许多非必需的福利（退休金、家庭休假和弹性福利）。

此外，雇员们认为福利是理所应当的，例如有那么多的机构提供雇员们希望得到的医疗保险。但是，福利仍然是复杂的，其结果是，雇员们也许不了解，或者在很多情况下连有哪些福利都不清楚。而这些福利对于雇主来说代价很高，在过去的几年中平均占到薪水册总费用的 30％～40％（包括被要求的和主动的福利）。福利的这些特性提醒医疗机构人力资源专业人员必须认真考虑本机构中福利所具有的战略地位[1]。

## 关于福利的战略观点

对于很多医疗机构雇主来说，提供给雇员的福利就像一把双刃剑。一方面，雇主们知道为了吸引和留住有能力的雇员，他们必须提供合适的福利，这对于整个机构的运营都是一笔巨大的费用[2]。另外一方面，他们也明白控制甚至削减费用的重要性。福利是提供给雇员们的整个报酬包的一个重要组成部分。整个报酬包括直接支付的金钱（如工资和薪水）和间接支付的金钱（如福利）。经常发生的情况是，管理者和雇员们认为只有工资和薪水是报酬而没有考虑与福利相关费用的支出。

在医疗机构中，总的报酬费用接近总运营费用的 60％。医疗机构雇主发现他们站在医疗保险费用争论的两边——作为雇主，必须提供有竞争力的包括医疗保险在内的福利计划，而作为医疗保健的提供者必须与形形色色的能够得到偿付的医疗保险持有者进行谈判。以这个双重的角色提供有竞争力的目标需要时间。更特别的是，卫生机构的雇主必须为他们的雇员跟保险公司商议可能的成本效益最大的保险。而作为提供者，他们必须保住对其提供医疗服务的尽可能高的偿付，常常是与同一家保险公司。

由于报酬在机构支出中可观的比例，基本工资、可变报酬和福利都需要认真地、实际地评估和计划。图 13-1 显示了根据各种定期进行的调查，平均一美元典型的福利是如何支出的。

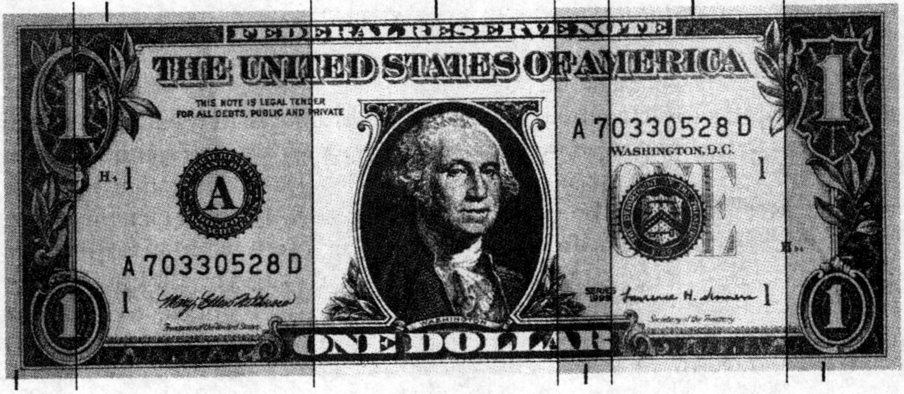
保险费
（医疗保险、视力保健、
牙科保健、人寿保险等）
约 25%
业余时间补助
（请假、休假、节日）
约 25%
法定要求支出
（社会安全、失业和工人
补偿）约 20%
FEDERAL RESERVE NOTE
THE UNITED STATES OF AMERICA
A 70330528 D
ONE DOLLAR
休闲时间费用
（工间休息、午餐时间、
旅行时间）约 10%
杂项福利
（教育补助、解雇费、
儿童照看等）约 5%
退休计划
［退休金执行 401（k）
计划］约 15%

图 13-1 典型的一美元福利费使用

源自：Based on information in Employee Benefits，2000 Edition（Washington，D. C.：U. S. Chamber of Commerce，2000）

## 福利目标

福利应该被看成是整个机构报酬战略中的一部分。举例来说，机构可以通过提供基本报酬、可变报酬和福利或是全部的三种来竞争雇员。选择哪种方法取决于很多因素，比如竞争、机构周期以及整体战略[3]。例如，一个新诊所可能会选择较低的基本工资，高的可变奖励去吸引新雇员，而暂时把福利的支出控制在尽可能低的水平。一个医院在招聘卓越的女性雇员的时候，也许会选择包括定点儿童照看的家庭友好型福利去吸引好的职员[4]。

## 福利需求分析

对于当今医疗机构雇主在招募和留住熟练人员方面的挑战，了解雇员在福利计划中真正需要什么是很关键的。福利需求分析（**benefit needs analysis**）包括对于机构中福利计划的所有方面的全面回顾。这样的一个分析不仅仅是简单地决定哪些福利雇员可能需要。为了确定福利的混合体是否发挥了作用，有些人做了福利需求分析，可能包括以下要点：

- 包括福利在内，总共应该提供多少报酬？
- 福利在个人报酬中应当占多少？
- 对于每种福利，什么样的支付水平是可以接受的？
- 每种福利为什么被提供？
- 什么样的雇员应该被提供什么样福利？
- 对于每种福利，机构收到了什么效果？
- 怎样拥有一个人员流动最少，招募和留住雇员最多的全面的福利包？
- 福利包括有怎样的弹性？

## 福利资金

总的福利费用可由雇主和雇员双方进行支付。如果雇主支付了全部的福利费用，那么雇员的费用就降到了零。但是如果雇主选择每个月为雇员的医疗保险费用支付 650 美元，而雇员支付 100 美元，那么雇员也为支付福利费用做出了贡献。

福利计划也能够通过从保险提供者那里购买保险来得到资金。支付的保险费代表了预期的需要，将会根据实际的需要进行调整。一些大型医疗机构雇主选择“自己投入”，是自己的承保人——他们留出资金来支付福利费用。大型机构自己投入的方式在控制提供福利的总体费用上是有效的。

## 福利的种类

雇主提供一些福利来帮助招募和留住雇员，部分是因为他们被要求这样做，另一部分是因为这样做能强化机构人力资源原则[5]。例如，符合团体规模的大雇主购买人寿保险的价格更低。另外，税法给雇员的一些福利提供了有益的税收待遇，而如果这些福利是个人购买就没有这种待遇。图 13-2 显示了各种类型的福利。

### 政府规定福利

在美国，根据法律规定，雇主必须提供给雇员多种政府规定福利（**mandated benefit**）。社会保障和失业保险是由一种雇主交纳的基于雇员补偿的税收来提供资金的。劳动者补偿法在美国各个州都有。另外，根据家庭和医疗休假法案（FMLA），雇主必须向遇到一定疾病或家庭困难的雇员提供不带薪的假期。其他政府要求的福利可以从医疗保险中提供，它为年龄大于 65 岁的个人提供医疗保健服务。医疗保险的部分资金来自于雇主交纳的关于社会保障的税收。统一综合预算调和法案（**COBRA**）和健康保险流通与责任法案（HIPAA）规定雇员离开机构后，雇主应当继续为其支付医疗保险费用，这样如果以前加入过保险计划，大多数雇员都能获得医疗保险。

### 自愿福利

雇主自愿地提供其他的一些福利来吸引和留住雇员[6]。通过不断地提供

政府的规定　　雇主自愿

**保障**

劳动者补偿
失业补偿

附加失业福利
解雇费

**退休保障**

社会保障

早退选择权
退休前咨询
残疾退休补助
退休医疗保健
退休金计划
个人退休账户
401（k）和 403（b）计划

**健康保健**

COBRA 和 HIPAA 规定

医疗和牙科
HMO 或 PPO 保健计划
长期保健
视力保健
处方药
心理咨询
健康计划

**金融、保险和相关项目**

人寿保险
法律保险
残疾保险
金融咨询
信用合作社
公司提供车辆及相关费用
教育补助

**以家庭为导向保健**

家庭医疗事假法案

被赡养者保健
可变工作安排

**业余时间**

服役时间选择和临时假期

午饭和休息日
休假和丧亲假
病假、加班费

**社交和娱乐**

网球场
保龄球协会
服务奖
发起活动（运动、社交）
自助食堂和食品服务娱乐节目

**图 13-2　福利的类型**

额外的福利，机构正逐渐认可给普遍处于不同个人环境的雇员们提供更广泛的保障和福利支持的需求。下面的部分介绍了图 13-2 所示的福利的类型。

### 暂时和兼职雇员福利

非全职雇员有时不会得到福利，但是现在这种情况正在改变。在一项调查中，49%的雇主说他们给兼职人员提供医疗保险。这个比例是全职人员的一半[7]。医疗保健行业是提供兼职福利的先导者。对于许多医疗机构雇主来说，由于劳动力需求的可变性，兼职雇员是一种满足其需要的重要资源。在一些情况下，如果全职雇员不适合，医疗机构雇主不得不雇佣多种兼职人员。给兼职人员提供全职人员福利的一部分或全部对于招募和留住人才是很关键的。

## 社会保障福利

很多福利都提供雇员保障。这些福利包括法律规定的部分和其他由雇主自愿提供的部分。大多数机构建立的最基本的福利有劳动者补偿、失业补偿和解雇费。

### 劳动者补偿

劳动者补偿（**workers' compensation**）是给在工作中受到伤害的人员准备的。政府法律要求大多数雇主通过购买私立机构保险、政府保险基金或实行内部保险，来提供劳动者补偿保险。

劳动者补偿系统要求雇主向在其雇佣范围内发生意外和疾病的雇员提供现金福利、医疗保健和康复服务[8]。作为交换，雇员放弃法律起诉和得到赔偿的权利。但是，这建立在雇主和雇员双方的利益上，通过安全和健康计划去减少劳动者的相对成本[9]。

### 失业补偿

另外一种法律规定的福利是失业补偿，它是作为1935年社会保障法案的一部分建立起来的。因为美国每个州都执行它们独立的失业补偿系统，州与州之间的福利提供差别显著。雇主通过给每个雇员年收入的第一个 7 000 美元（或更多，在 37 个州中）纳税来负担这项福利的经费。这种税要交给政府和联邦失业补偿基金。雇主交费的比例根据经验率（**experience rates**）来定，它反映了离开的员工提出要求的数量。

### 解雇费

解雇费（**severance pay**）是一种雇主主动提供给那些失业雇员的保障福利。如果雇主想解除他们之间的劳动合同，被解雇的员工能得到一次付清的解雇费。

一些医疗机构雇主减少现金解雇费的数目，用继续提供医疗保险和新职介绍帮助来取代一部分解雇费的价值。通过新职介绍（**outplacement**）帮助，使被解雇的员工接受履历书写指导、面试技巧培训和职业咨询。

## 退休保障福利

很少有人退休时能留出足够的财产去维持生活；实际上，他们很大程度上依赖于退休福利。除了一些雇佣少于 100 个人的雇主，大多数雇主都提供某种退休计划。--般来说，私人养老金构成了人们退休后收入的一个重要的部分。随着美国新生儿高峰的一代即将面临退休，退休基金的压力可能会增加。

### 退休福利和年龄歧视

由于 1986 年对雇佣法案年龄歧视（ADEA）的修改，大多数雇员不能被强制在特定的年龄退休。因此，雇主不得不制定各种政策来适应这些规定。在很多雇主的养老金计划中，“正常退休”是指雇员可以退休并获得完整退休金福利的年龄。雇主必须决定超过正常的退休年龄（也许 65 岁）仍然继续工作的职员，是否应该接受完整的福利包，特别是退休金。由于未来社会保险可能发生的变化也许会使得到全额福利的年龄增长到 65 岁，政策很有可能会进行修改。

**提前退休** 许多医疗机构为提前退休（**early retirement**）制定了退休金计划条款，给雇员离开他们工作的机会。在给同一个雇主工作了25年到30年之后，有些人可能想在其他领域施展其才能。短期雇佣和退休兼职给个人和公司提供了一个选择。

一些医疗机构雇主使用提前退休买断计划来削减人员和降低费用。他们必须很谨慎，保证提前退休都是完全出于自愿。强制雇员利用提前退休买断计划的行为促使了老年工人福利保障法案（OWBPA）这一联邦法律的通过。

一些医疗机构雇主根据现有医疗机构职员的情况，开始重新考虑鼓励提前退休的激励措施。有些雇主将提前退休的概念转换为逐步退休（**phased retirement**），定义为帮助雇员分阶段退休的计划。这些计划包括允许雇员减少劳动时间、承担不同的工作及退休后以不同身份重新雇佣等选择[10]。

## 社会保障

1935年的社会保障法案和稍后的修改案，建立了一个提供晚年福利（**old age**）、抚恤金（**survivors**）、残疾福利（**disability**）和退休福利（**retirement benefits**）的系统。联邦政府通过社会保障管理机构管理这个计划，向以前的雇员本人或受赡养者提供福利。雇主和雇员共同分担社会保障的费用，通过一种基于雇员的工资或薪水的税来支付。

从这个系统启动以来，社会保障工资税已经上升到15.3%，雇主和雇员各自支付7.65%。另外，医疗保险税也已经到达2.9%，是以前的两倍还多。但是20世纪60年代到70年代福利仍然增长很快[11]。

## 退休金计划

退休金计划（**pension plans**）是雇主和雇员建立投资的退休福利。机构不被要求向雇员提供退休金计划，仅仅覆盖了美国所有雇员的40%到50%。小机构比大机构提供得更少。

**传统退休金计划** “传统”退休金计划，已不再是以前雇主提供，雇员退休后每月得到固定数目退休金的那种形式了。在这种固定福利计划（**de-**

**fined-benefit plans**）中，雇员的投入是以保险精算为基础的，保险精算的重点在于退休后雇员能得到的福利和决定福利的方法。一个固定福利计划对于退休后可能得到的福利具有更好的稳定性和更强的可预见性。

在固定贡献计划（**defined-contribution plans**）中，雇主按年支付给雇员退休金。这项计划的关键是贡献率（**contribution rate**）；雇员退休福利决定于固定的贡献和雇员收入水平。因为这个计划是以过去贡献的投资为参考的，而过去贡献的投资因收益率和其他因素的变化而变化，雇员的退休福利就有些不稳定和难以预测了。

**现金平衡计划**　医疗机构雇主越来越多地将传统退休金计划转变为现金平衡计划（**cash balance plans**），这是一种固定福利计划和固定贡献计划的混合体。现金平衡计划不是根据每个雇员每年的服务量和薪水来指定退休福利，而是以假定的平衡数量作为参考。

**雇员退休收入保障法案（ERISA）**　对于如何管理退休金计划以及退休基金怎么保护的广泛批评促使了 1974 年雇员退休收入保障法案（ERISA）的出台。这部法律的目的是规范私人退休金计划来保证给这些计划投入资金或靠退休基金发放退休金生活的雇员能够在退休后真的拿到钱。

## 退休金术语及概念

退休金可以是贡献性的，也可以是非贡献性的。在贡献性计划（**contributory plan**）中，雇主和雇员都为退休金计划支付金钱。在非贡献性计划（**noncontributory plan**）中，雇主提供所有的退休金福利的资金。就像预想的一样，雇员和联邦政府通常更喜欢非贡献性计划的使用。

关于雇员退休金计划有一些特定的权利。各种法律和规定已经通过，致力于保护雇员从他们的退休金计划中获得福利的权利。这叫做归属权（**vesting**），它假设工作最短的年份，保证雇员确定的退休金。如果雇员在达到雇佣要求的时间之前辞职或被解雇，除了他们自己付出的资金外，退休金权利不会自然地产生。如果雇员做够了规定的时间，那么他们就保持了退休金权利，可以享受雇主和自己支付的基金。

雇员退休金的另一个特征是其可携带性（**portability**）。在一个便携的计划中，雇员可以将他们的退休金福利从一个雇主转移到另一个雇主。提供便携退休金计划的公司不断增多。便携计划开辟了不同的途径，代替了雇员要等到退休后才能转移其传统退休金福利计划的做法。雇员一旦在一项计划中达到一定的时间，比如说5年，如果换了工作，他们就可以将基金转移到其他的退休金计划。

### 个人退休选择

因为多种退休福利选择的可用性，使得退休金领域更加复杂。最重要的选择是个人退休账户（IRAs）、401（k）、403（b）和457计划。除了机构退休计划外，这些计划也是有效的。

**个人退休账户（IRAs）** 个人退休账户（**individual retirement account**）是一种特殊的账户，雇员在这个账户里存资金而不会被征税直到退休。个人退休账户的最主要优点是能够积攒额外的退休基金，将应征税的收入转移到以后的时间，那时总收入——因此而应征税收入——很有可能更少。联邦法律于1997年进行了修改，授权了一种特定种类的IRA，被叫做Roth IRA，它将会推动IRAs的应用。

**401（k），403（b）和457计划** 401（k），403（b）和457计划允许雇员个人做出选择，降低现在工资的一定比例，这部分将用于退休计划的基金。403（b）和457计划仅适用于非赢利组织，而401（k）对于赢利组织和非赢利组织都适用。

## 卫生保健福利

很多卫生机构雇主提供多种卫生保健机构和医疗福利，通常是通过保险覆盖。最普通的计划为为雇员及其被赡养者支付包括医疗、牙科、处方药品和视力保健在内的费用。覆盖常规和主要医疗费用的基本医疗保险也是大多数雇主所期望的。牙科保险对于很多雇主来说也很重要。有些牙科计划包括畸齿矫正，这是很多家庭的主要支出。一些雇主医疗保险计划还包括心理咨询，也有很多没有。

几十年来，医疗保险的费用不断以远超过通货膨胀的比率上升。到20世纪 90 年代末，医疗保险费用的增长迫使许多雇主达成协议来控制医疗保险费用的增长和其他的医疗费用。据估计，每年每个雇员的平均医疗保险费用超过 5 500 美元[12]。尽管这种成本控制暂时取得了成功，但医疗保险费用增长的比率又开始有所增加，如图 13-3 所示。现在，很多医疗机构雇主，尤其是小型医务所及门诊，正在考虑他们是否有为雇员提供医疗保险的能力。

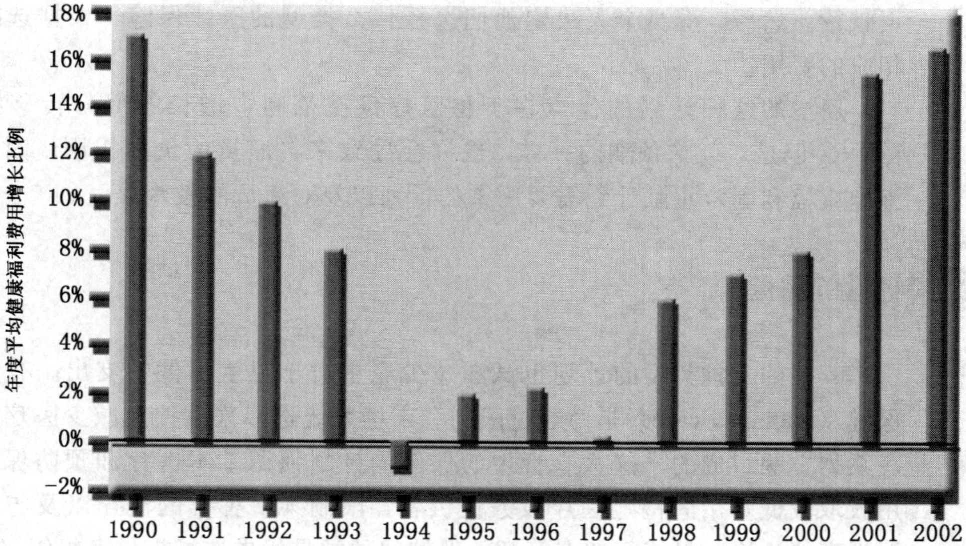


**图 13-3　医疗机构雇主福利支出的增长**

源自：U. S. Bureau of Labor Statistics，U. S. Department of Labor，2002

## 控制医疗保险福利费用

控制医疗保险福利费用可以有许多不同的途径。有两种特别关注雇主支付的途径，分别是增加联合付费和使用固定贡献计划。

**联合付费**　过去，许多卫生机构雇主使用第一美元保险计划（**first-dollar coverage**）。这种保险，从医疗保险费用的第一美元起所有的费用，就是由雇主保险来支付。专家指出当基本的医疗保险计划包括第一美元保险计划实施时，很多雇员有点轻微的疾病就去看医生，这样导致了福利费用的增加。

因为医疗保险费用的上涨，雇主已经开始尝试转移一部分费用给雇员。联合付费（**co-payment**）策略需要雇员支付一定比例的费用，包括保险费及医疗费用。一些雇主将每个雇员扣除的费用从 50 美元增加到 250 美元，发现由于降低了雇员对卫生服务的利用，医疗保险的费用节省了很多[13]。

**健康福利固定贡献计划** 有些雇主已经实行了固定贡献计划（**defined-contribution plans**）。在这种类型的计划中，雇主给每个雇员制定一个固定的贡献量。然后，雇员个人决定他们选择什么类型的医疗保险，根据选择缴纳相应的费用。

雇主的这种计划的优点在于将医疗保健福利中增长的部分转移给了雇员[14]。但是，就像预期的一样，也许会导致来自雇员的负面作用。因此，实施健康福利固定贡献计划需要周密的计划以及对雇员的教育[15]。

## 有管理的保健

其他的几种类型的计划也试图减少雇主对于卫生保健的支出。有管理的保健（**managed care**）是由通过限制和市场系统选择来监控及减少医疗费用的一系列方法组成的。这些有管理的保健的计划强调基本医疗和预防保健，使用收取较低费用的特定医疗服务提供者，限制某些种类的治疗以及与医院和医生商议价格。最流行的有管理的保健的种类是优先选择提供者组织（PPOs）和健康维护组织（HMOs）。

**优先选择提供者组织（PPOs）** 有管理的保健的一种类型是优先选择提供者组织（**prerferred provider organization**），医疗机构供给者与雇主签订合同，或者是雇主集团以有竞争力的价格提供给雇员卫生保健服务。雇员如果想享受不同价格标准的医疗服务，有权利转到其他的医疗机构。

**健康维护组织（HMO）** 健康维护组织（**health maintenance organization**）在预先付费的基础上，在确定的时期内提供服务。健康维护组织在预防和治疗两个都方面非常重视。雇主和健康维护组织以及组织内的医师、医务人员和医疗器械签订合同，提供完整的医疗保健服务。雇主给每一个登记在册的雇员或每个家庭缴纳同样的费用。这样，被覆盖的人们也许一有需要就去 HMO 接受医疗保健服务。

**利用审查** 很多雇主发现，通过保险公司和医疗机构计划管理来管理一些提供给雇员的保健服务的类型和频率不当的行为以及控制与这些保健服务相关的支出是相当有作用的。不必要的流程和不正确或者不恰当的医疗保健会导致雇主的高支出。因而，雇主和保险公司经常需要对医疗工作及费用进行利用审查（**utilization review**）。这个过程需要使用另一种观点，医疗保健服务利用过程的审查以及过程中花费的审查。

**健康计划**　健康计划鼓励雇员建立更加健康的生活方式。健康计划通常包括像戒烟课程、饮食和营养咨询、运动和减肥中心及课程、健康教育等类型的活动。

许多卫生机构雇主也通过一些计划来培训雇员关于卫生保健的费用及如何减少费用方面的知识。雇主设计了时事通讯、正式课程及其他各种途径来帮助雇员了解为什么医疗费用在不断增长，雇员自己能为控制费用做什么。有些卫生机构雇主甚至为改善健康习惯实行金钱激励。这些计划奖励那些停止吸烟，减肥成功以及参与运动计划的雇员[16]。

## 卫生保健立法

**COBRA**　统一综合预算调和法案（COBRA）中法律需求的条款规定，大多数拥有超过 20 个雇员的雇主（除了教会和联邦政府）都要给下列的群体提供长期的卫生保健保险。

- 自动离职的雇员，除了那些因其不正当行为而离开的人
- 现在或以前雇员的丧偶、离异对象或抚养的儿童
- 退休人员及其无医疗保险的配偶

雇主必须在雇员离开、死亡、离婚或者是改变身份后 60 天内通知符合条件的雇员和（或）其配偶以及有资格的被赡养者。保险需要提供 18 到 36 个月，根据符合条件的情况来定。不再被机构雇佣的人必须自己交纳保险费，但是雇主也许会付给这个人不多于保险费 102％的费用来保证他享受同样的保险。

对于大多数医疗机构雇主来说，COBRA 的要求意味着额外的工作和相关的费用。举个例子，雇主不仅要考虑以前的员工还要通知他们有资格的被赡养者。2％的保险费剩余一般不足以支付相关的所有费用，实际支出常常要高几个百分点。

HIPPA **条款** 1996年的健康保险流通与责任法案（**health insurance portability and accountability**）允许雇员把他们的医疗保险从一个雇主转移到另一个雇主，得到一个新的医疗保险而不用考虑先前存在的医疗卫生条件。这项法律还禁止团队保险计划把患病的雇员排除在外，要求给那些在团队范围之外的人制定个人保险[17]。2003年4月生效后，有机会接触或知道个人医疗信息的卫生保健提供者、保险公司和其他机构，对医疗记录保存的机密性有了更加高的要求。这将会影响到雇员处理福利信息的方式。

## 金融、保险和其他福利

医疗机构雇主可以提供给雇员一个范围很广的特殊福利：金融福利、保险福利（除了健康相关保险）、教育福利、社交福利和娱乐福利。这些福利在吸引和留住雇员方面是有用的。雇员乐意接受特别的福利，因为福利不用像收入一样纳税。

### 金融福利

金融福利包含很多类型的项目。由雇主主办的信用合作社（**credit union**）向雇员提供存款和借款服务。雇员节约存款计划（**thrift saving plans**）也许是合适的。有些雇主对其的投资额与雇员的投资几乎一样。举例来说，在一个存款计划中，机构提供的匹配资金与雇员在401（k）计划中投资的资金是相同的。金融计划和咨询（**financial planning and counseling**）对管理者是一项特别有价值的服务，他们具有更高的报酬水平因而需要投资、合理避税和综合金融咨询。这些金融福利计划在临近退休年龄时将会变得更重要。

### 保险福利

除了健康相关保险之外，一些雇主准备了其他类型的保险。这些福利对雇员来说有很大的优势，因为许多雇主给他们缴纳一部分或全部的费用。即使雇主不付任何费用，团体项目的价格相对较低，雇员仍然是受益的。

**人寿保险**　雇主给雇员提供人寿保险（**life insurance**）是很普遍的。人寿保险是以团购的方式购买的，雇主交纳全部或部分保险金，但是保险的标准通常比较低，而且与雇员的基本工资相联系。典型的保险标准是一个雇员年薪的 1.5～2 倍。有些管理者也许会得到更高标准的保险，作为其管理者报酬包的一部分。医疗机构雇主也经常提供给雇员可供选择的人寿保险，雇员支付所有的保险金但是享受团购折扣价。

**残疾保险**　另外一个与雇员工资水平有关的保险福利是短期（**short-term**）和长期的残疾保险（**long-term disability insurance**）。这种类型的保险给残疾的、无法工作的雇员提供持续的收入保障。长期残疾保险更加常见，因为很多雇主认为短期残疾的情况是指雇员在一年的时间内可从疾病中恢复。合并残疾保险计划以减少雇员赔偿要求的雇主的数量在不断增长。实施综合残疾管理计划（**integrated disability management programs**）的原因有很多，比如节约费用，公平性更强[18]。

## 教育福利

许多医疗机构雇主使用的另一个福利是教育补助计划（**educational assistance programs**），为正式的教育课程和学位课程支付部分或全部的费用，包括书费和实验材料。有些雇主按比例付费，由收到的成绩等级决定；另外一些则仅仅需要及格的等级 C 或更高等级。

如果雇主在支付教育费用的时候不限制特定的情况，雇员一定会把教育补助经费看成是一种应征税的收入。按联邦税收规定，国家收入法案的第 127 部分规定可接受包括研究生教育在内的补助经费[19]。

## 社交和娱乐福利

一些福利和服务在本质上是社交和娱乐性质的，比如保龄球联合会、野餐和聚会、雇主主办的运动队、机构所属娱乐场所和其他的运动和兴趣小组。因为雇员的兴趣不断增长，更多的机构提供娱乐设施和活动。但是由于可能的法律责任，雇主必须控制所有的与其机构联系的活动。

## 家庭导向型福利

美国在过去的几十年里，家庭的组成发生了重大的改变。传统家庭的数量——男人是家庭最重要的人和管理者，即“获得面包的人”，女人在家中抚养孩子——减少了很多，而同时拥有两个上班人口的家庭的比例是以前的两倍还多。双职工家庭、单亲家庭的增加以及工作需求的上升都使得雇主在家庭导向型福利上面更加重视。雇主建立了各种家庭导向型福利来提供帮助，联邦政府也于 1993 年通过了家庭及医学休假法案。

## 家庭和医疗休假法案（FMLA）

家庭和医疗休假法案（FMLA）覆盖了所有拥有超过 50 个雇员的居住在离工作地点 75 公里以内的雇主，包括联邦、州和私人雇主。按照 FMLA，只有在过去的一年中工作了至少 12 个月以及 1 250 个小时的雇员才符合休假的条件。

**FMLA 符合条件**　这项法律规定雇主应允许符合条件的雇员在以下一种或几种情况下，在任何 12 个月的时间内总共休假 12 周。

- 孩子的出生、收养或看护
- 照顾处于严重疾病困扰中的配偶、孩子或父母
- 雇员自身的严重身体健康情况

严重身体健康情况（**a serious health condition**）是指一个人需要住院或持续的医院治疗。雇主要求雇员提供一份医生描述患有以上疾病的书面证明。

FMLA 关于雇员休假有以下原则：

- 取得家庭和医疗休假的雇员，休假完毕时必须能回到原来的工作，或是具有同样地位和工资的工作。
- 健康福利在休假期间必须按照同样的水平和情况进行。
- 休假也许是断断续续的而不是一次休完，这要看雇主和雇员之间的协议，孩子的出生、收养和看护是协商的根据。对于严重身体健康情况，雇主的批准不是必要的。
- 雇员可以要求在不带薪的休假时进行自费的度假旅游和私人假期。
- 必要的话，雇员被要求在其工作的地方出示一个 30 天的通知。

**雇主对 FMLA 的反应**　自从法案通过以来，一些因素逐渐显现出来。首先，许多雇主没有对这项法律引起足够的重视。一些雇主拒绝放假，或是假期结束后没有恢复雇员的职位。实际上，如果不考虑 FMLA，在失业期削减休假返回的雇员是一种合理的理由，法院对涉及失业和工作安全性的雇员上诉案中 74%给予了驳回[20]。

医疗机构雇主在 FMLA 上也遇到了一些问题，因为雇员需要和使用假期有太多不同的情况。许多雇主发现理解什么时间、什么情况下批准是一件困难的事情。另外，对于小型机构雇主来说，为正在 FMLA 假期中的雇员安排工作范围也是一个相当大的挑战。这件事非常复杂，其难度在于法律规定处在假期中的雇员在回来工作的时候必须继续同样的工作，得到同等水平的工资。许多雇主仍然觉得这项法律难以遵守。

## 家庭照看福利

对家庭问题的不断关注对于许多医疗机构和雇员来说都很重要。许多医疗机构雇主拥有一大批女性员工，所以收养福利、儿童照看计划和老年人计划对于吸引和留住雇员是非常关键的。尽管研究显示男性开始更多地参与到抚养孩子的责任中去，但是抚养孩子最重要的责任仍然在女性雇员的肩上。如果医疗机构雇主想要去竞争有能力的女性雇员，他们就必须在提供的福利中包含这些项目：

**收养福利**　很多医疗机构雇主给生育儿童的雇员准备了产妇或父亲福利。与此相比，还有相对较少数量的雇员收养儿童，但是本着公平的原则，有越来越多的机构给收养儿童的雇员提供福利。

**儿童照看**　对于很多医疗机构雇员，他们的主要挑战是平衡工作和家庭的责任。不管是单亲家庭还是双职工的夫妇，他们都经历过获得高质量、可负担的儿童照看的困难。医疗机构雇主采用了几种方法解决儿童照看的问题。包括提供定点日托机构，为父母选定儿童照看提供者提供介绍服务。

**老年人照顾**　另一个重要性在不断增强的家庭相关问题是老年人的照顾。不同的机构对他们的雇员进行了调查，发现有其中 30%的人不得不放弃工作去照顾上了年纪的老人。与照顾年长的家庭成员有关的责任导致工作成绩的下降、旷工的增加以及对受到影响的雇员更大的个人压力。

## 家庭伴侣及结婚等价物福利

随着美国生活方式的改变，医疗机构雇主面临着没有结婚但是与他人有亲密个人关系的雇员的福利要求。用来形容个人的这种家庭安排的术语叫做家庭伴侣（**domestic partner**）或结婚等价物（**spousal equivalents**）。

这些雇员争论的是，如果雇主为结婚雇员的配偶提供福利，那么也应该为没有结婚但是选择了其他生活方式和关系的雇员提供。这个观点从以下方面得到了补充：(1) 数据显示有相当比例的异性夫妇在结婚之前住在一起或以同居代替传统的婚姻；(2) 现实中，更多的男女同性恋者开始公开他们的生活方式。

如今，符合传统家庭定义的家庭（包括丈夫、妻子和孩子）比例仅占总数的25%。居住在未婚家庭的美国人数量的增长远远快于那些结婚的家庭。最新的调查发现有60万个同性夫妇家庭，占到全国家庭数量的0.5%[21]。一些研究表明提供这项保险的雇主，登记人数在1%到2%之间。如果保险提供给异性夫妇，登记率接近2%。大概有22%接受调查的公司提供这项福利，其中三分之二的公司向没有结婚的同性和异性夫妇都提供福利[22]。

向家庭伴侣提供福利的决定在反对同性生活方式的一些宗教首领的抨击中到来了。但是必须说明的是绝大多数享用家庭伴侣福利的雇员是异性恋。

## 业余时间福利

医疗机构雇主在多种情况下给雇员的业余时间付费。午饭休息费、节日费、度假费非常普遍。但是因为某些原因雇主也发休假费。业余时间福利占所有报酬的5%～13%。典型的业余时间福利包括节日费（**holiday pay**）、度假费（**vacation pay**）和休假（**leaves of absence**）。

**医疗和疾病休假**　雇主同意休假（**leave of absence**），把休假看成带薪或不带薪的业余时间，有各种原因。医疗和疾病休假与业余时间付费项目是紧密联系的。许多雇主允许雇员因为得病带薪休假有限制的几天。有些雇主允许雇员积攒没有使用的病假，可以用在重大的疾病上。其他的则给雇员没有用到的病假付费。一些机构开始将重点转移到奖励那些没有使用病假的雇员，给他们支付额外的满意的费用（**well pay**）。

**业余时间付费（PTO）和扩展疾病银行（EIB）**　许多医疗机构雇主已经开始使用业余时间付费计划（**paid time-off plan**）和扩展疾病银行（**extended illness banks**）。PTO 将雇员短期病/事假、度假、节日和一些结合体合并成一个总的可带薪休假的小时数或天数[23]。EIB 项目允许雇员积攒假期用作长期疾病或健康相关保健，比如产妇保健。一个医疗机构发现当它停止指定固定的病假时间段并开始实施 PTO 计划时，缺勤率下降了，业余时间被安排得更好，雇员对休假政策的接受程度也改善了。图 13-4 描述了一个 PTO 和 EIB 利息的例子。

| | 服务年限 | 全职雇员的年度累计（小时） | | |
|---|---|---|---|---|
| | | PTO | EIB | TOTAL |
| 允许 2 周（10 天）休假的职位 | 1～5 | 176 | 56 | 232 |
| 允许 3 周（15 天）休假的职位 | 5～12 | 216 | 56 | 272 |
| 允许 4 周（20 天）休假的职位 | 20＋ | 256 | 56 | 312 |

**图 13-4　业余时间付费和扩展疾病银行**

**其他休假**　其他类型的休假也出于各种目的而设定。各种州立和联邦法律规定了一些假期，比如军事假期（**military leave**）、选举假期（**election leave**）、陪审假（**jury leave**）。雇主通常付给雇员的常规工资，军事、选举以及陪审假期费是不同的。有些公司允许雇员军事时间离开，同时付给他们常规工资和军事费。联邦法律禁止雇主要求预备役军人利用假期时间去参加暑期训练营或其他训练课程的有歧视的行为。但是，假期的申请必须理由充分而且真的是军事需要。

殡葬休假是另外一个卫生机构雇主经常提供的休假。家庭直系成员的死亡通常最多给 3 天假期，在很多雇主政策指南和雇员手册中都有详细的说明。一些政策允许为更多的亲戚和朋友的死亡提供不带薪的假期。

## 福利管理

### 福利交流

雇员常常对从雇主那里得到的福利的价值和费用了解不多。然而福利交流和福利需要是相互联系的。许多雇主就创立了特殊的福利交流系统去告知雇员所提供福利的价值。

**福利报告** 一些医疗机构雇主还给每个雇员一份年度个人福利报告（**personal statement of benefits**），将福利转化为美元数。ERISA下的联邦规定要求雇员接受年度养老金报告，也可以包含在个人报告中。通过个人报告，每个雇员都可以知道他或她的福利到底值多少。雇主希望通过提供雇员福利支出方面的培训，可以更好地管理支出，让雇员给他们的福利支出以更好的评价。

**HRIS和福利交流** HRIS观点的出现与企业内部网有关系，内部网提供了与雇员交流福利的另外一种途径。雇员自助站的使用允许他们在线获得福利信息。这些自助站和其他信息计划还允许雇员改变他们的福利选择、实现福利平衡以及给人力资源人员和外部福利提供者提出问题。人力资源专职人员利用信息系统收集福利信息，进行雇员福利调查以及提供其他福利交流[24]。

### 弹性福利

弹性福利计划（**flexible benefit plan**），有时被称为伸缩（**flex**）或自助（**cafeteria**）计划，雇员可以从一组雇主建立的福利计划中选择他们喜欢的。机构允许雇员在一些总限制下选择个人福利的结合体。由于劳动力组成的改变，弹性福利计划越来越普及。

**弹性支付账户** 在当今的税收法律下，雇员可以在税前将一些收入转移到账户中为某项福利积累基金。这些弹性支付账户（**flexible spending accounts**）允许雇员将税前扣除的钱买成额外的福利。

直到写这部书的时候，依据税法，账户中的资金只能被用作购买以下项目：(1) 额外卫生保健（能够抵消可减免的税），(2) 人寿保险，(3) 残疾保险，(4) 被赡养者健康保险。就像弹性福利计划正在为更多的卫生机构雇主接受一样，弹性支付账户也在不断普及。

### 未来的福利

雇员的需求一直在改变。这些变化和 IRS 规范使得福利变得更加复杂。结果，福利功能占据人力资源部门外部采购的最大部分。退休金计划、健康计划管理和 COBRA 跟踪，像福利管理、服务、金融报告和账目清算，以及批准和报告等一样都是福利外购的目标，

许多雇员也接触到了以互联网为基础的福利支持系统。例如，互联网的应用使得机构不断增多的雇员可以检查他们退休基金的余额以及在不同的金融选择中转移资金。

## 可变报酬：业绩激励

工资和福利组成了报酬的两个部分。对于许多医疗机构的员工来说第三个部分就是可变报酬。作为补偿的可变报酬（**variable pay**）是与个人、团队及组织的业绩联系起来的。可变报酬计划试图给雇员超过预期的业绩提供切实的奖励，传统上被看成是激励（**incentive**）措施。用于个人、团队和组织的可变报酬计划有几种类型。

### 可变报酬的类型

个人激励（**individual incentives**）是给个人的努力和业绩做出的奖励。对于医疗机构雇员最普遍的提供可变报酬的方法就是红利。其他的方法包括特殊奖励奖金、业余时间付费及其他。

但机构对整个小组或团队（**team**）的业绩进行奖励时，成员之间的合作

会增加。但是在特定的环境下，为了奖励不同团体之间的竞争可能会导致整体业绩的下降。对团体或小组最普遍的激励是收益分享计划（**gainsharing plans**），如果雇员小组达到目标，他们将会根据业绩目标进行测量分享收益。收益分享计划通常致力于提高质量、降低成本和改善其他可测量的结果。

机构激励（**organizational incentives**）根据整个机构的业绩结果来奖励人们。这种方式假设所有的雇员在一起工作可以产生更好的机构效果，从而达到更好的财政业绩。这些项目常常通过把一些机构财政收入算为每个雇员基本工资的一定比例，与雇员分享。而且，机构激励也许会按照固定的数目发给每一个雇员，或者让在整个机构中不同水平的雇员得到不同的数目。对于卫生机构高级管理者和行政人员，可变报酬计划常常建立起来提供递延补偿从而减少接受者的税收责任。图 13-5 表明了每一种激励形式和可变报酬计划的种类。

大多数医疗机构雇主采用可变报酬激励，是为了将个人的业绩与机构的目标相联系，奖励那些业绩突出的员工[25]。其他的目的包括提高生产力或增强雇员保持力。如果可变报酬计划开始后，达到了机构赋予它们的目标，就可认为是成功的。

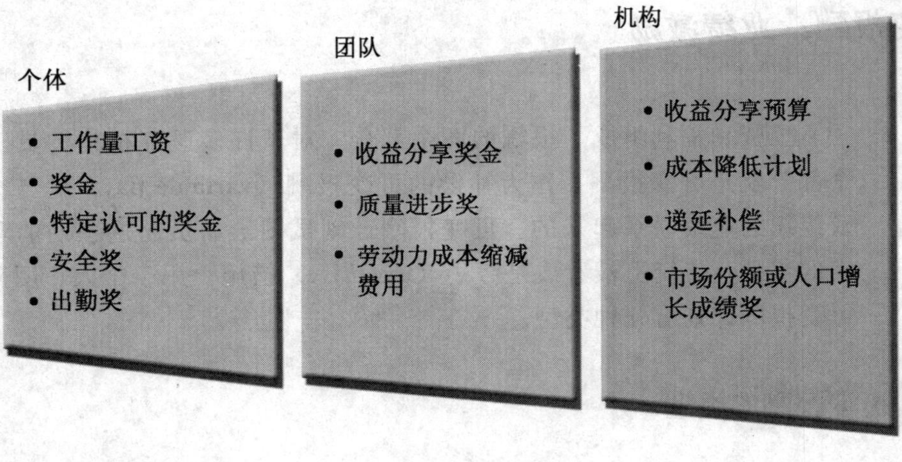


**图 13-5 医疗机构中可变报酬计划种类**

## 有效可变报酬计划

可变报酬系统应该与想达到的业绩相联系。雇员必须能够看到他们的努力和收入之间的直接联系。事实上，高绩效机构比起低绩效的公司来说，给予他们的顶级雇员远远超过激励工资的奖励[26]。

因为人们倾向于生产那些标准化和有奖励的东西，医疗机构必须确保把被奖励的东西与达到机构目标联系起来。多种测量方法的使用可以保证不同的绩效尺度没有被忽视。例如，一个医院的病人时间安排部门，就给雇员设置激励，通过减少每一次呼叫花费的时间来提高生产力。这样所用时间会减少，但是顾客的服务下降了，因为雇员会匆忙地谈话以节约时间。因此，这个部门应该考虑谈话时间和顾客满意度调查机构两个方面。

事实上，在医疗机构设置中将收入与绩效联系起来并不总是合适的。例如，如果产出不能够被客观地测量，管理人员就不能正确地给高绩效者以更高的奖励。管理者甚至都不能准确地区分高绩效者。在这些情况下，个人可变报酬是不合适的。

## 个人激励

就像前面所说的一样，个人激励系统试图将个人的业绩与收入联系起来。图 13-6 描述了个人激励计划的普及。

**红利**　雇员个人可以以红利的形式得到额外的补偿，红利（**bonus**）是一次性支付方式，不会成为雇员基本工资的一部分。一般情况，对于雇主红利比其他支付方式花费较少，因为它们不会成为雇员基本工资的组成部分。个人红利在机构中经常在管理人员中使用，但是随着其不断的普及，在某些公司，红利的使用开始向所有水平的工作人员扩展。红利能够用来奖励雇员产生新观点、发展新技术以及拿到专业资格证书。当一个雇员掌握了技术或是获得了要求的证书，工资就会上涨或是接着得到一次性的红利。

红利肯定了一个雇员、一个团队或一个组织作为整体的绩效。当绩效水平高的时候，红利上升。当绩效没有达到要求，红利就下降。如果适当的话，大多数雇主将雇员的红利部分基于个人绩效，部分基于组织绩效。

1. 年度资金

2. 特殊一次性资金

3. 个人创造奖

4. 管理岗位长期激励奖

5. 一次性业绩工资

图 13-6　流行的个人激励工资计划

源自：Incentive pay plans："Which ones work…and why"，*HR Focus*，April 2001，3－4

**特殊激励计划**　雇主们使用过无数为个人提供奖励的特殊激励计划，从达到绩效目标的一次性竞争，到长期的绩效奖励。尽管特殊计划也可以在团队和整个机构进行，但这些计划一般集中在奖励特殊的高绩效个人方面使用。一些医院和医疗中心在成功通过美国卫生机构资格认证联合委员会（JCAHO）审查之后，已经给所有的雇员实施了红利奖励。特殊激励包括特殊奖励、认可奖励和服务奖励。

## 小组/团队可变报酬

一组雇员不能被称为一个团队，但是任何一个人都是可变报酬的基础。机构中工作团队的使用暗示了团队和其成员的报酬机制。有趣的是，尽管在过去的两年中，工作团队的使用增长得很快，但如何给团队的成员公平地分配却仍然是一个极大的挑战。如图 13-7 显示，机构建立小组和团队可变报酬计划有以下一些原因。

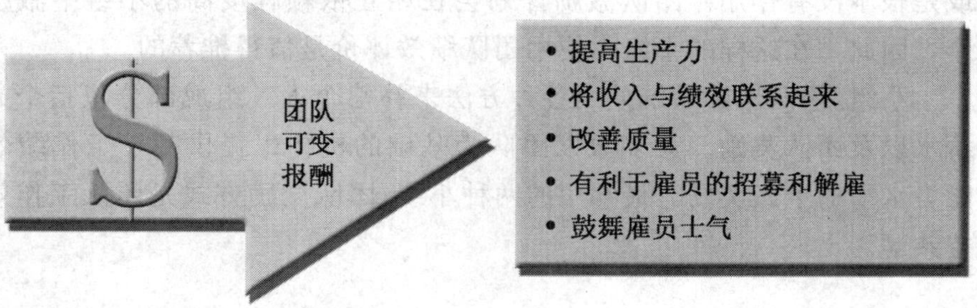
团队
可变
报酬
• 提高生产力
• 将收入与绩效联系起来
• 改善质量
• 有利于雇员的招募和解雇
• 鼓舞雇员士气

**图 13-7　为什么机构建立可变报酬计划**

**团队激励分配**　团队奖励的分配必须做出一些决定，最基本的两条解决团队分配问题的方法如下：

1. 给每个团队成员相同的奖励——这种办法，所有的团队成员都得到同样的收入，不考虑工作级别、现在工资收入和资历。

2. 不同的团队成员不同的奖励水平——使用这种方法，雇主根据以下因素例如对团队业绩的贡献、现在工资收入、几年工作经验以及工作中表现的技术水平等来决定个人奖励的变化。

一般情况下，机构将第一种方法作为个人收入水平不同的补充。这种方法通过使团队激励平均来奖励团队业绩，但是仍然承认个人薪水的差异存在及其对许多雇员的重要性。

**团队激励问题**　受到奖励的团队成员奖金差距的公平性（**equally**）和公正性（**equitably**）引发了好多关于团队激励的问题。奖励按数量平均地分配给每一个团队成员，会被认为对于工作更努力、更有能力或完成更困难工作的雇员“不公平”。这个问题当有一个绩效差的个人对团队的业绩产生了反面影响的时候更加复杂。同样，在一个团队中工作的雇员，如果团队中所有人员获得同样的奖励，而不是根据绩效来获得奖励的话，就会显示出相对低水平的满意度，而根据绩效获得奖励常常被认为是更加公平的。

**成功的团队激励**　团队和其成员的独特性质在建立团队奖励的过程中反映得十分明显。雇主必须考虑团队的历史和其过去的绩效。使用这个团队过去用过的以及那些带来高绩效的激励手段被证明一般会更加成功。

团队激励过程的另一个需要考虑的问题是团队的规模。如果团队过大，雇员也许会认为个人的努力对整个团队业绩和相应的奖励来说作用微不足道或是根本没有作用。团队激励计划会在相互依赖程度高的小组中激励团队工作。因此，在这样的小组中使用团队绩效评价是值得推荐的。

小组/团队奖励系统使用各种方法来补偿个人。组成部分包括个人工资和薪水以及团队奖励。大多数以团队为基础的机构也提供基于工作绩效或个人能力水平的个人奖励。最常用的两种小组/团队激励方式是团队工作效果和收益共享。

## 机构激励

机构激励系统根据整个机构在一年里作为一个整体的绩效决定如何来奖励机构中所有的雇员。在机构激励计划里面最基本的理念是整体的业绩决定于机构内的合作。这些计划的目的是通过在机构内奖励合作来改善业绩。为了更有效，机构激励计划应该包括未免税的每一个雇员到管理人员和行政者。例如，一个大型的牙科诊所以病人满意度为基础开展了机构激励计划。这个诊所用对病人的调查中收集的信息确定了一个可接受的病人满意度的基本分数，然后又制定了一个提高病人满意度的目标。在取得这一目标之后，这个诊所年底给所有的雇员一份可观的现金红利。

## 案例

默西（Mercy）医院，是一所坐落于一座大型西部城市的郊区、具有 300 个床位的社区医院。这家医院正在为招募和留住职员的事情困扰。尽管地区劳动力统计表明有足够的熟练卫生保健工作者，但是困扰他们的事情仍然在继续，很明显他们选择了别的地方。

默西医院的人力资源主管在医院高级管理者的支持下，对招募和保持人员情况进行了系统的分析。这位主管利用了近期雇员满意度调查和离职访谈的信息。从这些资料中她发现了以下几点：

- 现在的雇员认为默西医院的福利计划不如其他地区的医院和公司有竞争力。

- 对于那些在过去 12 个月内主动辞去工作的雇员来说，福利问题是很重要的。他们可以接受的工作应包括：更低的医疗保险费用；由雇主支付的牙科保险；更高的加班费的自然增加和签约红利。
- 默西医院的医疗保健竞争者也意识到默西医院缺乏具有竞争力的福利包，大量招聘这个医院的雇员，当与雇员们面谈时指出他们医院的不同之处。

## 思考题

1. 根据卫生人力主管的发现，默西医院应该考虑增加什么样的福利计划？
2. 增强默西医院福利计划竞争力的优点和缺点各是什么？

## 参考文献


1. Jerry Giesel, "Health Care Cost Increases Among Employers' Top Worries," *Business Insurance* (December 17, 2001).
2. Daniel Moskowita, "Care Package," *Human Resource Executive* (May 1, 2001), 1.
3. "Baby Boomers Need Attention Too," *Bulletin to Management* (July 13, 2000), 5–6.
4. Margaret M. Cole, "Employers Cater to Changing Benefit Needs, Survey Finds," *HR-News* (May 2001), 17; and Lore Lawrence, "Companies Still Offering Perks, but HR's Taking Another Look," *HR-News* (June 2001), 4.
5. Rodney K. Platt, "Value of Benefits Remains Constant," *Workspan* (June 2000), 34–39.
6. "50 Benefits and Perks That Make Employees Want to Stay Forever," *HR Focus* (July 2000), S2–S3.
7. Robert Schwab, "Employers Forces to Expand Benefits," *The Denver Post* (September 3, 2000), GL.
8. William Atkinson, "Is Worker's Comp Changing?" *HR Magazine* (July 2000), 50–61.
9. Atkinson, "Is Worker's Comp Changing" *HR Magazine* (July 2000), 50–61.
10. Anna M. Rappaport, Renee Maciacz and Ed Bancroft, "Exit Stage, Rightfully, Phased Retirement in the Spotlight," *World at Work Journal* (Fourth Quarter 2001), 30–36.

11. The Hay Group, *Social Security Summary 2000* (Philadelphia: Hay Group, 2000).
12. Julie Appleby, "Health Insurance Prices to Soar," *USA Today* (August 27, 2001), 1A–2A; and Steve Jordan, "Health Insurance Costs Set to Soar," *Omaha World-Herald* (November 4, 2001), 1D.
13. Mary S. Case, "A New Model for Controlling Health-Care Costs," *Workforce* (July 2000), 44.
14. Robert J. Chitadore, "Defined Contribution," *World at Work Journal* (Third Quarter 2001), 11–17.
15. Carolyn Hirschman, "More Choices, Less Cost?" (January 2002), 36–41.
16. Steve Jordon, "Wellness Is Insurer's 'Watchword,' " *Omaha World Herald* (January 21, 2001), 1B.
17. Alex M. (Kelly) Clarke, "The New HIPPA Regulations," *13th Annual Baird Holm Labor Law Forum 2001*, 57.
18. Miriam Basch Scott, "Disability Management," *Employee Benefits Plan Review* (March 2000), 16.
19. "Nine in 10 Employers Offer Educational Benefit Programs," *Bulletin to Management* (August 3, 2000), 244.
20. Sue Shellerbarger, "Work and Family," *The Wall Street Journal* (August 22, 2001), B1.
21. Genaro C. Aranas, "Gay Couples Lead 549,391 Households," *The Denver Post* (August 22, 2001), 7A.
22. Kim Mills, "Domestic Partner Benefits," *Workspan* (August 2000), 32–35; and "Benefits Policies," *Bulletin to Management* (December 21, 2000), 404.
23. Jackie Reinberg, "It's About Time: PTOs Gain Popularity," *Workspan* (February 2002), 53–55.
24. Susan J. Wells, "Communicating Benefits Information Online," *HR Magazine* (February 2001), 28–36.
25. "Short-Term Incentives Considered Ineffective, Survey Reveals," *HR News* (January 2000), 5.
26. "Towers Perrin Reveals How to Design the Most Effective Incentive Plans," *IOMA's Report on Salary Surveys* (March 2000), 14.
27. Todd Manas, and M. H. L. Vuitton, "Combining Reward Elements to Create the Right Team Chemistry," *Workspan* (November 2000), 46–52.

第14章

# 医疗机构中的安全、健康和保障问题

## 学习目标

在学习了本章之后，你应该能够：

- 解释医疗机构中安全、健康和保障的特性
- 分辨职业安全与健康法遵守的不同方面
- 确认一个有效的人类工程项目的组成部分
- 关于医疗机构中健康问题的讨论
- 理解处理工作场所暴力的重要性

## 医疗机构人力资源透视（Healthcare HR Insights）

安全、健康和保障对医疗机构是非常重要的人力资源活动。由于医疗机构工作环境的特性，在以下方面维持医疗机构的有效的工作程序则显得尤为重要。

### 安全

在中西部的一个小型疗养院，管理者正努力确保其雇员能得到有效的年度安全培训。然而，经过几年的教室风格培训后，相似的基本表现说明雇员对此评价颇低，她决定根本性地改变现有方式。她的新方法是使培训以这种形式出现：一个游戏，有司仪，有观众的呼声，有奖品。参与者（雇员）将被问到安全问题，回答正确者会得到一件印有疗养院标志的T恤衫。

这项培训得到了雇员的高度评价。此外，这位管理者确信与前几年相比，雇员得到了更多的安全知识。

### 健康

在辛辛那提的一家儿童医院，安全/保障和员工保健部门要在人力资源部门内做报告。有一些医疗机构已经将这些不同的功能区分开来（比如，安全/保障部门要在建筑和设施部门内做报告）。不考虑这种报告的关系，将组织的资源集中于安全和健康管理对医疗机构来说意义重大。这种报告关系的合理性在于，安全/保障和员工保健的结合为雇员、患者和来宾提供了一个有效、连续的健康保障手段。这些联合部门将负责保障、培训、安全和健康意识及安全事务管理，工人的赔偿费及职业安全与健康法（OSHA）的遵守。此外，这个结构将使健康、安全的雇员和这些活动的预算得到更有效的使用。

### 保障

一个家庭卫生保健机构雇用了一个家庭健康助理来提供家庭保健，但并没有成功地进行犯罪背景的核对。结果，这家保健机构没有发现他的一个新

## 医疗机构人力资源透视（Healthcare HR Insights）

雇员有犯罪记录——与 6 起盗窃案有关。这名雇员不久将他护理的一名病人连同病人的祖母刺死。病人的父母将保健机构告上法庭，获得了 26 500 000美元的赔款和罚金，使此保健机构倒闭。

在另一个案例里，得克萨斯州（**Texas**）的马诺公园疗养院（Manor Park Nursing Home）忽略了对一位雇员的犯罪背景的核查，而他性侵犯了疗养院的一名居民。陪审团判给此居民 1 100 000 美元的赔款[1]。卫生保健服务提供者对其聘用的护理工作人员是否能被确信提供安全、完善的护理工作负有特殊责任。背景核查只是保健组织履行其职责的一个方面。

在开始举的例子中，保健工作场所提出了一系列对保障、健康和安全的挑战。不仅需要满足普通工作场所对保障、健康和安全的要求，还要关注在工作场合对病人、居民、客户的保护等事务。对医疗机构工作人员及其服务的对象提供保护是医疗机构领导者的重要责任。卫生人力资源管理工作中一个有效的部分就是致力于健康、保障和安全事务。

## 保障、健康和安全的本质

安全（**safety**）、健康（**health**）和保障（**security**）这三个词语是紧紧联系在一起的。含义更宽和稍微的更模糊不清的词是健康（**health**），即健康是指处于一个体力、精神和情绪上的良好状态。一个健康的人是指没有影响人类正常活动的病痛、伤害以及精神和情绪上的问题。医疗机构的健康管理致力于保持一个人的总体的良好状态。

就其特点来说，安全（**safety**）是指保护人们的身体健康。医疗机构中有效的安全计划的主要目的，是防止与工作有关的伤害和事故的发生。保障（**security**）的目的是保护雇员、病人、居民、客户和来宾以及组织的设施。随着发生在工作场所的暴力事件的不断增多，工作场所的安全保障问题已成为雇主和雇员共同的日益关心的话题。

### 安全、健康和保障责任

通过操作管理人员和人力资源工作人员一同工作，从而达到提供一个有安全、保障、健康的工作环境的目的。在一个组织中，有关健康、保障和安全的主要责任通常落在监督人和管理者身上。人力资源管理者或安全专家能帮助协调健康和保障计划，调查事故，制定安全计划资料，实施常规的安全培训。然而，部门监督者和管理者在维持安全的工作条件和健康的工作场所上扮演关键角色。例如，牙医门诊的主管就有这样的健康和安全责任：提醒雇员穿上合适的保护性的装备和服装；检查工作场地是否清洁；观察雇员是否有酗酒、吸毒或情绪问题以致影响正常工作，并组织安全定位在职培训。

## 联合委员会和保障、健康及安全

美国卫生机构资格认证联合委员会（JCAHO）有几个方面的主题，包含了有关安全、健康和保障的专业标准。两个最重要的方面是保健环境及传染病的监督防范和控制。

**保健环境（EC）** 医疗机构必须为机构范围内的所有人包括患者、来宾、医护工作人员、供应商、志愿者、学生提供一个安全的、功能性的、有效的保健环境。这项标准要求有成熟的计划，包括安全的地址、危险材料和废弃物管理、生命安全、医疗设备和有效的系统。如果员工能有效参与，这些计划将会促进保障安全环境。随着教育和监督的进行，员工们执行着计划的每一步。图 14-1 显示了保健环境计划的组成。

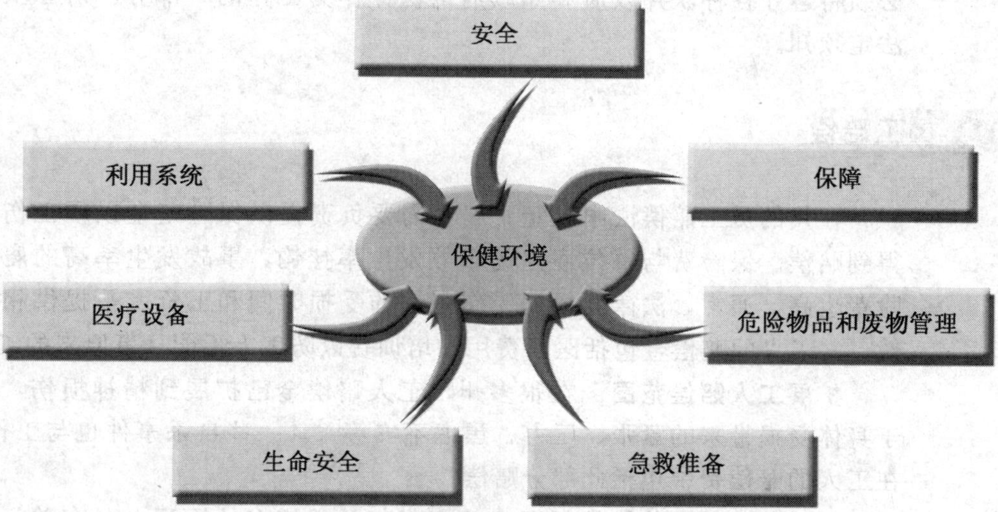


图 14-1　保健环境计划的组成

如图 14-1，保健环境计划的一个重要组成部分是对突发事件的应急措施。联合委员会将在下面着重讨论人力资源管理在应付突发事件方面的表现。

## 监督、预防和控制传染性疾病（IC）

在保健环境要求的 7 个计划中，没有被包含在内的一个重要因素是感染控制。医疗机构的所有员工都有控制感染的责任。并在机构的安全管理计划中胜任他们的角色。JCAHO 有一系列标准专门致力于病人、员工和来宾的保护，集中监督机构的感染风险和采取必要的降低风险的措施。例如，筛选员工是否患有结核，提供乙肝疫苗，关于洗手的重要性的教育都是降低风险的有效行为。

## 关于安全和健康的法定要求

在发展和维持健康保障和安全的工作地点和工作环境时，医疗机构雇主必须将遵守各种联邦政府和州政府的法律作为工作的一部分。请看主要方面法定须知。

## 员工赔偿

在州的员工赔偿法中规定，雇主需要负责提供保险基金以便工伤雇员能得到赔偿。保险费与每位雇主的事故发生率挂钩，事故发生率高的雇主的保险费也高。通常，法律会根据受伤工人的受损时间和工资水平提供相应的补偿[2]。工人的赔偿金包括医药费用和培训费以防工人不能从事原来的工作。

**扩展工人赔偿范围** 在很多州，工人赔偿金已扩展到精神损伤，包括由于身体受损带来的紧张、压力、焦虑不安等[3]。一些自杀事件也与工作有关，在工人的赔偿费中包括此部分赔偿。

一股关于员工赔偿的新潮流的兴起与日益增多的远程办公有关。不论类型和规模，所有的医疗机构都允许医学录音打字员在家中办公。针对雇员因为在家工作而受到的立法者和商业代理人的蔑视，美国劳工部正起草一份条例。由于这些负面影响，在这一地区建立起了同盟限制规定。

## 美国卫生机构资格认证联合委员会（JCAHO）

**美国卫生机构资格认证联合委员会和突发事件应急联合委员会**

JCAHO 的保健环境标准，要求对医院人员进行定期的突发事件应急措施训练。人力资源管理中指出对突发事件应急处理具有十分显著的意义。9·11 事件证明，有能力的、受过良好训练的护理人员是非常重要的，在灾难来临时刻，他们有足够的能力和技术提供救助[4]。

人力资源保健专家，与保健管理者和安全专家在灾难防卫方面有重要作用。试想，卫生保健组织既是雇主，又是保健提供者，灾难防治对管理者和内部的及外部的重大灾难都有重要作用。内部灾难像火灾、危险的化学物品泄漏、满足病人护理需要；外部灾难如可能发生的飞机、火车事故。在这两种情况下，要求护理工作者使用特别的处理方法。他们的人身安全可能会受到威胁，或者他们要担负起大量受到严重伤害及暴露的病人的护理工作。

美国医院协会，在 9·11 恐怖事件发生后，召开成员会议，建议用以下方法为灾难救治做准备：

- 医院应集中力量制定一个能应对“所有灾难”的总体计划，并在任何严重情况下，都能提供相适应的应急措施。
- 医院应升级其灾难准备计划，对于恐怖袭击造成的各种事件以及化学生物事故都有所准备。
- 医院的计划应与当地突发应急事件代理处是一个完整的整体。
- 医院应有帮助员工的其他家庭成员的计划。为了护理工作者能安心工作，必须确保他们的家人和爱人有人照顾。
- 医院应确保其临床医务人员在发现意外疾病时能向公共健康部门报告，如果可能的话，还应向疾病预防控制中心汇报[5]。

绝大多数情况下，在家工作的员工也受到劳工赔偿法的保护，但这一点并不广为人知。因此，例如，一个为内科医师事务所工作的录音打字员在家工作时受伤，事务所将会为此承担责任。

**FMLA 和工人赔偿** 家庭和医疗休假法案（FMLA）同样影响工人赔偿。受伤的员工也会要求额外的休假时间，即使是不带薪的。一些雇主持着有关政策声明，家庭和医疗休假法案（FMLA）与其他的工人赔偿制度是一致的[6]。

### 美国残疾人法案和保障

美国残疾人法案是另一项影响医疗机构雇主的健康与安全政策与行为的法律。美国残疾人法案（ADA）已经给一些雇主带来了麻烦。例如，雇主会力图让受伤员工到较轻的岗位上去工作，以降低自己的赔偿。在美国残疾人法案中规定，受伤员工做适应性调整来适应较轻型的工作，雇主也要对这项工作的基本职能进行重新定义，受伤员工要对工作进行调整适应的同时，雇主也得做好准备让工作适应残疾人[7]。

一批安全和健康记录保存者也被美国残疾人法案（ADA）以下的建议影响：

医学试验和调查材料必须与普通人员档案分开存放，并作为机要医学记录，只有在一定的条件下才能看到。

就像法律代理人和人力资源从业人员解释的那样，这项规定要求所有的医学信息必须与其他机要档案分别放置。在有些保健场所，管理人员同时是临床工作人员（硕士学历的医生、注册护士等），员工机要医疗信息很难管理。在医疗信息方面，管理者/医师习惯于观察评论，很难像美国残疾人法案（ADA）要求的为员工划清界限。同时，安全策划者必须采用各种形式的医疗记录，包括雇员的医疗受益要求和以往治疗记录。

## 职业安全与健康法（OSHA）

1970 年通过的职业安全与健康法（OSHA）是为了“保证本国的男女员

工的安全和健康的工作环境从而保护我们的人力资源。”在商业活动中，雇用一个以上雇员的雇主，都必须遵守此条令[8]。特殊领域的雇主，像煤矿业，应遵循其他健康安全条令。联邦政府、州政府和地方政府的雇员职工也受单独的法律条规的保护。

根据 1970 年通过的职业安全与健康法建立了职业安全和卫生管理部门，被称为职业安全与卫生管理局（OSHA），来执行其职能。据此法令同时建立了国家职业安全和健康协会，由此协会研究发展标准。除此之外，还设立了职业安全和健康检查委员会，以检查职业安全与卫生管理局（OSHA）法令的实施情况，以及解决被职业安全与卫生管理局（OSHA）视察员提起诉讼的雇主与职业安全与卫生管理局之间的争论。

## 职业安全与卫生管理局执行标准

通过使雇主和雇员意识到更多的安全和健康因素，职业安全与卫生管理局在行业中建立了广泛的影响[9]。为履行职业安全与卫生管理局的责任，已制定出具体的标准规范设备和工作环境。但是职业安全与卫生管理局规范和标准通常是复杂的、专业性的。例如，对一个小型的、长期的保健机构和医师执业机构来说，若没有专业人员，很难读懂和理解这些标准。相反，一些组织像美国护理协会、保健组织联合会指责职业安全与卫生管理局没有成功地解决保健安全和健康事务。这些评论指责职业安全与卫生管理局监督员没有卫生保健服务方面的专业知识。然而，随着出生血液细菌标准的建立，职业安全与卫生管理局在卫生保健方面投入了大量精力，积极引导并开展预防肺结核传染工作，并致力于培训家庭护理事业[10]。

雇员普遍认为 OSHA 的很多条款有重要作用。其中两个基础条例对所有的保健服务使用都很重要：

1. 通用职责（**General Duty**）——这项规定要求雇主的“通用职责”是提供一个安全健康的工作环境，即使在职业安全与卫生管理局标准没有建立的地方也应如此。医疗机构雇主们知道并且应该知道，不安全和不健康的工作环境会因违背通用职责条例而受到指控。例如，没有清除员工经过的路面上的雪和冰，而使雇员滑倒，就是违犯条例。雇主应该知道冰雪地面有使员工滑倒的危险，应该使此地保证安全。

2. 通知和广告（**Notification and Posters**）——雇主有责任告知雇员职业安全与卫生管理局建立的安全健康标准。同时，职业安全与卫生管理局的广告必须粘贴在工作场所的显要位置。

**个人保护装备（PPE）** 职业安全与卫生管理局的一个目标是发展个人保护装备（PPE）和衣物标准。这些标准要求雇主对工作的危险进行分析，并在这些工作中为员工提供充足的个人保护装备（PPE），并培训员工使用个人保护装备。如果工作有危险，或员工工作时与危险的化学物质打交道，雇主必须为员工提供个人保护装备[11]。通用的个人保护装备条款要求的各种保健措施列在图 14-2 中。

| 职业 | 个人保护装备要求 |
|---|---|
| 牙医 | 外衣、手套、面罩、防护眼罩 |
| 手术室护士 | 外衣、手套、面罩、防护眼罩 |
| 中心清毒技师 | 外衣、手套、面罩、防护眼罩 |
| 尸解助手 | 面罩、防护眼罩、密封手套（金属手套）、橡皮围裙 |
| 维修人员 | 安全玻璃、硬帽、安全鞋 |
| 自助餐厅工作人员 | 围裙、手套、安全鞋 |

图 14-2 个人保护装备要求

**危险物品流通** 职业安全与卫生管理局正在增强联邦危险物品流通标准的实施，此标准要求危险化学物品在制造、进口、运输和使用时要鉴定、分级和标志。这些标准对卫生保健服务来说十分重要，在这些地方，各种类型的化学物品对员工都有潜在的危险。医疗机构雇主必须保证雇员可以得到有关危险物品的专业健康方面的知识。这些信息都包括在物质安全数据表（**material safety data sheets，MSDS**）中，这些表应放在与危险化学品和其他物质打交道的员工随手可得的地方。物质安全数据表（MSDS）还说明了万一接触到有毒物质的解救方法。此项标准同时要求组织有一个书面的危险物品流通计划，详细说明如何使用标志、物质安全数据表（MSDS）和员工培训来达到要求。很多组织并不能完全执行这项标准。这就造成危险物品流通法规成了整个工业领域中最易被违反的法规[12]。

值得注意的是，如果对于一定数量的员工来说，英语不是他们的基本语言，则应有物质安全数据表（MSDS）的其他语言版本。工人必须得到每年一次的培训，以学习如何使用和阅读物质安全数据表（MSDS）信息。进一步，为防止新的化学物品进入工作场所，雇员应拿到物质安全数据表（MSDS）大纲和指导，以便尽早地对新的化学物品有所了解。

作为危险物品流通规定的一部分，已经建立起锁定/标签规则（**lock-out/tag-out regulation**）。经许可，锁和标签条被提供给技术和商业人员以防其在修理时意外启动。只有名字印在签条上或刻在锁上的人才能移动锁和签条。

**血液传播的病菌**　由于发生在一系列卫生保健场所中的工作人员感染乙型肝炎或 HIV 病毒事件，而制定了此血液传播的病菌标准。这些曝光事件说明，卫生场所既没有给工人提供必备的保护器械和防护服，也没提供工作需要的特殊器具以避免感染。由于这些事件，职业安全与卫生管理局颁布一项规定，“以杜绝或减少因工作原因感染乙型肝炎、HIV 病毒及其他血液传染疾病”。此规定旨在保护在工作中常规接触血液的员工。医师和其他医疗机构工作人员像研究室人员、护士和药剂师，都有极大风险。因为在这些地方易发生切伤和擦伤。所有的员工都应受到规定的保护。

## 人类工程学和 OSHA

人类工程学（**ergonomics**）是致力于个人生理和心理要求的工作环境的研究和计划。在一套工作流程中，人类工程学主要研究在控制诸如疲劳、明暗分布、工具、设施放置等方面的内容。人类因素工程化就是这样一个相关领域。

许多年来，职业安全与卫生管理局一直关注大量由于工作导致的伤害，这些伤害的发生是由于反复的压力伤害、反复的运动伤害、累积的外伤、腕管综合征和工作场所中其他的人类工程学伤害。累积性损伤（**cumulative trauma disorders，CTD**）发生在那些常年使用同一块肌肉工作的工人身上，造成肌肉骨骼损伤。

腕管综合征是最常见的一种累积性损伤情况，也是经常做同一动作的人的通病。例如，药剂师必须反复使用注射器以量出规定的计量，这极易造成 CTD。这种活动损伤腕部的腕管区域的肌腱。如果肌腱肿胀，它们会压迫内部神经。大拇指、食指和中指会麻痹疼痛。受伤的手变得笨拙不灵活。晚上，疼痛增加，现阶段还无法治疗此疾病。如果不能接受到及时的治疗，肌肉劳损的患者会最终失去知觉。

这些问题发生在各种工作设定中。但是，患CTD病症的办公室工作人员日益增多，主要是因为高强度的打字、处理计算机文档和其他与电脑有关的设备。最近，针对那些长期与个人电脑（PCs）和录像机（VDTs）打交道的人，人们的注意力放在了如何利用人类工程学原理来设计工作站。

**职业安全与卫生管理局标准** 关于这个问题，职业安全与卫生管理局在2000年加入了有关人类工程学的标准来遏制肌肉骨骼疾患（**muscloskeletal disorder**）。据估计，每年有600 000工人受此病折磨[13]。这一方面的进一步发展情况可查阅职业安全与卫生管理局网站：http://www.osha.gov。

很多雇主认为降低CDT和其他病症伤害是十分重要的。例如，在俄克拉荷马州（Oklahoma）的伊妮德纪念医院（Enid Memorial Hospital），过去三年里，随着人类工程学改造项目的实施，使因工作受伤的概率下降了75%，损失的工作日也下降了85%多[14]，图14-3描述了有效的人类工程学的主要组成部分。随着人类工程学事件发生率的上升，各种规模的医疗机构雇主建立人类工程学项目是非常重要的。

## 工作分配和职业安全与卫生管理局

职业安全与卫生管理局的有关规定，已经取消了分配员工的固定任务的权利。工作分配中有关安全和健康的最重要两点将在下面讨论。

**工作分配和生殖健康** 有些工作有可能会对人们的生育能力造成影响，例如泄漏的化学药品，生物医学垃圾，或辐射影响。孕期和哺乳期的妇女已经注意到了这些问题，在某些条件下，引起男子不育的情况，也应受到重视。

在一个有关生殖健康的案例中，最高法院认同约翰逊控制政策（Johnson Control's policy），即孕期妇女应远离有可能导致违反公民权立法和歧视孕期妇女法规定的工作[15]。很多保健医师开始担心保健工人的受孕、孕期和产下健康婴儿的能力。与约翰逊控制政策的案例相似，医疗机构不能阻止工作人员为保护胎儿离开危险岗位，医疗机构雇主也应保护自己免受暴露于工作场所中的危害。

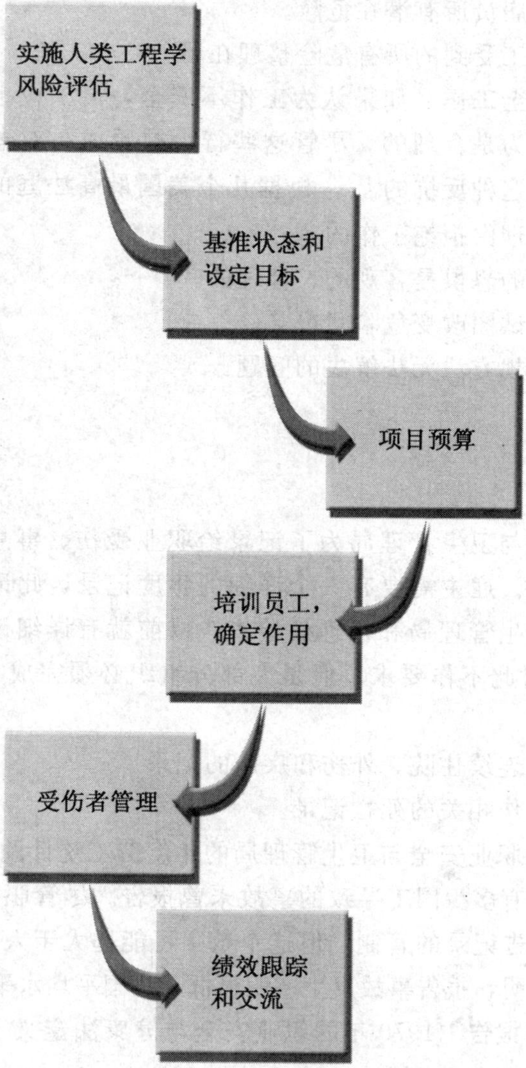


**图 14-3　有效的人类工程学的主要组成部分**

源自：Adapted from Bill Dwyre and Kevin Costello "Components of an Effective Ergonomics Program", Professional Safety (November 2000)

尽管没有倾向于雇主的绝对（**absolute**）的保护措施，但有以下几点建议：

- 寻求一个最安全的方法以建立一个安全的工作场所。
- 遵守所有的联邦政府或州政府法律。

▶ 告知雇员所有潜在危险。

▶ 将员工受到的所有危险整理在册。

**拒绝不安全工作** 如果认为工作不安全，员工应拒绝工作。在许多场合下，拒绝被认为是合理的。尽管这些行为被看成是对老板的反抗，很多个人和法庭是支持这种反抗的[16]。根据几个美国最高法庭的决议，以下几种情况是可以以安全理由拒绝工作的：

▶ 雇员的恐惧是客观的、合理的。

▶ 员工试图改变危险状况。

▶ 用常规方法无法解决的问题。

## 记录保存要求

职业安全与卫生管理局为了记录给职业受伤、事故、医疗事故建立了标准的国家系统。雇主需要有一个详细的年度记录，此记录包括各种事故以便职业安全与卫生管理局和代理处检查。以前就有详细记录的雇主和雇员少于10人的雇主对此不作要求。但是大部分组织必须完成OSHA表300的规定，包括以下规定：

▶ 有关连续住院、外伤和疾病的记录。

▶ 与工作相关的死亡记录。

▶ 包括职业安全与卫生管理局的年度劳工统计调查在内的记录。

没人知道有多少因工导致的事故未曾报告。尽管职业安全与卫生管理局增加了对事故报告记录的管制，但这个数字可能远大于人们的猜测。职业安全与卫生管理局声明，报告事故发生率明显低于全国平均水平的需接受检查。

**受伤疾病报告** 1970年的职业安全与健康法定义了4个级别的伤害和疾病：

▶ 引起死亡的伤害和疾病（**Injury-or Illness-Related Deaths**）——包括因工作导致死亡的伤害和疾病。

▶ 误工或致残伤害（**Lost-Time or Disability Injuries**）——包括由于因工作受伤导致员工的正常工作秩序遭到破坏。

▶ 伤后医疗治理（**Medical-Care Injuries**）——伤后需要治疗，但并不打乱员工的正常工作。

▶ 较轻伤害（**Minor Injuries**）——这些伤害需要紧急处理，但并不打乱员工的正常工作。

## 职业安全与卫生管理局（OSHA）调查

职业安全与健康法提供了以职业安全与卫生管理局（OSHA）为代表的现场检查，被称为遵循主管（**compliance officer**）或调查员。根据机构法案，雇主不能拒绝职业安全与卫生管理局（OSHA）调查员的介入，在检查之前，不允许遵循主管通知雇主，雇主无需做任何提前准备，其检查就像日常工作一样。美国最高法院在处理马歇尔与巴洛一案时，拒绝政府的干扰，认为安全调查员须具有检查许可证，如果雇主不能自愿主动地接受检查，而拒绝接受检查的话，法院规定，一个调查员不必做出过多的解释来获得调查许可证，如果调查是一个整个强制调查的一部分的话，许可证将很容易获得[17]。

作为一个实际的问题，大多数的医疗机构的雇主发现，与职业安全与卫生管理局调查员的要求合作是非常正确的，当调查员对医疗设备或组织的安全政策、程序和记录进行现场检查时，高级部门经理、人力资源管理专业人员、机构内健康与安全专家须陪同职业安全与卫生管理局（OSHA）调查员一同检查。

**传票和侵犯行为**　尽管职业安全与卫生管理局调查员能够对法案的侵犯行为发传票，但是一个传票的是否发放取决于这个问题的严重性和扩展程度，以及雇主关于他们的了解多少。另外，还取决于侵犯行为的性质和数量，可以对雇主的处罚做出评价。处罚的性质及程度取决于由职业安全与卫生管理局官员判定的侵犯行为的类型和严重程度。

从重到轻共有 5 种犯罪类型，包括对重复犯罪所做的一个特殊分类。

1. 接近危险（**Imminent Danger**）——当有充分理由相信，如果不被立刻纠正的话，这种情况将会导致死亡或者严重的身体伤害。对可能的危险，调查者将发布一个传票并且在显要位置张贴，可能的危险情况根据最高优先原理来决定，如果情况非常严重并且雇主不进行合作的话，那么职业安全与卫生管理局的代表将会到联邦法官那里获得一个指令，来关闭这家公司直到条件得到改善。由于没有护栏保护而导致职工跌入重型机械致伤就是一个例子。

2. 严重（**Serious**）——当雇主应该知道，在工作条件下有可能导致死亡或严重的人身伤害时，将会发布一个严重侵犯行为传票，例如，没有在盛有有毒化学物品的容器上贴加标签。

3. 较严重（**Other Than Serious**）——一个比较严重的侵犯行为，可能会对雇员的健康和安全有所影响，但不会造成死亡和严重伤害，工作地点的较松的绳索可视为这种情况。

4. 轻微责任（**De minimis**）——轻微责任是指工作条件不会直接对雇员的健康和安全造成影响，不必向雇主发传票，但是要使雇主引起注意，盥洗室没有安装门就是一个典型的例子。

5. 故意和重复（**Willful and Repeated**）——对以前接到过传票的雇主发放传票。如果在接到传票后没有纠正安全问题，将对其发放第二张传票。明知故犯的惩罚是比较严重的，如果导致死亡事件发生，执行者或管理者，将会被判处6个月的监禁。

**职业安全与卫生管理局（OSHA）检查效果批评** 职业安全与卫生管理局已遭到了来自几个方面的批评，因为代理机构设有众多的站点，所以医疗机构雇主被调查到的几率很小，因此，有人认为，许多雇主对职业安全与卫生管理局的执行效果很不重视。因为国会和OSHA不能提供足够的检查人员，工会及其他组织已经对此提出了批评。例如，很多工作场所因安全无保证而导致工人受重伤或死亡，但没有人对这些工作场所进行检查，这在5年前是十分普遍的现象。雇主，特别是小企业主，仍在不停地抱怨OSHA标准过于复杂，而且对存在问题的领域所做的处罚和补救所需的费用很高。

## 安全管理

有效的安全管理需要组织提供安全的工作环境。当然，通过较好的制定安全计划并加以管理，也可以减少事故的发生率以及相关费用，如工人的赔偿金和可能的罚金等。此外，在有效的安全管理计划的作用下，安全事故及其他一些安全问题的发生率确实下降了。

## 组织承诺和安全文化

安全管理的核心是组织尽最大努力全面保证工作的安全。安全工作应该由组织的高层转向组织的各个领域。在实际的管理工作中也应该如此[18]。雇主对组织的安全进行管理有 3 种不同的方法。图 14-4 显示了组织的、工程学的、个体的管理方法及其组成部分。效果较好的管理计划可能会同时使用这 3 种方法来处理安全问题[19]。

## 安全与工程学

医疗机构的雇主可以通过规定工作步骤、工作设备和工作区域来防止发生事故，以避免从事存在潜在危险的工作人员伤害自己或他人。提供安全设备并对其进行防护，安装突发事件的应急开关，建立安全防护栏，保持过道清洁，安装足够的通风、照明、取暖设备以及空调等，所有这些都可以使工作环境更加安全舒适。

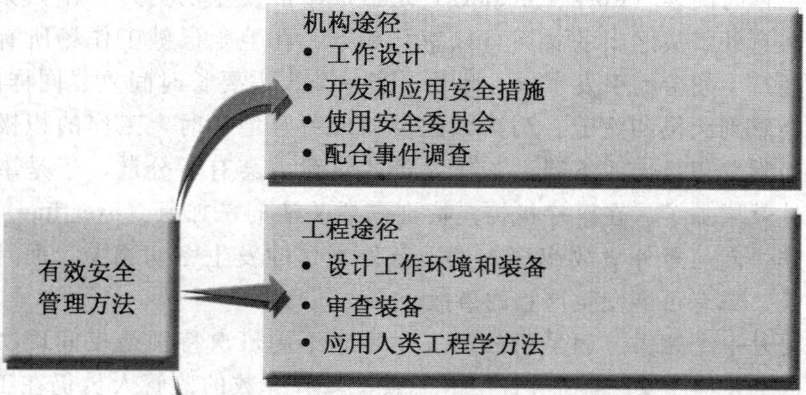


**图 14-4　有效安全管理的方法**

## 个体因素与安全

工程学方法从重新确定工作设备、工作步骤和工作区域的角度来考虑安全问题，而产业心理学家和人性因素专家对此持不同看法。他们关注个体与工作的匹配性，并且强调对雇员进行安全方法、减少疲劳以及健康意识等方面的培训。已经有专家就意外事故中的“人的因素”对成千上万的雇员进行了大量的研究，结果显示情感因素如压力等与意外事故有一定的联系。其他一些研究侧重于个体在动机、态度和学识等方面的差异对控制安全中人的因素的重要性。卫生保健行业还特别关注疲劳因素，尤其是对那些日工作时间为 10 或 12 小时以及需要工作两个班次的雇员。

态度变量（**attitude variables**）也是影响事故发生率的个体因素之一，因为意外事故更多是由粗心的雇员造成的，而不是因为设备的问题或雇主的疏忽。同时，对工作不满意的雇员通常被认为更容易发生事故。然而，近年来对这一设想一直存有争议。因为，虽然雇员的个性、态度、特点等显然对意外事故的发生有一定影响，但是很难确定它们之间确切的因果关系。

工作时间表（**work schedules**）是造成事故发生的另外一个因素。工作时间表和意外事故之间的关系可以解释如下：在卫生保健工作场所有时因为体力消耗产生疲劳而引发事故。此外，当一个人需要长时间重复同样的工作时，自然会感到厌倦和疲劳。当诸如此类的疲劳感增加时，工作的积极性就会下降；而随着积极性的下降，工作人员的注意力会有所分散，于是事故发生的可能性就增加了。在医疗机构，特别需要关注的是加班（**overtime**）现象。加班工作一向与意外事故或病人护理意外事件的发生密切相关。而且，加班时间越长，越有可能发生严重的事故。

另外一个相关方面是事故的发生率和不同班次特别是夜间班次之间的关系。因为从晚上 11 点到次日早上 7 点，只有少数的监管人员仍在工作，因而一般工作人员只能得到较少的培训和监管。这两个因素都会导致更高的事故发生率。

## 安全政策和规定

制定安全政策、规则及处罚条例是安全管理的重要组成部分。不断加强安全行为的必要性，并对有效的安全实践提供反馈意见，这对改善工人的职业安全性也是十分有效的[20]。安全管理必须把雇员、监管人员、安全专家以及人力资源的职员都包括在内。

## 安全委员会

雇员一般通过安全委员会参与到安全规划中来，安全委员会通常由各个级别和部门的工作人员组成。训练有素的安全委员会对组织是颇有价值的，它可以帮助组织为雇员提供安全的工作场所，并且可以对组织自发进行安全管理提供强有力的支持[21]。安全委员会通常定期召开会议，指导安全监察，并且为避免以后可能发生的事故提供建议和改进措施。

值得注意的是，管理者在安全委员会中并不占多数。另外，雇主可能违反了全国劳资关系法（NLRA）中的一些条款，因为全国劳资关系法（NLRA）禁止雇主支配劳工组织。照此规定，一些安全委员会可看作是劳工组织，因为它们可以自行安排工作环境。

在 32 个州中，除了最小型企业的雇主以外，其他的可能都需要设立安全委员会。联邦立法不时提出需要成立联合管理/雇员安全委员会，但是到目前为止，尚未颁布这方面的联邦条例。

## 安全训练与交流

为使雇员工作时更加安全，可以对所有雇员在各种不同的时间段进行安全训练。医疗机构的雇员很难做到在工作过程中时刻牢记安全标准。通常，雇员们认为安全措施很麻烦而且没有必要，直到有雇员受到伤害才有所警惕。例如，雇员在实验室工作一般需要戴安全眼镜，但是如果这种眼镜很难看，雇员很可能就会拒绝使用，即使他们知道工作时需要安全防护。而且，有些经常不遵守此规定的雇员可能会觉得这种安全要求很无聊，令人讨厌。安全训练和交流必须努力解决上述这些安全问题，以使雇员增强安全意识并在实际工作中自觉遵守安全规定。

## 雇员安全动机与激励

为鼓励雇员安全工作，很多医疗机构都开展了安全竞赛活动，并采取激励措施鼓励安全行为。表现较好的雇员，可以得到珠宝饰物、钟表、手表等物质奖励，还有可能得到休假。不幸的是，有证据表明，这些激励措施会导致一些部门隐瞒事故甚至“创造性”地对事故进行分级。鉴于雇员及管理者为得到奖励通常不上报所发生的事故或伤害，职业安全与卫生管理局（OSHA）已经对这种现象表示了担忧[22]。

## 安全检查、事故调查及评估

组织不必要等职业安全与卫生管理局（OSHA）的调查员来检查工作区域的安全状况。此类检查可以由安全委员会或安全协调员执行，而且应该按一定规则进行，因为职业安全与卫生管理局（OSHA）可能更为频繁地检查工作日在平均值以上的组织。为同时达到美国卫生机构资格认证联合委员会（JCAHO）有关保健环境的标准（EC）和OSHA标准，很多医疗机构在JCAHO来调查之前先进行模拟调查，这对应付OSHA的检查也十分有用。

事故发生后，应该由安全委员会或安全协调员对事故进行调查。在调查事故现场（**scene**）的过程中，确定当事人身体状况以及当时的工作环境状况尤为重要。光线太暗、空气不流通或地板太湿这些因素都有可能引发事故。对事故进行现场调查应该越早越好以确保事故现场没有遭到破坏。另外，可以采取现场拍照或录像的方式来获得事故现场的准确资料。

事故调查的第二个阶段是对受伤的雇员、监管人员以及目击者进行访谈（**interview**）。访谈人员要努力获取有关信息，比如，具体发生了什么事故，事故是如何造成的等等。通过这类访谈我们可能还能得到一些建议以防止今后再发生类似事故。在第三阶段，基于对事故现场的观察以及访谈所得到的信息，调查人员需要完成一份事故调查报告（**accident investigation report**），这一报告可以为OSHA提供所需的资料。

最后，调查员应该就如何避免再发生类似事故提出建议（**recommendations**）。确定事故为什么会发生是很有意义的，不过，采取措施以防止再发生类似事件则更为重要。

与事故调查密切相关的是进行研究（**research**）以确定防止事故发生的方法。雇佣专业安全人员或者从外界聘请专家对工作环境进行评估是十分有益的。如果在一个组织发生多起相似的事故，那么就有必要在该组织制定安全教育培训计划以强化安全实践。据报道，在一家疗养院，协助住院医师工作的雇员背部受伤的比例大于平均值，于是这家疗养院对雇员进行了抬放器械方面的培训，以减少背部受伤的人员数。

组织应该监督安全成果并对其进行评估（**evaluate**）[23]。正如组织的会计记录要被审计一样，其安全成果也需要进行定期稽核。有关事故和伤害事件的统计数字应该与以前的事故发生情况作比较，以确定是否存在显著的不同。这一分析主要用于测定安全管理的进展情况。

## 健康

雇员的健康状况不可避免地存在差异。他们中有的可能只患有很轻微的感冒，有的却患有与所从事的工作有关的严重疾病。有些雇员存在心理健康问题，还有些雇员酗酒甚至吸毒。这些问题中有些是慢性的，有些只是暂时的，但是所有问题都可能会影响到组织的正常运作，以及雇员本身的生产能力。

### 卫生保健场所的健康问题

医疗机构的雇主面临多种与工作场所有关的问题。本章一开始就对数量渐增的外伤、有害化学物质侵蚀、血源性病原体感染等问题进行了讨论，因为 OSHA 已经在所制定的规章或标准中提到过这些问题。但是，对医疗机构的工作人员来说，还存在许多更为关键的健康问题，其中包括：药物滥用、情感和精神问题、室内空气质量差、橡胶过敏、疏忽造成的针管伤害以及跌倒等等。

**药物滥用**　药物滥用（**substance abuse**）是指使用违法药品或者滥用控制

性药品、酒精或其他处方药等。在所有职工中，有数百万药物滥用者，他们每年消耗全球雇主数十亿美金。在美国，大约有10%的工人是麻醉剂依赖者，这些工人上班总是迟到，申请赔偿的可能性是正常工人的5倍，更易旷工，而且工作时更易出现事故[24]。

医疗机构的职工对麻醉剂产生依赖的危险性要更大一些，因为他们比一般人更容易接触到控制性物质，体验一般人体验不到的紧张性刺激（例如，经常面对死亡和那些遭受外伤或情感伤害的病人）。有研究表明，护士的处境更加危险，被调查到的护士中有10%承认他们至少对一种控制性物质有瘾。图14-5描述了酒精和药物滥用的护士的一般体征。

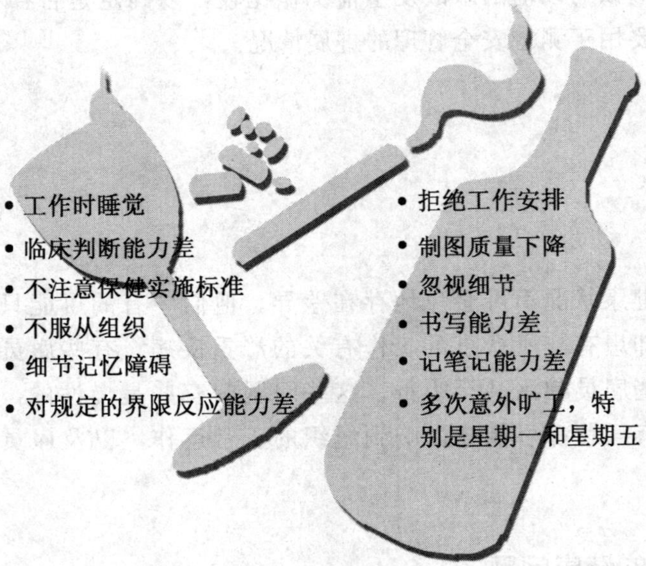


**图14-5 药物滥用的一般体征**

源自：Adapted from Susan Ponech, "Telltale Signs", *Nursing Management* (May, 2000)

美国残疾人法案（ADA）提出了如何对药物滥用的情况进行管理。在法案中明确规定使用违法物质的人不属于残疾人（**disabled**），而那些对合法物质（如酒精）和处方药有瘾的人被认为是残疾人。而且，ADA认为正在康复中的酗酒者也是残疾人。

很多医疗机构的雇主在雇佣职工前先对其进行酒精和麻醉药测试，在发生事故后或者有正当理由时也会做这种测试，除非雇主自行制定测试计划。

为鼓励雇员就药物滥用问题寻求帮助，有关人员通常推荐他们采用公司协助选择（**firm-choice option**）的方法，目前这种方法已得到法律认可。在这一方法过程中，公司监督人员或管理者会就雇员工作中的不足与他们私自交谈，然后让雇员选择接受帮助还是自律。监管人员会明确告诉雇员具体的治疗方法和他们的选择权，以及如果工作业绩仍然不能令人满意，将会产生什么后果，包括雇主会怎么做。当雇主使用公司协助选择的方法时，关键要保持它的机密性和后续性。

护理作为一种职业，在管理工作场所药物滥用的问题上很有挑战性。根据美国护理协会（ANA）伦理道德法规，有药物滥用倾向的护士的行为可能很难对自身和其他人负责，也很难估计其自身的能力。作为病人的保护者，管理人员及其同事有责任对有问题的业务做出回应。ANA 建议那些因为药物滥用而身体受损的护士接受援助以恢复护士应该具有的职能[25]。

**情感/精神健康问题**　现在很多人都面临着工作、家庭和个人生活方面的各种压力。大多数人能很好地应付这些压力。但是，也有一些有病史的人不能恰当地处理各方面的需要。而且，一些特定的事件，如配偶去世、离婚或医疗问题等，即使对那些能很好地应付各种压力的人也会造成很大影响。正如前面所提到的，情感/精神健康问题在工作中增加了，这必须引起雇主的警惕。值得注意的是美国残疾人法案（ADA）把诸如精神分裂症和抑郁症等情感/精神疾病归入伤残类。因此，如果雇员经诊断存在上述问题时，雇主在使用惩戒措施时就要小心谨慎了。

压力（**stress**）是产生精神问题的原因之一，因为有压力，人们不能成功地处理所面对的多重需要。所有人都会遭遇很多压力，不过只有当压力超负荷（**stress overload**）时，才会在工作中造成不良后果。人力资源专家、管理者以及监督人员必须为处理雇员所面对的压力做好准备；否则，雇员可能会做出各种不健康的行为，如酗酒、滥用处方药、易激惹等等。因为工作性质的缘故，医疗机构的雇员更容易产生超负荷的压力。除了增加交流或者减轻工作量以外，监督人员和管理者会联系介入此事的人力资源职员通过雇员援助计划推荐受到影响的雇员到卫生以外的行业任职[26]。

抑郁症（**depression**）是情感/精神健康问题的另外一个表现。估计在各种工作场所大约有 20％的工人患有抑郁症，在过去几年间，经临床诊断出的抑郁症患者以及由雇员救济金计划组织所购买的处方药的数量大大增加，由此可以看出这一现象正越来越普遍[27]。

抑郁症的影响随处可见，从护理部到企业办公室甚至行政官员都有可能受抑郁症困扰。更有甚者，一些雇员因过度抑郁而自杀。这些死者生前的同事往往深感内疚和悲伤，人力资源职员通常在危机顾问的援助下处理此事，帮助他们摆脱思想负担。要解决雇员的抑郁问题，需要对人力资源专家、管理者和监督人员进行培训，使其能够识别抑郁症的征兆，并进一步明确如果雇员出现抑郁症状时他们应该怎么做。另外，可以指导雇员参与雇员援助计划并获取医疗救助[28]。

**工作场所的空气质量** 现在越来越多的雇员所处的工作环境中空气质量状况很差[29]。其原因之一是有些工作场所是密封的，窗户不能打开，这样就减少了空气流动，从而节省了能量，缩减了经营成本。通风不好，加上地毯、模具、复印机、粘合剂上附着的污染物经空气传播都会造成空气质量下降，危害雇员健康[30]。

**橡胶过敏** 多年来，在使用橡胶制品（如橡胶手套）以避免雇员接触病菌的工作场所，天然橡胶过敏现象非常普遍。橡胶过敏现象最早是在20世纪70年代发现的，但是直到1987年橡胶制品得到更广泛的使用时，才受到重视。当时疾病控制中心建议如果血液和体液有潜在的传染性时应该进行有效处理，为回应这一建议，橡胶制品的使用率大大提高。1992年，职业安全与健康法（OSHA）制定了血源性病原体标准，要求设置屏障进行保护，因而卫生保健行业橡胶手套的使用量有了显著的增加[31]。

职业安全与健康法（OSHA）估计在医疗机构中约有6%到17%的工作人员对天然橡胶过敏。这些有过敏反应的雇员一般只是身体发炎。不过除了身体不适以外，过敏本身通常不是什么严重的问题，但是会引发更严重和有害的过敏反应，包括严重的健康问题。有人指出随着更多的工人开始使用橡胶手套，对橡胶过敏的人数也会增加。

为帮助橡胶过敏的工人，医疗机构的雇主采取了一系列措施，包括在橡胶手套中放置棉质衬垫，把过敏工人安置在不需要接触病人的岗位，或者在病人区配备不需要橡胶的手推车。例如，大部分卫生系统开始使用聚乙烯薄膜手套作为标准的检查手套。

**疏忽造成的针管伤害** 医疗机构的工人极有可能被受到污染的医疗器械

伤害，从而感染疾病。针管或注射器最常造成这种伤害，在废弃的针管中，大约有 20% 会传播血源性疾病，如乙型肝炎病毒、丙型肝炎病毒和 HIV 病毒等。

在美国卫生保健行业，每年大约会发生 60 万到 80 万例针管伤害，其中护士占大多数。不过其他雇员包括医生、护士助理以及环卫人员等也处于危险中[32]。

为加强对这一问题的关注，2000 年 11 月国会通过了针管安全与预防法案(NSPA)。NSPA 授权 OSHA 修订血源性病原体标准以符合法案的要求。

新法案主要着眼于安全医疗器械问题，如使用无针医疗设备抽取血液、管理药品以及在控制器械暴露的计划下，如何将各种器械组装起来。法案还要求雇主投入资金用于对安全医疗设备的确认、评估和选择[33]。

**跌倒**　工作场所意外死亡事件和致残事件中分别有 15% 和 16% 是由跌倒引起的。跌倒会造成头部或背部伤害、裂口、骨折、肌肉拉伤以及软组织损伤，通常每年都会花费雇主数十亿美元[34]。

卫生保健场所中会使人跌倒的危险因素包括：湿地板、斜坡、楼梯和杂乱无章的过道等等。鉴于卫生保健场所的忙乱性，要保护工人不致跌倒实在是很有挑战性。安全专家建议制定一个着眼于危险评估的全面的防滑计划，包括良好的总务管理、使用抗滑地板、配备适宜的鞋子等。雇员的安全意识和安全训练也十分重要。

## 健康促进

那些对雇员健康状况比较关注的医疗机构的雇主，不仅需要为雇员提供健康的工作环境，还需要以其他方式促进雇员的健康。健康促进（**health promotion**）这一方法有利于鼓励和帮助雇员加强健康行为，采取健康的生活方式。除了遵守工作场所安全与健康条例以外，组织还应该通过鼓励雇员做出有益于健康的生理、心理和社会选择来促进健康[35]。

健康促进方法所涉及的范围很广，不仅包括为雇员提供安全信息，加强雇员的健康意识，还包括创建有助于增进雇员健康的组织文化，如图 14-6 所示。第一等级的内容对雇员很有帮助，可能会对他们产生一定影响，但是雇员自身的努力和坚持对其行为的改变更为重要。雇主为雇员提供诸如控制体重、缓解压力、营养、锻炼和戒烟等方面的资料。有指标显示，很多雇主在第一等级上所做的努力很少，被调查的雇主中有93%已经制定了一定形式的健康促进计划，其中72%制定了健康教育和培训计划，然而，只有27%的公司进行风险因素筛选和评估[36]。虽然有些雇员可从第一等级的计划中受益，但是那些希望对雇员健康产生长远影响的雇主还必须通过更全面的计划做第二等级的努力，目的在于使雇员采取健康的生活方式。

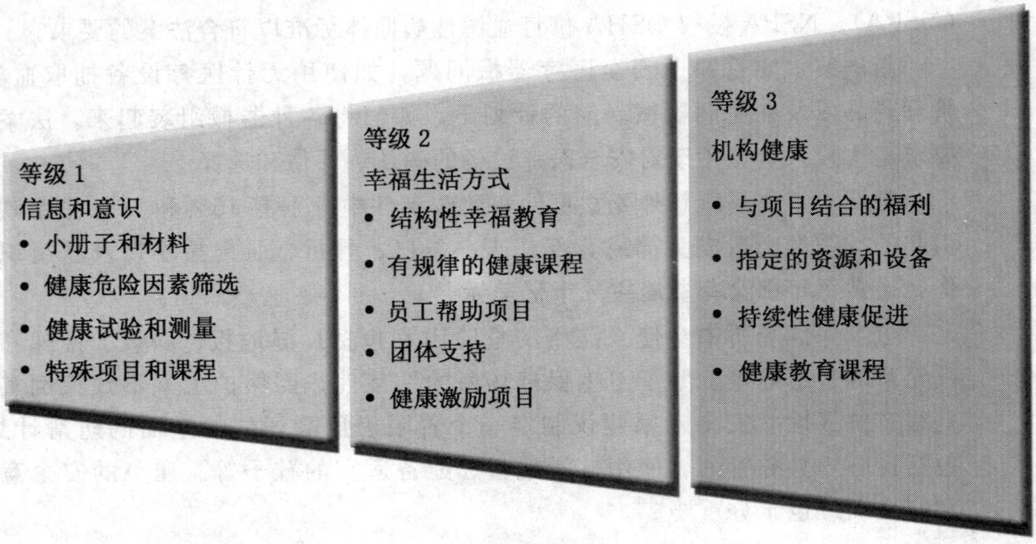


**图 14-6 健康促进等级**

源自：Developed by Kay G. Ryan, Ph. D., Methodist College of Health, and Robert L. Mathis, Ph. D., University of Nebraska at Omaha. May not be reproduced without permission

**健康计划** 雇主开展健康计划，其目的是为了提高劳动生产率、减少旷工比率以及控制卫生保健成本。健康计划（**wellness programs**）旨在维持或改善雇员的健康状况，防止雇员出现健康问题，该计划还鼓励雇员自主改变生活方式。

对健康计划的效果进行评估有很多方法，雇员的参与率是其中的一种。参与率因活动类型的不同而不同，不过，对健康计划的各种不同活动，参与率一般都在20%到40%之间。虽然健康计划需要更多人参与才能获益，不过健康计划的作用有目共睹，它已使更多的雇员选择了更加健康的生活方式。

此外，对健康计划进行成本效益分析，有助于保证该计划的可持续性发展[37]。

**雇员援助计划（EAPs）** 组织为更好地解决雇员的健康问题，采用了雇员援助计划（**employee assistance program，EAP**），该计划对存在情感、身体或其他个人问题的雇员提供咨询服务或其他帮助。在这一计划中，雇主首先与社会服务咨询机构建立联系，然后有问题的雇员可以自行或在雇主的推荐下与咨询机构联系，他们可以就很大范围内的问题，向机构寻求援助。咨询费用由雇主来支付，可以支付实际总费用，也可以根据预先制定的限额支付。

EAP 尽力帮助雇员解决各种问题。调查显示，EAP 咨询顾问最常处理的雇员问题是（1）抑郁和焦虑，（2）婚姻和关系，（3）法律难题，（4）家庭和孩子[38]。其他如药物滥用、财务咨询以及职业忠告等也是 EAP 经常涉及的领域。向 EAP 寻求援助，最关键的是 EAP 能为雇员保密。这就是为什么雇主要通过 EAP 培训专业人员的原因，因为他们通常只是汇报向 EAP 求助的雇员数和 EAP 所提供的服务数，而不是具体的咨询和服务内容。

EAP 的实施效果有赖于它能否与工作场所融合在一起，并得到其支持。EAP 的一项研究发现，有工作场所的支持，被介绍到 EAP 的雇员增加了 5 倍，而且，接受援助的存在药物滥用问题的雇员数增加了 3 倍[39]。

**组织的健康文化** 很多雇主，包括大公司老板和小企业主，都已经认识到组织文化对强化健康成果的重要性。这些雇主都不遗余力地从财政和管理上对创建组织文化提供支持。制定有助于强化健康成果的政策和制度，配备现场训练的设备，不断实施健康促进计划，所有这些都有益于在组织内创建一个好的健康促进环境。

## 安全

从传统意义上说，当医疗机构的雇主强调工人的健康和安全时，他们所关心的是减少工作场所的事故，提高工人操作的安全性，并且减少工作时的健康风险。然而在过去的十年中，为雇员、病人、居民及职员提供安全保障变得越来越重要了。工作场所的暴力事件问题对于医疗机构的雇主来说已经成为一个越来越重要的主题了。工作场所的暴力事件总会在医院、诊所、护理院等地方不断发生。病人、居民、职员和他们家庭成员的人际关系问题经常会引发口头的或人身攻击事件。医疗机构的工作人员很容易卷入到这类事件中来，并且被要求试着来管理他们。

## 工作场所的暴力事件

据国家职业安全与健康机构（NIOSH）估计每周要发生110到115起工作场所的杀人事件。NIOSH还估计每年有100万人在工作的时候受到攻击[40]。在大约70％的工作场所事件中发生了对工人的攻击，比如说警察、出租车的司机和便民商店的职员等。在这些武力袭击事件中经常会有死亡事件发生。有些不满的雇员或者以前的一些雇员会借助于工作场所的杀人事件来宣泄他们心中的愤怒和冤屈，这些人的数量让很多工厂的雇主感到震惊。对那些参加过暴力事件的个人的调查表明了一些相关的普遍现象，即一次深刻的蒙冤或者遭到拒绝、婚姻的解体、败诉或者失业，都可能使一个处于困境的雇员向坏的方向发生截然的转变。

**工作场所暴力事件的家庭原因** 在家庭中发生与其他家庭成员或朋友之间的暴力事件会殃及到工作场所。女性比男性更容易因为个人关系问题经历暴力事件，在工作场所这种情况也是一样的。另一方面男人会受到比他们更强悍的人的攻击。有近五分之一的女性在工作中被杀事件是她们的现任或前任丈夫或男友所为。而且一些受到虐待的妇女经常报告说她们会受到她们工作伙伴的骚扰，通过电话或者是当面。

就像所说的那样，很多的医疗机构的雇员并没有意识到家庭暴力以及家庭暴力对雇员所产生的影响。雇主最糟糕的反应是忽略了明显的家庭暴力的征兆。事实上，有一些雇主已经被起诉并且是应当为他们忽略雇员的求救所产生的后果负责任的，这些雇员后来就成了家庭暴力事件的牺牲品，遍体鳞伤地躺在医院里。

**工作场所暴力事件的管理** 工作场所暴力事件的增加使很多的雇主开始采取暴力事件的预防措施，并有了相应的政策和实践。正如美国的安全社会工程协会（ASSE）所推荐的，对于雇主来说对他们的组织和雇员采用风险评估（**risk assessment**）是很重要的。这样一项研究一旦开展，人力资源政策会用来确认工作场所的暴力事件如何处理，结合纪律性的措施和向雇员协助项目提名。在下面这个网址：http://flynn.swlearning.com 可以看到一个有关工作场所暴力事件政策的例子

建立一个暴力反应小组（**violence response team**）是步骤之一。这个小组由安全人员、关键的管理者、人力资源组的员工、挑选出的雇员组成。这些人的功能非常像是安全委员会，但是关注的焦点不同。在像辛辛那提儿童医院这样的医疗中心，这些小组会做一些分析，回应和调查雇员面对的威胁，有时还会让一些愤怒的雇员平静下来。

但是雇主必须要谨慎，因为如果他们由于雇员的暴力行为而解聘他们的话，是要面临有关歧视的法律问题的。比如说，在一些事件中，那些因为对他们的工作伙伴做出威胁甚至采取武力的雇员被辞职或停职以后，他们会对雇主提出起诉，声称根据美国残疾人法案（ADA）他们是患有精神疾病的。

暴力事件之后的反应（**post-violence response**）是管理工作场所暴力事件的另外一个部分，无论暴力事件是否会导致身体上的伤害或死亡，或者仅仅是激烈的人与人之间的冲突，对于雇主来说在事后做出反应都是很重要的。一般说来雇员会变得害怕重新回去工作，或者焦虑、失眠。向员工辅助项目（**EAP**）提供提名，给雇员会见人力资源工作人员的时间，提供经过训练的现场的咨询人员，这些都是对暴力事件后反应做出的努力。

**有关工作场所暴力事件的培训**　管理者、人力资源的工作人员、监督人员和雇员都应当得到培训，使他们知道如何辨别出雇员们具有潜在的暴力倾向的信号以及在暴力事件发生后做些什么。比如说，这种训练对于第一次接触组织的传达员来说是非常重要的，因为他们需要辨别出雇员、以前的雇员、或者无望取胜者具有潜在的暴力倾向的信号。

在很多组织的这种训练过程中，参与者应学会分辨具有潜在的暴力倾向的雇员的典型的外部特征，能够通知人力资源部门，并且把雇员提交给外部的专业的咨询人员。那些服务经常是由雇主提供的受对雇员的援助项目所保护的[41]。

## 安全性管理

对于从事包括公共场所暴力事件在内的更广范围的工作，一个与安全性管理有关的全面的方法是必需的。人力资源的管理者经常是安全项目的负责

人，或者由他们与安全管理人员的亲密合作来从事雇员的安全工作。

**安全稽核** 安全稽核（**security audit**）的目的就是对组织的安全性进行全面的回顾。有的时候又叫做弱点分析（**vulnerability analysis**）。这样的稽核可以使用组织内部的管理者，比如说人力资源的管理者、设备管理者，或者使用外部的人员，如安全顾问、警察、火警和计算机安全专家。

典型的安全稽核是从设备周围地区的调查开始的，这些因素包括停车场的照明、交通流量、急救事件服务的位置、周围相邻地区的犯罪事件、建筑和土地的规划等，这些都要进行估计[42]。安全稽核的另一部分工作是回顾一下风险计划，这些计划包括如何对付诸如地震、洪水、龙卷风、飓风、火灾和城市暴乱等事件。

**路径控制** 安全的一个关键的部分是要控制通往组织的物理设备的路径。比如说，采用树脂玻璃进行分割或者限制拜访都能够降低一些急诊室的暴力事件的发生。

很多的卫生保健部门都采用了电子通路或者通行卡系统来限制通往设备和工作区。尽管不是十分的安全，这些系统还是使那些没有授权的人很难进入，这些没有授权的人有与妻子关系不合的丈夫或者是一群人。路径控制也可以用在电梯里或楼梯间来阻止那些未经授权的人进入特定的地区。很多的整夜容纳病人或居民的医疗机构确实是整个晚上都锁着的，对于外部进入的路径有着严格的控制。

**计算机安全** 安全的另一个部分就是要控制通往计算机系统的路径。很多的事务和记录都是由计算机来处理的，所以适当采取足够的安全防备来防止非法进入计算机系统，包括人力资源信息系统（HRIS）是非常重要的。互联网和电子邮件系统的增加使计算机安全问题变得更加受关注。这在员工被辞退或者离开一个组织的时候变得更加明显。人力资源的员工必须和信息技术的员工合作来改变密码，删除进入代码，从而保护公司的信息系统。

## 雇员的筛选和选择

提供安全性的一个关键的方面是对申请工作的人员进行筛选。就像在第6章讨论的那样，对于能做什么是有法律限制的，尤其是在运用心理测试和检查介绍信的时候。然而，一个公司如果没有对雇员做充分的筛选，那如果这名员工以后犯了罪，公司是要负责任的。比如说，一名有着攻击他人的犯罪记录的人被医院雇来主持内务。这名雇员攻击并且杀害了小儿科的一个病人，那么这家医院就被裁定是要负责任的。当然医疗机构的雇主在筛选雇员的时候一定要谨慎，只能使用与工作相关的筛选方法，避免触犯联邦 EEO 和美国残疾人法案。

## 安全人员

拥有足够的经过充分训练的安全人员是安全管理的一个关键部分。很多雇员都与专攻安全性的公司订立了这项服务。如果雇员被接受了，他们必须被挑选出来接受训练，使他们能够处理各种工作场所的安全性问题，这些问题的范围从对付雇员的暴力性行为到负责自然灾害[43]。

## 案例

皇冠牙科服务所（CDS）由 4 名牙医和 12 名雇员组成。这是一家综合性的牙科诊所，非常繁忙，效益不错。而且来这里的病人都很虔诚，他们有些是常年在这里就诊的。

帕蒂是这家诊所的一个长期的牙医助手，她很受病人们的欢迎，有比较难做的工作的时候牙医也经常叫她来帮忙。后来，帕蒂上班迟到了，有一名牙医注意到她每个星期一都不来上班。在工作的时候，她经常注意力不集中。有一次，她竟然用吸引器擦伤了一个病人的舌头。当被问及原因的时候，她把这件事归咎于她所协助的那名牙医身上，并且威胁说如果这种折磨再持续下去的话，她会罢工的。

牙医们针对帕蒂的出席次数、表现和恶劣的工作态度要求诊所的管理者给他们一个解释。在会议期间，有人提到了药物或酒精滥用的问题，但是诊所管理者根据他所了解的帕蒂在这里的工作历史很快就放弃了这种提法，因为这与帕蒂原来的工作经历是不相符的。

最后牙医们结束了这次会议，他们要求诊所的管理者能有一个计划来解释帕蒂的与工作相关的问题。

## 思考题

1. 用什么方法来确定帕蒂的这种不正常的行为的原因呢？

2. 如果诊所的管理者认为药物和酒精滥用是一个原因的话，那么应该采取什么样的措施来处理她的问题呢？

## 参考文献


1. Carroll Lachnit, "Protecting People and Profits with Background Checks," *Workforce* (February 2002), 50–54.
2. Jim Bentley, "The Front Line," *Hospitals and Health Networks* (November 2001), 84.
3. "Disaster Readiness Advisory," *AHA Member Advisories* (September 21 2001), Available at *http://www.aha.org.*
4. Jon Grice, "The Cost of Comp," *Occupational Health & Safety* (February, 2001), 59–60.
5. William Atkinson, "Is Workers' Comp Changing?" *HR Magazine* (July 2000), 50–61.
6. Susan H. Abeln, "FMLA and Workers' Comp," *http:// www.quinlan.com.*
7. Christopher G. Bell, "The ADA, FMLA, and Workers' Compensation," SHRM White Paper, (May 2001), *http://www.shrm.org.*
8. Occupational Safety and Health Organization, U.S. Department of Labor.
9. OSHA at 30: Three Decades of Progress in Occupational Safety and Health," *Job Safety & Health Quarterly* (Spring 2001), 23–32.
10. Kenneth L. Burgess and Berta H. Schweinberger, "OSHA as a Regulator of Assisted Living," *Nursing Homes* (August 2001), 50–51.
11. Bernard R. Blais, "Why Do a Visual Job Analysis?" *Occupational Health and Safety* (October 2001), 52–59.
12. Melissa Martin, "Hazard Communication," *Occupational Hazards* (May 2001), 28.
13. Susan Hall Fleming, "Ergonomics: Preventing Injury and Preserving Health," *Job Safety & Health Quarterly* (Winter 2000), 22–25.
14. "Ergonomics: Snapshots of Success," *Job Safety & Health Quarterly* (Winter 2000), 26.
15. *United Autoworkers v. Johnson Controls, Inc.*, 111 S. Ct. 1196 (1991).

16. Mark Harcourt and Sandra Harcourt, "When Can an Employee Refuse Unsafe Work and Expect to Be Protected from Discipline?" *Industrial & Labor Relations Review* 53 (2000), 684–704.
17. *Marshall v. Barlow's Inc.*, 98 S. Ct. 1816 (1978).
18. James G. Grant, "Involving the Total Organization," *Occupational Health & Safety* (September 2000), 64–65.
19. Melanie Herman, "Supervise, Supervise, Supervise," *Nonprofit World* (March/April 2002), 18–19.
20. Earl Blair and E. Scott Geller, "Behavior-Based Safety," *Occupational Health & Safety* (September 2000), 61–63.
21. Wayne Vanderhoof, "Training for the Safety Committee," *Occupational Hazards* (January 2002), 62–63.
22. Jeanie Casison, "Safety Dance: OSHA Weighs in Heavily on Incentive Programs," *Incentive* (May 2000), 9.
23. Robert A. Menard, *Occupational Health & Safety* (February 2001), 62–65.
24. Michael Prince, "Battling Workplace Drug Use," *Business Insurance* (January 29, 2001), 20.
25. Patricia Blair, "Report Impaired Practice—Stat," *Nursing Management* (January 2002), 24–25.
26. William Atkinson, "When Stress Won't Go Away," *HR Magazine* (December, 2000), 105–110.
27. Elyse Tanouye, "Mental Illness: A Rising Workplace Cost," *The Wall Street Journal* (June 13, 2001), B1+
28. Joseph Kline, Jr. and Lyle Sussman, "An Executive Guide to Workplace Depression," *Academy of Management Executive* (August 2000), 103–114.
29. Robert J. Grossman, "Out with the Bad Air," *HR Magazine* (October 2000), 37–45.
30. Michelle Conlin, "Is Your Office Killing You?" *Business Week* (June 5, 2000), 114–128.
31. Donna E. Corbin, "Latex Allergy and Dermatitis," *Occupational Health and Safety* (January 2002), 36–38.
32. Aruna Vadgama, "OSHA Bloodburne Pathogens Standard Revisited: Impact of the Needlestick Safety and Prevention Act," *Professional Safety* (February 2002), 42–48.
33. Gina Pugliese, "Set the Standard: Sharps with Protection," *Nursing Management* (June 2001), 50, 52.
34. Todd Nighswonger, "Get a Grip on Slips," *Occupational Hazards* (September 2000), 47–50.
35. Angela Downey, "Promoting Health on the Job," *CMA Management* (May 2001), 24–28.
36. "Employers Use Education, Incentives, Screenings to Reduce Health Care Costs," *Employee Benefit Plan Review* (August 2000), 18.
37. Bill Gillete, "Promoting Wellness Programs Results in a Healthier Bottom Line," *Managed Healthcare Executive* (February 2001), 45.
38. "Psychological Issues Most Often Addressed by EAPs" (July 5, 2000), *http://www.acaonline.org/newslinenews.*
39. Kenneth Collins, "HR Must Find New Ways to Battle Substance Abuse in the Workplace," *HR News* (April 2001), 11.
40. Marlene Piturro, "Workplace Violence," *Strategic Finance* (May 2001), 35–38.
41. (BW) "After the Shooting Stops," *Business Week* (March 12, 2001), 98–100.
42. Barbara A. Nadel, "Better Safe: Planning Secure Environments," *Area Development* (May 2001), 24–27.
43. Ronald J. Morris, "A Job Well Done," *Security Management* (April 2001), 58–62.

# 术语表

## A

**能力测试（Ability tests）** 评价个体已获得的技能的测试。

**逆向关系（Adversarial relationship）** 工会和管理层间的对抗和矛盾关系。

**备选纠纷解决机制（Alternative dispute resolutions）** 解决雇员和雇主之间不同纠纷的方法，这类方案包括：仲裁、同行评审小组、机构检察官等。

**申请者资源（Applicant pool）** 所有的为选拔而评估的申请者。

**申请者人口（Applicant population）** 它是劳动力人口的一部分，应用特殊的招募方式来进行选择。

**能力倾向测试（Aptitude tests）** 测量员工学习或获得技能的全部能力的测验。

**仲裁（Arbitration）** 用中性的手段来解决问题和争端。

**评估中心（Assessment center）** 用于选拔和发展的一系列的评估机构。

## B

**基本报酬（Base pay）** 员工所得到的基本的补偿，如工资或薪水。

**行为事件面试（Behavioral event interview）** 一种要求申请者如何处理过去发生事件或问题的面试方式。

**基于行为的准则（Behavior-based criteria）** 一种能够导致成功工作业绩的行为辨别方式。

**基准工作（Benchmark jobs）** 在另外的机构能够找到的工作，由几名拥有相同职责要求，相同的知识、技能和能力的员工来实施。

**福利（Benefit）** 作为机构成员的一部分，对员工的间接报酬，而不计其绩效。

**效益需要分析（Benefits needs analysis）** 对机构各方面效益的全面回顾和分析。

**审查委员会（Board of inquiry）** 联邦调停局任命的调查、报告和解决合同争端的委员会。

**真正职业资格（Bona fide occupational qualification，BFOQ）** 雇主为什么在非法基础上不聘用人员的合法理由。

**宽松级段式薪酬原则（Broadbanding）** 一种比传统的报酬系统更为宽泛的应用等级来支付的方式。

## C

**现金平衡计划（Cash balance plans）** 是一种建立在预算平衡的基础上的固定福利计划和固定贡献计划的混合体。

**具有集中倾向的评估者（Central-tendency raters）** 绩效评价的管理者倾向于以狭窄的范围来评估其员工。

**认证（Certified）** 某组织已达到相应要求、接受必要建议成为某个雇员集体的协议代表并在国家劳工关系委员会上注册。

**监护程序链（Chain-of-custody procedure）** 对毒品实施检验、追踪并连续记录的一系列程序。

**目录评估法（Checklist method）** 用一系列语句或陈述描述员工绩效的评价方法。

**辅导（Coaching）** 对员工实施即时评估的培训和反馈。

**合作关系（Collaborative relationship）** 指工会和管理层之间的关系。其特征表现是为共同的利益和问题处理而共同分担责任。

**报酬和福利（Compensation and benefits）** 机构对员工绩效的报酬。包括工资、薪水、激励措施和福利。

**竞争力（Competencies）** 个人或团体提高其绩效的基本条件。

**能力手段（Competency approach）** 为实现工作业绩而不仅仅是任务和责任而体现的个人能力的工作分析方法。

**统一综合预算调和法案（Consolidated Omnibus Budget Reconciliation Act，COBRA）** 一部要求雇主对曾经雇佣的员工或员工家属扩大健康服务范围的法律。

**构建有效性**（Construct validity） 一种反映实验抽象特征和工作绩效间关系的研究方法。

**积极解雇**（Constructive discharge） 当员工不再具备工作条件而让其离开工作岗位的一种方法。

**感染性标准**（Contaminated criteria） 包括一些不相关标准的测量程序。

**内容有效性**（Content validity） 一种区分知识、技能、能力和其他工作绩效特征的非统计学逻辑方法。

**对比误差**（Contrast errors） 发生在绩效评估过程中管理者不以绩效为标准比较员工之间而产生的一种误差。

**贡献性计划**（Contributory plan） 员工和雇主之间的现金福利补偿计划。

**共付制**（Co-payment） 在医疗保险中要求员工也要交纳一部分保险金的保险方式。

**核心竞争力**（Core competency） 就是组织取得竞争优势的基础力量，是一个组织所拥有的，能带来高回报的特殊能力，而且是该组织的竞争者所不具备的。

**生存成本调整**（Cost-of-living adjustment，COLA） 是一种基于消费者价格指数等经济指标的标准增加。

**关键事件记录法**（Critical-incident narrative） 一种评价方法。管理者记录下员工工作表现中最具代表性的事件，无论是有利的还是不利的。

**累积性伤害**（Cumulative trauma disorders，CTD） 发生在那些常年使用同一块肌肉工作的工人身上，造成肌肉骨骼的损伤。

## D

**取消权**（Decertified） 由国家劳工关系委员会指定的按照一定条件取消某一工会作为其代表的员工权利。

**标准缺失**（Deficient criteria） 省略一些显著测量标准的测量过程。

**固定福利计划**（Defined-benefit plans） 一种福利补偿计划。雇员的投入是以保险精算为基础的，保险精算的重点在于退休后雇员能得到的福利和决定福利的方法。一个固定福利计划对于退休后可能得到的福利具有更好的稳定性和更强的可预见性。

**固定贡献计划**（Defined-contribution plan） 雇主按年支付给雇员退休金。这项计划的关键是贡献率（contribution rate）；雇员退休福利决定于固定的贡献和雇员收入水平。

**德尔菲技术（Delphi technique）** 一种预测方法。组织一批专家，采用单独的访谈表来预测可能的变化和形势。

**部门（Department）** 具有特定组织职责的团体。

**开发/发展（Development）** 为提高员工技能以处理各种工作安排和培养超出现有工作要求的工作技能而做的努力。

**1988年颁布的工作场所禁止药物滥用法案（Drug-Free Workplace ACT of 1988）** 为了使工作场所禁止毒品和其他物质的影响而实施的法律。

**适当程序（Due process）** 审核工作要求措施的一种程序。

**会费审核程序（Dues check-off process）** 也是工会安全条款的一部分。该程序要求工会会费将自动从工会会员的工薪中予以扣除。

**职责（Duty）** 是由个人执行的几项任务组成的一个较大的工作部分。

## E

**情感智力（Emotional intelligence）** 是人力资源管理人员所必须具备的一系列关键素质。是指某个人对人际间的关系和自己与自己的关系的理解和掌握程度，具体包括自我意识、自我约束、自我激励、社交意识、社交技能[4]。

**雇员援助计划（Employee assistance program，EAP）** 为员工提供心理、精神和其他问题帮助的项目。

**员工发展（Employee development）** 为完成当前和将来工作而对员工实施技能培训的过程。

**员工手册（Employee handbook）** 包含有人力资源管理政策的手册。

**劳资关系哲学（Employee-relations philosophy）** 规定了雇主和员工权利的哲学。

**雇佣合同（Employment contract）** 为规范工作关系雇主和员工之间签订的合同关系。

**雇佣行为责任保险（Employment practices liability insurance）** 员工发起的保护雇主法律责任的保险。

**雇佣自愿原则（Employment-at-will provisions）** 说明雇主或雇员在任何时间

有或没有通知和原因就结束雇佣关系的权利。

**保健环境标准**（**Environment of care standards**） 安全委员会规定的为保证工作场所安全所做出的标准。

**环境检查**（**Environmental scanning**） 通过研究外部环境，指出组织所面临的机会和威胁。

**平等就业机会**（**Equal employment opportunity，EEO**） 要求所有员工都具有平等的就业机会的广泛概念。

**人类工程学**（**Ergonomics**） 是致力于个人生理和心理要求的工作环境的研究和计划。在一套工作流程中，人类工程学主要研究在控制诸如疲劳、光线明暗分布、工具、设施放置等方面的内容。

**短文**（**Essay**） 描述员工在评估期间的工作表现。

**基本功能**（**Essential functions**） 为保证工作满度而要求的工作行动。

**估测法**（**Estimates**） 决定将来能使用多少员工的预测方法。

**异议评议**（**Exception-based reviews**） 一种绩效评估系统。这种评估方法缩短了评估过程，并且有积极作用，因为它能识别超越工作标准的和有待改善的职业行为。

**退出访谈**（**Exit interview**） 也即询问员工为何离开机构。退出访谈可检验很多争议。

**扩展疾病银行**（**Extended illness banks**） 项目允许雇员积攒假期用作长期疾病或健康相关保健，比如产妇保健。

**F**

**401（k）and 403（b）计划**［**401（k）and 403（b）plans**］ 允许员工选择一定比例来降低当前薪水的退休计划。它用于资助退休计划。

**联邦调停局**（**Federal Mediation and Conciliation Service，FMCS**） 它是负责调解劳工纠纷的机构。纠纷的当事人可以请求该机构做出仲裁，同时调停局的局长也可以主动要求参与解决某个纠纷。

**反馈系统**（**Feedback systems**） 由三部分组成的绩效评价系统。包括收集信息、评价信息和基于信息做出实施。

**现场审查**（**Field-review**） 对员工工作绩效做出评价的一种方法。

**公司协助选择**（**Firm-choice option**） 在这一方法过程中，公司监督人员或管理者会就雇员工作中的不足与他们私自交谈，然后让雇员选择接受帮助还是自律。

**弹性福利计划**（**Flexible benefits plan**） 有时被称为伸缩（flex）或自助（cafeteria）计划，雇员可以从一组雇主建立的福利计划中选择他们喜欢的。机构允许雇员在一些总限制下选择个人福利的结合体。

**弹性支付账户**（**Flexible spending accounts**） 允许雇员将税前扣除的钱买成额外的福利。

**可疑检测**（**For-cause testing**） 对工作中可能怀疑有吸毒行为而做出的检验。

**硬性分布法**（**Forced distribution**） 对员工排成钟形分布的一种评价方法。

**预测**（**Forecasting**） 利用现在和过去信息对将来做出判断的方法。

**正式评估过程**（**Formal appraisal process**） 定义和评价员工绩效的一种绩效评估系统。

**殡葬休假**（**Funeral or bereavement leave**） 家属亲人离世后用于安排后事工作的假期。

## G

**收益分享计划**（**Gainsharing plans**） 如果雇员小组达到目标，他们将会根据业绩目标进行测量分享收益。收益分享计划通常致力于提高质量、降低成本和改善其他可测量的结果。

**距离分析**（**Gap analysis**） 一种分析过程。它可以帮助分析机构员工的能力和需要之间的差距。培训目标和优先权的建立就是要缩短这一距离。

**玻璃天花板**（**Glass ceiling**） 所谓“玻璃天花板”即女性职场限制，指一种歧视性做法，这种做法阻止妇女或其他受保护群体成员晋升到行政管理层次的位置。

**图表量表**（**Graphic-rating scale**） 它是一种衡量标准，对员工的绩效按分值进行连续记录分级评价。

**绿领雇员**（**Green-circled employee**） 是指收入低于工资设定范围的人。这一情况出现的主要原因是晋升。

**申诉过程**（**Grievance procedure**） 是用来解决劳资双方在日常工作中遇到的问题的一种正式的程序。

## H

**光环效应（Halo effect）** 管理者在进行绩效评估过程中以一种特征为基础按所有工作标准对员工绩效高低做出的评价。

**健康（Health）** 个体的生理、心理和社会的完美状态。

**健康保险流通与责任法案（Health Insurance Portability and Accountability Act，HIPPA）** 允许雇员把他们的医疗保险从一个雇主转移到另一个雇主，得到一个新的医疗保险而不用考虑先前存在的医疗卫生条件。这项法律还禁止团队保险计划把患病的雇员排除在外，要求给那些在团队范围之外的人制定个人保险。

**健康促进（Health promotion）** 鼓励员工提高身体活动和生活方式的一种健康支持手段。

**人力资源开发（HR development）** 它集中于个人现在和将来工作的能力的获得。

**人力资源管理（HR management）** 机构为达到既定目标而采取的政策、策略、计划和项目。

**人力资源方法（HR metrics）** 测量卫生人力活动的方法和手段。

**人力资源计划（HR planning）** 管理者为人力的供给和需求而做出的安排。

**人力资源策略计划（HR strategic planning）** 为完成机构目标分析人力可及性的过程。

**人力资源信息系统（Human resource information system，HRIS）** 由为人力资源政策决定设计的一系列信息组成。

## I

**立即构建（Immediate confirmation）** 为保证学习效果，在培训完后及时实施强化和反馈的一个学习概念。

**1986年移民改革和控制法案（Immigration Reform and Control Act of 1986，IRCA）** 要求雇主必须在72小时内对合格工作申请者做出决定的法律。

**僵局（Impasse）** 谈判双方不能达成一致协议的状态。

**默认合同（Implied contract）** 非书面协议，允许员工被无限期雇佣，或者员工一直工作到自己能够满意为止。

**独立订约人（Independent contractors）** 在合同条件下实施特殊服务的员工。

**个人激励（Individual incentives）** 对员工业绩做出的个人回报。

**个人退休账户（Individual retirement account，IRA）** 是一种特殊的账户，雇员在这个账户里存资金而不会被征税直到退休。

**非正式评估过程（Informal appraisal process）** 管理者评价员工或行为激励的一种绩效评价系统。

**非正式培训（Informal training）** 通过内部交流和反馈来实现对员工培训的方法。

**综合残疾管理计划（Integrated disability management programs）** 为降低成本和保证协调的员工补偿计划。

**基于利益的谈判（Interested-based bargaining）** 建立在双方利益基础上的谈判合同。

**内部招募（Internal recruiting）** 指以现有的雇员和一些以前与该组织有接触的人为招聘对象。

## J

**工作(Job)** 具有共同的任务、责任和职责的结合体。

**工作分析（Job analysis）** 作为人力资源管理中最基础的部分，是一个收集和分析信息的系统方法，其中的信息包括工作内容、人力需要以及工作要求。

**工作招聘版（Job board）** 雇主可以从中张贴布告或者招聘候选人。

**工作描述（Job description）** 根据标准对工作做出的综合总结。

**工作设计（Job design）** 对机构的任务、职责和责任进行组织的过程。

**工作评估（Job evaluation）** 对工作相关的因素进行评估的过程。

**工作公示和投标（Job posting and biding）** 雇主发布职位空缺的通知，然后雇员做出反应，申请某一项特定的工作方法。

**工作轮转（Job rotation）** 员工可从一项工作到另一工作。

**工作满意度（Job satisfaction）** 对工作结果的一种积极评价。

**在岗开发（Job-site development）** 工作中发生的发展过程。

**美国卫生机构资格认证联合委员会（Joint Commission on Accreditation of Healthcare Organization，JCAHO）** 资质评审机构，它有一套得到成员

认可的标准审核程序，经委员会评审并符合质量标准。

## L

**劳动力人口**（**Labor force population**） 是指如果使用所有可能的招聘策略，有可能选拔到的人。这样，大量的申请者可能从许多不同的途径选拔上来。

**劳动力市场**（**Labor markets**） 雇主招聘员工的外部资源。

**劳动力管理委员会**（**Labor-management committees**） 由管理者和工会发起的联合委员会。其目的是发现日常问题、解释合同语言和解决日常争端。

**兰卓姆·格里菲思法案**（**Landrum-Griffin Act**） 为控制工会腐败行为而设计的法案。包括官员滥用资金，为权力之争而威胁员工。

**结果法则**（**Law of effect**） 人们对结果的一种反应，即倾向于重复有积极回报的行为，而避免产生负性结果的行为。

**休假**（**Leaves of absence**） 有或无报酬的休假。

**宽松评估者**（**Lenient raters**） 管理者在绩效评价过程中对员工给予高的评价。

**锁定/标签规定**（**Lock-out/tag-out regulation**） 职业安全与健康法规定，为防止机器在不合格的情况下意外启动，机身及电流处应安装安全锁和安全标签。

## M

**有管理的保健**（**Managed care**） 通过限制和市场选择而监督和降低医疗成本的手段。

**目标管理法**（**Managed by objectives**） 员工和管理者一致达成在特定时间内完成某项绩效目标的管理方法。

**管理权利条款**（**Management rights clauses**） 此条款合同中不断变化，赋予管理人员广泛的权利去管理、指挥和控制机构的运行。

**政府规定福利**（**Mandated benefits**） 法律所规定的福利。

**智力能力测试**（**Mental ability tests**） 测量个体一定能力的测验。

**良师指导**（**Mentoring**） 有经验的管理者在员工刚开始工作时给予指导和帮助的一种关系。

## N

**绩效叙述评估法**（**Narrative performance-appraisal method**） 应用叙述、文档或现场审查的手段进行评价的方法。

**国家劳工关系法案**（**National Labor Relations Act，NLRA**） 1935 年，国会通过的法案，也叫作瓦格纳法案（**Wagner Act**），它为处理劳工关系提供了更有针对性的指导原则。

**国家劳工关系委员会**（**National Labor Relations Board，NLRB**） 其目的是加强工会和机构间的沟通关系，负责劳工关系法案的解释和执行。

**提名团体技术**（**Nominal group technique**） 要求专家面对面地独立评估的预测方法。

**免对抗条款**（**Non-compete provisions**） 通常是有前提条件的，那就是员工在找到新工作之前仍然有原单位的物质待遇和经济保障。

**非贡献性计划**（**Non-contributory plan**） 雇主提供所有的退休金福利所需的资金。

**护士执业法案**（**Nurse Practice Act**） 为注册护士提供的执业标准的法案。

## O

**离岗开发**（**Off-site development**） 员工不在岗位时给予的培训教育和开发。

**机构检察官**（**Ombudsman**） 机构内专门管理解决雇主与员工之间关系的人。

**在岗培训**（**On-the-job training**） 监督者或管理者对在岗员工进行培训的方法。

**组织结构图**（**Organization chart**） 描述机构内工作关系的图。

**机构认可**（**Organizational commitment**） 是指员工相信机构、接受机构目标、愿意留在机构工作的程度。

**机构文化**（**Organizational culture**） 是一种分享价值和信念的模式。它赋予员工组织观念和行为准则。

**机构激励**（**Organizational incentives**） 根据整个机构的业绩结果来奖励人们。这种方式假设所有的雇员在一起工作可以产生更好的机构效果，从而达到更好的财政业绩。

**定位**（**Orientation**） 对新员工接触工作、同事和机构的一种计划性指导。

**外部评估（Outside rater）** 由外面专家对员工绩效进行评估的一种方法。

**外部资源（Outsourcing）** 应用外部培训方式、专家或其他方式来执行人力资源功能的方法。

## P

**业余时间付费计划（Paid time-off plan）** 将雇员短期病/事假、休假、节日结合在一起通过银行付费的计划。

**小组面试（Panel interview）** 由几名专家共同组成的对面试者的面试。

**支付调整基础（Pay adjustment matrix）** 应用支付调整基础，就可以一个人的报酬水平为基础来做出调整，报酬水平是被工资范围的中间值所划分的支付水平。

**支付压力（Pay compression）** 当具有不同经验水平和不同技能水平的雇员的收入差别很小的时候就会出现支付压力。

**工资等级（Pay grade）** 由具有相同工作价值的个体工作组成的等级。

**工资调查（Pay survey）** 就是收集其他卫生组织中从事类似工作的职员的工资数据。

**同行评审小组（Peer-review panel）** 这是一种内部职工协会组织，小组成员接受同行审核技术培训，通过审核员工申诉，提出建议。

**退休金计划（Pension plans）** 是雇主和雇员建立投资的退休福利计划。

**绩效评价（Performance appraisal）** 按照一定标准对员工工作情况进行评价并与之交流的评价方法。

**绩效咨询（Performance consulting）** 按照组织目标，培训者和机构员工共同工作提高绩效的方法。

**绩效提高计划（Performance-improvement plan）** 建立在信息部经理收到员工绩效信息的基础上的计划。由经理和员工共同讨论工作期望而实施。

**阶段性退休（Phased retirement）** 帮助员工在不同阶段退休的计划。

**安置（Placement）** 安排员工到适当的工作岗位。

**可携带性（Portability）** 将退休金从一个公司转到另一个公司的能力。

**岗位（Position）** 员工工作的位置。

**预期因子（Predictors）** 明确的筛选标准指标。

**雇佣前毒品试验（Pre-employment drug test）** 雇佣前检验员工是否应用非法

毒品或滥用毒品。

**优先选择提供者组织（Preferred provide organization，PPO）** 医疗机构提供者与雇主签订合同，或者是雇主集团以有竞争力的价格提供给雇员卫生保健服务。

**1974年隐私法案（Privacy Act of 1974）** 包括涉及公共部门员工记录保存体系、制度和程序的条款。有些州已经通过了针对员工记录保存问题的法律。

**效率（Productivity）** 测量质量和数量的方法，并考虑工作资源成本。

**渐进式处罚（Progressive discipline）** 包括5个步骤的处罚，一步比一步严厉。

**受保护阶层（Protected class）** 具有一定认可特征的受保护的人群。如少数民族、妇女、年龄过40岁的人、身体残疾者、有军队服役经验和一定宗教信仰的人。

**心理合同（Psychological contract）** 员工和雇主间达成的非书面工作关系。

**选拔心理（Psychology of selection）** 工作中做出选择的一种方法。

**智力操作测试（Psychomotor tests）** 测量一个人的灵活性，眼-手的协调能力，臂-手稳定性，及其他方面。

**公共政策侵犯（Public-policy violation）** 员工依照联邦或州法律报告雇主的非法活动并受到解雇。

## R

**随机性测试（Random testing）** 应用随机的方式来检验毒品。

**排序（Ranking）** 对员工进行比较分类的评价方法。

**评估者偏倚（Rater bias）** 绩效评价过程中出现的一种偏倚。管理者依据自己的判断标准或偏见对员工或团体做出的评价。

**实际工作预演（Realistic job preview，RJP）** 工作选择过程中的一部分。目的就是告知候选人一项工作“机构内的现实情况”，以便他们能更准确地估计自己的工作预期。

**合理性体贴（Reasonable care）** 实施一些关于性伤害政策的措施。雇主不断与员工进行性伤害问题的交流，并进行调查，做出行动。

**招募（Recruiting）** 确认在哪里对谁进行招聘以及工作要求的过程。

**“红领雇员”（Red-circled employee）** 工作中排在最高位置的职位。

**重新构造（Reengineering）** 对工作中提高成本、服务和速度等方面进行重新设计的过程。

**强化（Reinforcement）** 基于结果法则的培训思想。

**资源库（流动性资源库）［Resources pools（float pools）］** 为应付不同部门核心员工无法胜任的工作，而专门聘请的人才。

**基于结果的准则（Results-based criteria）** 以结果为评价基础的过程。

**保持（Retention）** 对已招募、选择和培训的员工进行保持的方式。

**保留协议（Retention agreement）** 在机构兼并、重组或变化时对重要员工所签订的协议。

**重审与撤消合同权（Review and rescission rights）** 一个有前途的员工的权利和责任。

**信件诉讼权（Right-to-sue letter）** 员工在90天内可在联邦法院进行起诉的规定。

**拇指法则（Rules of thumb）** 机构在特殊情况下利用通用的原则进行预测的方法。

## S

**休假（Sabbatical leave）** 保证员工发展和恢复的假期。

**安全（Safety）** 对人们身体的保护。

**薪水（Salary）** 按固定额不以工作时数进行的报酬支付。

**保障（Security）** 对员工、居民、病人、顾客等的保护。

**安全审查（Security audit）** 对机构安全实施的全面审查。

**选拔（Selection）** 对有相关技能的员工的合格性进行选择的过程。

**选拔标准（Selection criteria）** 成功做好工作的标准要求。

**自我评估（Self-rating）** 员工自我评价的方法。

**解雇费（Severance pay）** 是一种雇主主动提供给那些失业雇员的保障福利。

**遮蔽计划（Shadowing programs）** 为某个职位的人提供一个与专家在一起工作一天的计划。

**建筑物不适综合征（Sick-building syndrome）** 员工在某建筑物里工作时发生的急性疾病或不适。

**员工安置（Staffing）** 为组织岗位提供足够的人力供应。

**统计回归分析（Statistical regression analysis）** 对不同变量做出统计学比较的预测方法。

**法定权利（Statutory rights）** 保护员工权利的现行法律、法规及相关事实。

**级别系统（Step systems）** 对员工的报酬以其在机构的雇佣时间为基准的支付系统。

**战略性人力资源管理（Strategic HR management）** 为保证自己的竞争优势而做出的管理政策。

**策略性培训（Strategic training）** 机构集中对员工个人能力和竞争性优势做出的培训过程。

**严格评估者（Strict raters）** 在绩效评价过程中对员工给予较低评价的人。

**罢工应急计划（Strike contingency plans）** 病人在罢工期间仍能接受医疗保健的计划。

**结构式面试（Structured interview）** 使用一系列标准化问题提问所有的申请者。每一个申请者都要被问到同样的基本问题，这样申请者之间的比较就会显得比较容易些。

**物品滥用（Substance abuse）** 对非法物品的应用或对控制物品、酒精、毒品的滥用。

**可持续性计划（Succession planning）** 有计划有规律地对关键人才进行连续培养的计划。

## T

**全面评估（360-degree appraisal）** 从全面的角度对员工的各方面进行评价的过程。

**塔夫脱-哈特莱法案（Taft-Hartley Act）** 它通过限制工会的不公正举措活动，来平衡国家劳工关系法案造成的影响。

**任务（Task）** 由动机、行为组成的工作活动。

**小组（同行）评审（Team or peer rating）** 管理者通过小组或同行专家来收集信息对员工的整个活动过程进行绩效评价的方法。

**临时工（Temporary employees）** 按日或按天报酬的员工。

**十天罢工通知（Ten-day strike notice）** 工会在组织罢工前提前十天通知医疗

机构。

**临时协议**（**Tentative agreement**）工会和管理者达成的一种协议形式。

**培训**（**Training**） 人们为达到机构目标而获得技能的过程。

**培训设计**（**Training design**） 决定如何达到评估需要，涉及学习概念、法律争议和必要的培训方式。

**培训需要评估**（**Training needs assessment**） 对员工和机构绩效做出的评价。

**基于品质的准则**（**Trait-based criteria**） 可以识别个人主观品质，例如对待职位的态度，这关系到职业成功。

**培训转化**（**Transfer of training**） 转化通常是发生在接受培训的人在实际的工作中怎样运用他们的培训。

## U

**不公正举措**（**Unfair labor practice**） 国家劳工关系法所界定的非法行为。

**工会安全条款**（**Union security clause**） 在工会合同中特别认定的代表员工权利的条款。

**利用审查**（**Utilization review**） 对医疗保健服务利用过程的审查以及过程中花费的审查。

## V

**可变报酬**（**Variable pay**） 它是一种跟个人、团队以及机构绩效直接相关的补偿形式。对于大多数的员工来说，最普遍的可变报酬形式是奖金和激励工资。

**归属权**（**Vesting**） 它假设工作最短的年份，保证雇员确定的退休金。

**暴力反应小组**（**Violence response team**） 由安全人员、主要负责人、人力资源管理部门人员和员工组成的应对工作中暴力事件的组织。

## W

**工资**（**Wages**） 基于按小时支付的报酬。

**健康计划**（**Wellness program**） 旨在维持或改善雇员的健康状况，防止雇员出现健康问题，该计划还鼓励雇员自主改变生活方式。

**举报人**（**Whistleblowers**） 报告雇主违反公共政策行为的员工。

**全面培训或称哥斯塔培训（Whole learning，Gestalt learning）** 该方法应用于工作培训中，意味着要对培训进一步分类，但要给员工提供机会判断其适合性。

**工作分析（Work analysis）** 对工作行为、活动和产出的研究分析。

**劳动者补偿（Workers' compensation）** 对工作中受伤的员工给予的补贴。

**不当解雇（Wrongful discharge）** 当解雇发生于雇主由于非法的、不恰当的或与组织政策、程序及规定相抵触的原因解雇员工时。为避免不当解雇，在解雇员工的时候必须遵循相应的解雇政策和程序。

# 策划后记

卫生保健领域已成为中国从计划经济向市场经济转型的最后阵地之一。为了尽快改变我国医院管理的落后现状，汲取国际先进的医院管理理念和运作方法。经过将近两年的努力，我们与北京大学医学出版社共同策划引进了国内第一套医院管理经典教材。

本套丛书理论体系完整、视野开阔、覆盖面广、内容丰富、案例精彩，通过理论与实践相结合的阐述，系统通俗地向读者介绍了国外卫生机构的先进管理理念、有效的运作方法和成功的经验。本套丛书的部分版本在国外已修订和再版多次，在其领域中确立了经典和权威的地位。今后，随着这套教材在国内的推广使用和国内卫生保健产业的发展，我们还会适时增加最新的内容并不断修订丛书的版本。

本套丛书不仅适用于全国各级各类医院的高中层管理者，全国各医学院校卫生管理/医院管理专业教师、学生和研究人员，全国各大学工商管理学院开设的医院院长培训班教师和学员，还适用于政府卫生保健管理机构人员、与卫生保健相关的其他产业管理者、管理咨询公司的产业分析人员、投资公司行业分析师。本套丛书也是对医院管理感兴趣的广大医务工作者和社会自学者的必备参考书。

在本套丛书出版的过程中，我们得到全国人大副委员长、北京大学医学部主任韩启德先生、复旦大学公共卫生学院陈洁教授、北京大学卫生政策与管理研究中心常务副主任海闻教授、北京大学医学部党委书记郭岩教授等许多专家的热情鼓励，以及北京大学医学出版社的鼎力支持，在此，谨向他们表示崇高的敬意。同时，我们还要对在本套丛书前期策划和运作过程中曾经给予支持的丰佳国际企业发展有限公司总裁耿健先生和北京联智文化有限公司表示衷心的感谢。

卫生保健产业的发展，呼唤优秀人才的涌现，而人才的涌现依赖于教育。希望我们这套经典教材的出版，能填补目前国内医院管理在系统化、职业化、国际化、引进版教材的空白，为提高我国医院管理水平起到积极的推动作用。

闻洁工作室

2004 年 5 月

# 教辅材料说明

北京大学医学出版社出版的卫生管理经典译丛·医院管理系列之《医疗机构人力资源管理》一书系汤姆森学习出版集团（Thomson Learning）独家授权。汤姆森学习出版集团以“为学习者提供学习的完全解决方案”为公司的战略目标，不断为老师提供更完整的教学辅助产品。汤姆森学习出版集团出版的教材为老师提供了配套的教辅材料，如教师指导手册（Instructors Manual）、答疑手册（Solution Manual）、习题库（Test Bank）、演讲幻灯片（Powerpoint Presentation Slides/Powerpoint）、资源指导光盘（Instructor's Resource CD-ROM）、学生答疑手册（Student Solutions Manual）以及学习指导（Study Guide）等。

我社特获汤姆森学习出版集团授权独家复制以上部分教辅材料。我社可以根据老师开课的情况，在教师身份得到确认后（即填写一份随附的《教辅资料支持表》，加盖系院章）向老师提供。

另外，汤姆森学习出版集团还有以下最具有竞争优势的教学辅助产品：

**1. Exam view Testing Software**（考题编辑软件）

帮助教师在最短时间内完成与教材相关的并具个性化的考试题方案，此考试可以以书面、校园局域网、国际互联网等形式完成。

**2. Internet Resource Support**（网上资源支持）

如果教师采用的 Thomson Learning 教材有相关的网上资源支持，在教师身份得到确认后，我们将帮助教师向美国总部申请“Username”和“Password”。在得到“Username”和“Password”后教师可在网上下载相关的教辅材料，包括 Powerpoint Slides 和其他辅助教学的资源；同时学生也可以上该网址去查找一些学习资源或直接连接到教材中所涉及的实例公司的网址去获得更多的学习资料，而无需申请进入该网址的密码。但学生是不能进入为教师提供的那部分内容浏览的。

**3. Web Tutor on WebCT**（WebCT 平台网上助教产品）

Web Tutor 是基于网络的教学辅助工具，其目的是使教师在传统的课堂以外能够更有效地将知识传递给学生，提供给学生另外的帮助来强化和阐明复杂的概念。Web Tutor 是配合 Thomson Learning 特定教科书使用的，其内容来源于教科书的学习指南和其他可能会用到的相关教学辅导材料。Web Tutor 也可以作为网上教学课程的基础。

**4. 汤姆森网上图书馆**（InfoTrac College Edition）

如果采用汤姆森学习出版集团 InfoTrac 版本的原版教材，每位学生将免费获得 4 个月的密码，可以随时随地登陆 InfoTrac 网站，查询美国 4 000 多种学术期刊的全文文章，以帮助学生学术研究之用。教师的密码将免费提供。

Online Library：http://www.infotrac-college.com

or：http://infotrac.thomsonlearning.com

欲了解上述教辅更多详情，请与汤姆森学习出版集团北京代表处联络。

随附《教辅资料支持表》，烦请教师填写并经系主任签字盖章后寄回我们的联络地址，以确保教辅材料仅为教师获得：

**教辅资料支持表**

| | | | |
|---|---|---|---|
| 申请教师姓名 | | | |
| 所在学校 | | 所在院系 | |
| 教授课程 | | 学生人数 | |
| 教材名称 | | 作　者 | |
| 是否订购教材 | | 教材订量 | |
| 联系方式 | | | |
| 电　话 | | | |
| 传　真 | | | |
| 电子邮件地址 | | | |
| 通信地址 | | | |
| 邮编 | | | |

院/系主任　　　　　　　　　　　　（签字）

（院/系办公室章）

年　月　日

我们的联系方式：

**北京大学医学出版社**

联系人：林强庆

电话：010－82802230

传真：010－82802551

电子邮件：booksale@bjmu. edu. cn

网址：www. pumpress. com. cn

**闻洁工作室**

联系人：杨景安　刘蕴莉

电话：010－62513580

传真：010－62513583

电子邮件：yunli1552@sohu. com

网址：http://www. cbbook. com

THOMSON™

**汤姆森学习出版集团北京代表处**

联系人：郭咏雪

电话：010－62578027/8149

传真：010－82611924

电子邮件：China@thomsonlearning. com. sg

网址：http://www. thomsonlearningasia. com